第2版

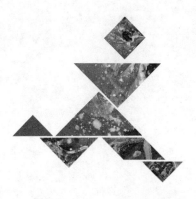

社交潜规则

以孤独症视角解析社交奥秘

[美]天宝·格兰丁（Temple Grandin）
[美]肖恩·巴伦（Sean Barron）/著

张雪琴/译

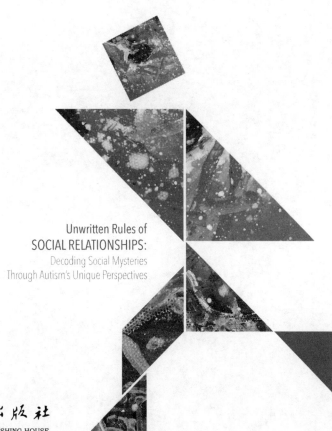

Unwritten Rules of
SOCIAL RELATIONSHIPS:
Decoding Social Mysteries
Through Autism's Unique Perspectives

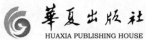

华夏出版社
HUAXIA PUBLISHING HOUSE

谨以此书献给每天努力学着理解自己及周围世界的孤独症谱系障碍人士，以及帮助他们实现这一目标的家长、老师和其他业内人士。

——天宝·格兰丁

将此书献给我了不起的家人：父亲罗恩、母亲朱迪和妹妹梅根。

——肖恩·巴伦

Contents
目录 |

前言‥‥‥‥‥‥‥‥‥‥‥‥‥‥‥‥‥‥‥‥‥‥‥‥‥‥ 001

第一章　社会性思维的两种视角‥‥‥‥‥‥‥‥‥‥‥ 001

天宝·格兰丁：我行故我在　‥‥‥‥‥‥‥‥‥‥‥001

肖恩·巴伦：社会意识的另一种视角　‥‥‥‥‥‥056

第二章　两种思维，两条道路‥‥‥‥‥‥‥‥‥‥‥ 077

孤独症思维如何影响社会性理解　‥‥‥‥‥‥‥077

中场休息‥‥‥‥‥‥‥‥‥‥‥‥‥‥‥‥‥‥‥‥‥ 103

第三章　十条社交潜规则‥‥‥‥‥‥‥‥‥‥‥‥‥ 109

规则一　规则不是绝对的，要看具体的情境和对象　‥‥‥109

规则二　从整体上看，并非所有事物都同等重要　‥‥‥131

规则三　每个人都会犯错，不必因此毁掉你的生活　‥‥‥148

规则四　能诚实，也要会客套　‥‥‥‥‥‥‥‥‥172

规则五　礼貌适用于一切场合　‥‥‥‥‥‥‥‥‥192

规则六　对我友善的人不一定是我的朋友　‥‥‥‥‥211

规则七　人们在公共场合与私底下的行为是不同的 …………238

规则八　知道自己何时惹人讨厌 ………………………………255

规则九　"融入"往往意味着看起来、听起来融入 …………277

规则十　人要为自己的行为负责 ………………………………298

天宝的结语…………………………………………………… 335

肖恩的结语…………………………………………………… 337

前　言

什么是"社会规则"

各种成文或不成文的、言明或未言明的指南、规范、要求、期望、习俗、法律。

社会规则反映着社会的态度、价值观、偏见和忧惧，决定着我们作为个体或集体与人交往时会扮演的角色和采取的行动。

一、二版致谢

我们要感谢编辑韦罗妮卡·齐斯克（Veronica Zysk）给了我们重要的写作引导，她的辛勤付出让本书最终得以出版。也感谢未来地平线出版社（Future Horizons Inc.）前任社长韦恩·吉尔平（Wayne Gilpin）最初策划并出版了这本书，感谢他的远见卓识，也非常荣幸能成为未来地平线大家庭的一员；斯人已逝，但我们仍在沿着他的道路前行——让人们更好地理解孤独症和阿斯伯格综合征、理解孤独症和阿斯伯格综合征人群的艰难与荣耀！正如韦恩常挂嘴边的那句名言，让我们"保持微笑"！

给读者的话

您正在打开的这本书有三位实际撰稿人。天宝和肖恩分别撰写了各自的篇章，具体在各章节均有注明，其余篇章则来自编辑韦罗妮卡·齐斯克，感谢她根据我们两人的内容和思路进行了再创作，所以，这本书确实是团队的成果。

我们相信"以人为先"①是一种更好的表达方式，本书采用的正是这样的指称方式。但在某些章节，为避免冗长，我们也偶尔使用"孤独症的"这一表达，但并无不敬之意。

在泛指某人时，我们统一采用了男性"他"的人称法，而非"他／她"并称。文中的"老师"并不专指正规教育系统中的教师，而是泛指所有从事与孤独症谱系障碍人士相关工作或对孤独症谱系障碍人士产生影响的人，专业人士和家长同样也是我们的老师。另外，凡是没有特别说明，本书的内容同时适用于男性和女性。

最后，基于全书的结构安排，本书各章节均采用了"混声"形式。除了开篇两章是我们两人分开撰写，采用了第一人称自叙体，其余章节均为两人思想和观点的结合，在必要时，我们也以第三人称指代。

第二版给读者的话

第二版基本上保持了第一版的内容和结构，主要的变化有两点：

1. 第一版出版于 2005 年，距今已有十二年。天宝和肖恩将这些年所经历的社会认知方面的变化作为新增内容加入了第二版。绝大多数增补内容都在原有段落基础上整段直接插入。

2. 有读者反映，在阅读第一版的过程中，不容易分清正在阅读的内容出自天宝还是肖恩。第二版对此做了改进：读者可以在页面内侧边缘看到一条竖直线，有灰、黑两色，灰色代表天宝的内容，黑色代表肖恩的。希望这个视觉小工具能方便大家的阅读。

---

① 译注：person-first language，是一种人性化的表达方式，即在提到孤独症谱系障碍人士时使用 people/individual with ASD 而非 autistic people/individual 的指称方式，意思是"有孤独症谱系障碍的"而非"孤独症的"人或个体。这不仅在形式上把人放在称呼的最前面，也在意义上强调"人"是第一位的，是主体，而障碍只是人有的一个特征，不能用一个特征来给人定性。只是中文习惯语前置，"有孤独症谱系障碍的"这种表达也略嫌拗口，所以在翻译中无法做到真正"以人为先"。

3. 此外，有读者认为，编辑应该删掉书中前后重复的内容。对这一点我们有所保留。有两个原因：首先，我们觉得，大家不一定都有按从头到尾的顺序来阅读的习惯（事实上，很多人都不会）；其次，有些内容值得反复提起，因为谱系人士处理信息的方式与普通人不一样，内容的重复出现有利于我们真正"听到"并理解对我们来说重要的信息。

当韦恩·吉尔平找到我们，说想让我们合出一本关于社会关系潜规则的书时，我们都表示很感兴趣，却也很惶恐。他坚持说："你们两位与孤独症抗争多年，克服万难融入社会，和孤独症群体分享你们的成功智慧，很有意义。对于适应社会这一难题，你们经验丰富、体会深刻，人们想知道你们是如何成为如今的社会人的。"

理智告诉我们，他说得没错。增进普通人对孤独症谱系人士的理解，尤其是理解我们如何思考、这思考方式又如何影响我们的社会关系，的确很有意义。而且我们也可以趁机回顾一下自己在获得社会性理解的过程中经历的经验和教训。此外，我们还可以对家长、老师、照料人和谱系人士自己日思夜想的问题留下我们的思考和解答，作为我们回报社会的一种方式。

我们就这样答应了下来。但在答应的那一刻，对于接下来对自己建立社会性理解的过程会有怎样的反思和关照，我们几乎一无所知。

我们已然领会了写作的目的，但将想法付诸实践却并非易事。我们对写作内容的讨论越深入，写作主题却越模糊。常常，我们才开始讨论某条潜规则，就发现各种例外层出不穷，这让我们越来越焦虑和挫败。这写作的过程，像极了我们为掌握社交之道，从儿童到青少年到成人所走过的道路。起初，社会规则和社会活动简单明了。我们从小被教育"嘴里含着食物不要说话""上课发言先举手"，这些规则具体而明确，我们很容易明白应该怎么做，知道自己是在遵守还是在破坏规则。然而，越深入地参与和理解社会生活之后，我们发现，规则不再清晰明了，它们变得错综复杂，对人们言行举止的解读也越来越微妙。我们的写作也是这样。一开始，我们的定位简单直接：谈一谈我们这一路学到的社交潜规则。但讨论越多，我们越陷入边界模糊的囹圄，发现凡事总有例外，规则也一样。我们最终陷入迷茫，对完成写作任务失去把握，信心全无。

幸运的是，向导出现了。编辑韦罗妮卡·齐斯克递来一盏明灯，为我们照亮了道路。经过无数次的讨论，我们终于理清了思路，本书的组织结构也渐渐清晰。显然，我们最初的想法——讨论数量众多、还时而颇为玄妙的社会关系潜规则——是一项过于宏伟、不着边际的计划。它需要强大的执行能力，而这并不是孤独症谱系人士的强项。我们的编辑做出了英明的决定：将任务分解成多个小步骤，以便于把握和处理。巨大的焦虑和压力也终于得到了化解。

更为重要的是，在我们讨论多年来社会意识发展的过程中，不时有共同的思想水泡冒出意识表面，这些都被齐斯克敏锐地捕捉到了。我们不再只关注细节，而开始思考更大的概念。原来细小、具体的社交潜规则也开始整合到更宽泛的社会行为类别之下。在我们看来，这些总括性的潜规则既有趣又富有启发性，它们适用于各种场合、各种领域，不论是家庭、学校还是邻里社区，也不论年龄、文化差异。这些潜规则最终被整合为本书中的十条潜规则。不得不说，孤独症谱系障碍人士偏重细节而不善概括的思维特征，在这本书的写作过程中体现得淋漓尽致。

在写作初期，也就是我们最沮丧的那几个月里，肖恩这样总结我们在梳理社会关系潜规则时遇到的困难："普通人和孤独症谱系人士处在两个不同的世界里。我们看事物的角度和对事物的理解（确切说，是我们的思维过程）与你们如此不同，却必须要遵从你们的规则。对你们来说，社会理解是与生俱来的，但我们不是。要我说清楚怎样做有助于建立社会关系、怎样做不利于社会关系，就好比让我写一本关于怎样当法国人的书。我不是法国人，没有生在法国的文化环境中，对他们的规则一无所知。写这本书的难度也就在这里。"真是一语中的。

好在生活自有圆满之道。几经周折，在本书收尾的时候，我们俩都意识到，自己对社会关系潜规则的理解，确实比过去更丰富也更透彻了；对于如何帮助其他谱系人士，也的确有了自己的心得体会。但是，最大的发现要数这一点：**我们两个人获得社会意识的方式是如此不同。**

确实如此。我们两人经由不同的道路获得了社会性理解，对世界的看法也受到了**不同社会性视角**的影响。理解社会、与世界连接的道路显然并非只有一条，谱系人士千差万别，路途也会千变万化。但知识和经验只有回到它们形成的背景中方能突显其意义。因此，我们决定将我们俩的个人经历作为本书的起点，不仅可以为后文阐述十条潜规则做好铺垫，也能展示我们两人成长过程中秉持的不同视角，以及大脑对信息和经验的不同处理方式。

那些迫切想教授孤独症谱系障碍儿童"社交技能"的家长和老师，也许会对这两种社会视角感兴趣，它们可以作为教学的**不同起点**。它们不仅揭示了孤独症谱系障碍儿童如何思考和学习，也让我们看到，儿童的生理天赋决定了他们最终能获得怎样的社会意识。对于天生走路径 A 的儿童来说，让他们感觉与世界联结、感到幸福的，也许始终是来自他们天性中理性分析的部分。他们对情感联系的需求较少，在智力层面的追求却很多。他们往往是具有智力天赋的孩子，很容易因为沉醉于探索和学习而忘掉外部的世界。他们的梦想由事实与数字、问题与模式编织而成，他们是谱系人群中的"小科学家"。他们的存在感和与外界的联结感，与他们"做"了什么有关，与内心"感受"无关。他们会与志趣相投的人交往并成为朋友。相比之下，路径 B 的儿童从一开始就能感受到情感的联系。他们表露情绪情感、用情绪化的方式表达需要和愿望，尽管一开始总显得不够恰当。他们通过社会性情感联结"感知"世界，当周围世界与自己的感受不合拍时，会深受其扰。他们的生命浸透着情绪情感，也时时流露着情绪情感。这些孩子渴望朋友、伙伴，期望与他们建立情感联结。对他们来说，社会联结本身就足具吸引力，但当情绪的暗流涌来时，他们却又不懂应对，奋力扑腾才能勉强将头浮出水面。

天宝从一开始就表现出了"典型孤独症"的特征。她将近 4 岁才学会说话，常常因为触觉、听觉过敏而发脾气。独自待着的时候，她喜欢一遍遍研究地毯的织线，观察指间的流沙。她的症状如此严重，以至于医生建议将她送到收容机构中去，幸好她母亲拒绝了这样的安排。另一方面，天宝同时也具有好学、富于创造性、喜爱主动探索环境的天性。她研究各种"工程"、制造搭建各种东西，像侦探一样细究"生活"运转之谜。这些日常活动，加上母亲带她见识的各种世面，以及她从这些经验中总结出的结构化的方法，一点点塑造了她积极、强大的自我意识。她有很多朋友，彼此分享共同的兴趣爱好。直到十三四岁，她才开始感觉到自己与同伴不太合拍。对社会关系的误解差点让她的世界整个崩塌，好在此时她已经打好了坚实的基础——树立了积极的自尊、有强大的自我动机、富于创造力、思维灵活，才经受住了考验。一路走来，天宝用行动定义了自己。众所周知，她"用图像思考"，她的头脑以高度逻辑化的方式处理信息，她是一位视觉 - 逻辑型思维者。如今的天宝，是一位大学教授、世界知名的畜牧器械设计师，也是一位著述颇丰的作家和孤独症权益的坚定拥护者。

肖恩的历程则完全不同。从小他就被一种巨大的孤立感和根深蒂固的焦虑、恐惧所笼罩，他的思维极度刻板，重复性行为严重，坚守规则绝对不能违背。肖恩于 1965 年 4 岁时被诊断出孤独症。以今天的诊断标准来看，肖恩和天宝一样，也不属于"高功能"谱系人士。他也有语言发展迟缓和感觉方面的问题。他 3 岁才会说数字和字母，4 周岁以后才会说其他词语。据他母亲回忆，他的语言更偏向于"背诵"而缺乏交流功能，比如单纯地列数各州首府名称、无线电呼号等等。他不与人进行眼神接触。他难以过滤外界的声音，即使普通的门铃声也让他分心。他看起来对父母或长辈不理不睬，其实是环境中有太多的声音同时蚕食着他的注意力。他的疼痛阈值很高，却不能忍受某些特定的感觉，比如无法忍受在浴缸洗澡，他的头永远摸不得，他的头发洗不得也梳不得。有些感觉问题甚至一直持续到他20 岁以后。

正如您将在后文读到的那样，情绪情感主宰了肖恩的行为。他似乎一直活在"自己想象的世界"里，孤独症的浓雾笼罩着他，让他看不到外面的世界。他独来独往，只对自己已知并愿意重复听到的东西感兴趣。因为只有在单调的重复中，他才能感受到秩序与平静。最后，他开始自创一些奇怪的规则来掌控自己的日常交往。世界对他而言糟糕而恐怖，一切都无从掌控，所以，只要某种行为能带给他哪怕一点点解脱，都会成为他的救命稻草。有趣的是，除了一些关于时间的问题（如"她几点来？"），他几乎从不发问。遇到自己不会做或者不懂的事，他从不，真的，**从不**主动向人请教。以上这些问题中有一部分一直到他成年以后都没有克服，而"不会寻求帮助"或许是持续时间最长的一个。

尽管表面看来肖恩对父母和周围人很是冷淡，缺乏尊重，但他本性中埋着与他人产生情感联系的种子。孤独症谱系人士心中或多或少都有这样的种子。回顾往昔，我们发现他的情感联系能力其实很高，他所缺乏的是走出自我世界、运用"心理理论"（theory of mind）——用他人观点感知世界——灵活思考的能力。每一次社会性失误都会打击到他脆弱的自尊，每一次误解都"坐实"他"我有问题""我很坏"的想法。他只关注自我，但这并非他的本意，只是孤独症的特性使然。日常生活中的恐惧和焦虑经常让他无法承受，但频繁爆发的脾气却只会让他对自我更加绝望，如坠深渊。尽管如此，今天的肖恩不仅独立生活，还是一名广受好评的新闻记者，他兴趣广泛，也拥有丰富多元的社会关系。

在写作本书的过程中，我们清楚地看到两种截然不同的社会性视角支配着我们的思维与行动。天宝对生活、对本书的写作都采取了一种分析的态度：研究、讨论、评估、解决"问题"以达成目标。她在书中回顾了成长过程中遇到的种种事件和心路历程，向我们展示了她如何获得社会适应技能、她的生命怎样遵循各种逻辑有条不紊地展开、经验又如何推动她产生新的社会性观点和社会性视角。

而肖恩的生命，甚至他的写作，都浸透着情绪情感。焦虑、恐惧、渴望和快乐伴他走出孤独症的泥潭，又随之投入并穿越社会关系的晦暗世界，最后透过纸页扑面而来。

我们两个人的差异微妙又明显，它们既是不同成长环境和教养方式的产物，也源自我们独特的生理特质。大脑科学研究已经发现，孤独症特征的出现，与大脑各区域之间未能建立起正常的神经元连接有关。其中，额叶皮质区的问题最大，而用于储存记忆的大脑后部区域通常比较正常。研究也发现，孤独症谱系人士大脑中负责处理情绪性视觉信号的区域存在异常。大脑发生"失连"情况的部位千差万别，所以，这就是为什么同样是孤独症，不同个体会出现截然不同的行为和感受，为什么肖恩是肖恩，天宝是天宝。当然，个人的基本气质也会发挥作用，这一点不论谱系内外，所有人都如此。

但殊途而同归，我们最终都成长为快乐、独立的成年人，拥有满意的工作和人际关系，找到了与这个世界的联结与归处。

孤独症是一种谱系障碍，患有孤独症的人构成了一种多元的文化。像其他文化一样，我们有属于自己的社会规范、潜规则和思维视角，但为了生存，我们每天不得不生活在不属于自己的文化之中。而且，这种文化不尊重我们的多样性，只一味要求我们顺应它，这让我们的适应过程变得极其艰难、莫名沮丧、焦虑丛生。

所以，这本书是有所期待的：希望孤独症人士和普通人两种文化之间增进了解，彼此欣赏。我们觉得，实现这一目标最好的途径，是与您分享我们对社会关系的思考，让彼此更加客观地看待对方。我们本可以在书中随便列出几条社会关系潜规则，再用项目符号一一列举相应的社会行为（每条规则都能举出上百种行为，且都是真实经验所得，并保证条理清晰），但我们觉得，普通人只有先明白"我们的头脑"在想什么、我们对于所经历的人和事如何思考，才会对我们所说的规则和事例留下较为深刻的印象。成功的社会关系有赖于良好的换位思考能力。只是，多数情况下，都是我们孤独症人士在学习理解普通人的立场。所以在这本书中，我们反其道而行之，向读者阐释了**我们**的视角、我们看待社会关系的立场，希望普通人也能理解我们的立场。其实，本书对我们自己来说都是一个大开眼界的过程，孤独症成了联系我们两人的纽带。希望它也可以在孤独症谱系人群和普通人群两种文化之间搭起一座沟通的桥梁，希望我们对彼此能有新的认识。

虽然人类已经在这个星球共同生活了数百万年，但我们的社会意识仍处于它的婴儿阶段。我们还需要学习更多的社会技能，才能实现相互尊重、和谐共存。调色板的颜色越丰富，画出的世界才更美好。每个人都有许多东西可以分享。

> 要创造一种更加丰富多元、兼容并包的文化，我们必须认识到人类潜能的多样性，摒弃专制独断，编织出一张更加宽容的社会之网，让每一种人类天赋都能在其中找到恰当的位置。
>
> ——玛格丽特·米德（Margaret Mead）

天宝·格兰丁、肖恩·巴伦
2005 年 7 月

第二版前言补充

写作本书第一版以来，我们注意到一个现象：孤独症谱系障碍（ASD）与注意力缺陷多动障碍（ADHD）之间存在着明显的交集。过去十年，医学界和教育界对孤独症与阿斯伯格综合征的看法产生了巨大变化。在天宝和肖恩出生的年代，凡是完全无语言或几乎无语言的儿童、与同龄人格格不入并表现出明显行为问题的儿童，均被诊断为"孤独症"。直到 1994 年第四版《精神障碍诊断与统计手册》（DSM-IV）发布，业界才正式接受孤独症的"较高功能"形式，即"阿斯伯格综合征"（AS）。阿斯伯格综合征儿童是指那些有语言（往往还相当好），同时在情绪情感、社会交往、行为各方面障碍较轻的儿童。尽管如此，由于评估人员知识和经验水平的参差不齐，对儿童的诊断结果也存在偏差。更有甚者，那些语言水平正常或接近正常但社交问题和感觉障碍比较明显的儿童，往往要到 7 岁甚至更晚，当他们的社会性发展更加明显地落后于同伴的时候，才能被确诊。

正是在这一时期，孤独症谱系障碍和注意力缺陷多动障碍正式出现混淆。两种障碍的症状部分重叠，原先被诊断为注意力缺陷多动障碍的孩子，有可能渐渐显露出阿斯伯格综合征的典型特征，于是又被重新诊断为阿斯伯格综合征。这让家长和专业人士都颇感棘手，也引起了研究者的注意，渐渐开始有研究揭示这两种障碍之间可能存在基因联系。

2013 年第五版《精神障碍诊断与统计手册》（DSM-5）的发布，再一次改变了孤独症 / 阿斯伯格综合征的诊断面貌。孤独症、阿斯伯格综合征以及非特异性广泛性发育障碍（PDD-NOS）不再单独诊断，而是合并为一个总的障碍类型：孤独症谱系障碍（ASD），该障碍涵盖两大功能领域（"社会交往"及"局限性重复性的行为、兴趣与活动模式"），各领域又按严重程度划分成三个等级。

　　最新研究不断向我们证明，语言发展正常的 ADHD 与 ASD 之间之所以出现症状重叠的现象，是与基因有关。社会适应和感觉因素是这些个体共同面临的最大挑战。家长与专业人士也开始意识到，要将这两方面作为干预治疗计划的重中之重。因此，我们建议，无论您面对的孩子被诊断为 ASD 还是 ADHD，都不妨读一读这本书，以便更加透彻地理解我们的大脑处理日常生活各种社会性、情绪性问题的不同方式。

第一章 社会性思维的两种视角

天宝·格兰丁：我行故我在

小时候，我是《超人》(*Superman*) 和《独行侠》(*The Lone Ranger*) 的超级粉丝。我能看懂这些电视节目，全在于其中传递的是非观念简单明了——正邪过招，正义必胜。对我来说，只有在具体事例中感受过对与错，才知道什么是对与错，比如，不可以打人，因为你自己就不喜欢被人打。再比如，不能"冤冤相报"，不能因为别人对你犯错，你就对他犯错，更具体地说，不能因为别人弄坏了我的玩具，我也弄坏他的玩具。

当时还流行一部儿童牛仔剧《罗伊·罗杰斯秀》(*Roy Rogers Show*)，主角罗伊·罗杰斯的行为准则是另一套我能理解的规则。它们是西部牛仔的行为规则，也是整个 50 年代人们的行为规则。

罗伊·罗杰斯骑手俱乐部准则：

保持整洁。

谦逊有礼。

永远孝顺父母。

保护并扶助弱者。

勇敢，但决不投机冒险。

努力学习，博闻广识。

爱护善待动物。

珍惜粮食，决不浪费。

爱上帝，常上主日学校。

永远礼敬国旗，热爱祖国。

20世纪50年代的社会，比今天更为简单、整饬，人们把遵循社会文化规范当作传统美德。现在，每次给孤独症社群的家长和专业人士做完演讲，常常会有人问："天宝，你事业有成，朋友又多，如此适应社会，是怎么做到的？哪些因素促成了这一切？"这种问题当然不可能三言两语回答清楚，因为今天的我已经不是四十年前的我，也不是十年甚至五年前的我了。我对社会的认识和理解，并不是在某个年龄突然获得的，不是摁下开关就灯火通明那么简单。这些提问的家长若是在我高中毕业那会儿遇到我，说不定会对我有完全不同的印象，甚至对我避之不及呢。我马上60岁了，这么多年可以积攒多少经验，5岁、10岁的孩子当然不能和我相提并论，他们还处在社会理解的婴儿期呢。

不过，在准备写作本书的过程中，我得以回顾了生命不同时期我在社会性方面的理解能力。今昔对比，可以说，的确有些因素促成了我的成功：

- 成长于20世纪五六十年代
- 结构化的家庭生活
- 创造力和好奇的天性
- 父母、老师的严格要求
- 行为准则清晰明确，赏罚分明且一以贯之
- 积极的自尊和强烈的内部动机

这里有外因，有内因。有的适用于谱系内其他孩子或成人，有的只适用于"我"，是我的天性特征。

成长于 20 世纪五六十年代

回头看来，不得不说我是环境的产物。20 世纪五六十年代的社会结构与现在相比简单得多。那时候，家庭作为一个社会单元作用强大，人与人之间彼此尊重的程度更高，对他人的行为要求也更为明确。大人会教小孩讲礼貌、为他人着想、为邻里做好事。

小时候，除了一些严重的行为问题——在我的书《浮出水面：贴上孤独症标签》（ *Emergence: Labeled Autistic* ）、《用图像思考》（ *Thinking in Pictures* ）以及我母亲的《口袋里的刺》（ *A Thorn in My Pocket* ）中均有描述——母亲从不因为我有孤独症而降低对我的要求。她认为我能学会适应社会。我年仅 6 岁的时候，她就开始规定我必须跟家人一起用餐，要求我行为得体、尊重家里的规矩，比如绝不能把客厅搞乱等等。当时所有孩子都彬彬有礼，会说"请"和"谢谢"，格兰丁家的孩子当然也不例外，我当然也要学习这些社会技巧。

母亲家教严格，并且始终如一。她对我了如指掌，对我的行为更是体察入微，是个敏锐的行为侦探（我很可能从她那里遗传了部分理性分析能力并受益终生）。如果我发脾气，她能分辨其中的不同原委：有时是我累了或感觉超负荷了（这两种情况都没关系），有时是我不耐烦了或者在要"个性"（这可要受罚了）。任性的小孩总要去试探别人的底线，我也一样，这和有没有孤独症没有关系。

母亲之所以对我的行为下如此苦功，多少是想向父亲和医生证明，我并不是非去收容机构不可。要知道，20 世纪五六十年代的人们对孤独症还知之甚少，布鲁诺·贝特尔海姆（Bruno Bettelheim）的理论——认为孤独症起源于母亲的冷漠和忽视——像阴云笼罩着一切。但她内心坚信，只要方法对路，我一定能学有所成。她用尽千方百计，就是为了不让我进收容机构，这一点真的很不容易。

我的成长环境是一个天然的社交场所，也是培养友谊的温床。那时没有孩子会一连几小时独自待着看电视、看 DVD，或玩电脑、打游戏。我们的时间都用来做手工和搭建东西，比如制作风筝或模型飞机，进行各种户外活动，玩桌面游戏或者打牌。这对一个成长中的孤独症孩子来说实在非常有益。在这些活动中，我学会了轮流的规则；5 岁我就能独自用纸板做东西；这些活动还自带强化作用，使我的自尊得以建立，也锻炼了我从语言到感觉调节到行为控制等各方面的能力。

有时我单独活动，但更多是跟别人玩，和姐妹们、保姆或其他孩子一起玩。这是培养社交技能的绝佳机会。比如，我最喜欢的桌上曲棍球游戏就很考验与人一起玩的能力。由于母亲在礼貌礼仪上对我训练有素，从小我就掌握了良好的游戏规则，比如轮流玩、公平、配合他人一起玩等等。

那时候，人与人的交往更加坦率直接。有时，一时兴奋，我会一遍遍重复别人其实不想听的事儿——这是我的一种刻板行为。比如，邻居家有个驴子造型的烟盒，按一下驴耳朵，驴尾巴会翘起来，驴屁股里会顺势出来一支香烟。在 50 年代，这基本上算黄色趣味了。可我觉得这头驴是我见过的最好笑的东西，便一直讲啊讲啊讲不够。伙伴们最后都不耐烦了，直接放话让我停下："闭嘴啦，那头蠢驴的故事我们都听腻了！"如此坦率直白，我真的就知道说太多了。那时候的人就这么直接，如果你哪里做得不妥，不论孩子大人都会明白地指出来，而不会跟你解释太多，也不会顾忌你的感受。如果是母亲指出来的话，我肯定还要受罚。

五六十年代，家庭之间的社会交往也很多。我小学所在班级只有12 名同学，所有人都能玩到一起。那个年代就是这样，不论哪位同学过生日，都会邀请其他同学参加生日派对，谁也不会排斥谁。放学后我们也一起玩。邻居家里，有的有很酷的拼装玩具，有的有台球桌，这些我都很喜欢，所以经常跑去和他们家的小孩玩。社会交往每天都在发生，每个人也都需要有恰当的社交技能。如果哪天我在邻居家表现不佳，那家的妈妈会直接纠正我。这没什么大不了的，换作我母亲也会那样做。她们会说，你这样对，那样不对。所有母亲都会教孩子同样的规矩，让他们对自己的行为负责。比起当下，那时的社会联结更为紧密。

2017 年天宝反思

充分利用社区老人这一极佳的社会资源

　　埃里克·B. 伦敦（Eric B. London）在 2014 年《分类诊断：孤独症研究的致命瑕疵？》一文中指出，孤独症人士和普通人之间并没有明确的界限，"孤独症谱系障碍代表着人口特征分布的一个极端，把孤独症人群分离为一个独立实体的做法值得商榷"。不过，在一个社区中，并非所有人都会被"孤独症"吓跑，很多人都能有效地参与到孤独症谱系障碍儿童、青少年、青年相关的事务中来，成为他们的良师益友。对谱系儿童而言，无论学习什么样的社会规则，都需要经过专门的教学过程。在我们那个年代，成人教授社会规则的方法比较结构化，因此那些处于谱系边缘、障碍程度较轻的孩子都可以顺利完成学业并成功就业。我遇到过很多孤独症儿童的父母甚至祖父母，直到自己的子女、孙子女被诊断出孤独症，才发现自己也是谱系人士。

　　面对被贴上了孤独症标签的学生，有的老师可以创造奇迹。坐着轮椅、行动不便的年迈修女，却能调教好被贴上了"孤独症谱系障碍"和"对立违抗障碍"双重标签、在学校表现差劲的孩子。自从当上了修女的助理，这个孩子颇为自豪，举止也渐渐得体起来。

　　许多退休老人很愿意将毕生积累的技术或手艺传授给谱

系学生，只不过需要有人从中牵线搭桥。社交媒体、宗教团体或社区协会等人际网络均有助于实现此任务。据我估计，25%~30% 的谱系人士可以熟练掌握一门技艺。

熟练技工在美国非常紧缺，尤其是汽修工和焊接工。为了让孩子对某一门职业产生兴趣，最好让他们在高中毕业前就能有所接触。我自己就是在高中时接触到肉牛养殖这一领域而对它产生兴趣的。4-H 计划①中也会有很棒的小型引擎修理课程。你的社区很可能就住着好几位退了休的机械师，他们无所事事，非常愿意将自己的修理经验授之于人。而坏了的割草机不要钱，车库也很容易改造成社区修理铺。此外，孩子们还可以跟着退休技师学习修理手机、小家电等等。总之，他们将不必再一味埋头于电子游戏，而是为将来谋个好出路积累一技之长。

我也不是害羞的孩子，我以为这对学习社交技能和树立积极的人生态度很有帮助。记得有一次和家人去加拿大旅行，看到周围孩子都在玩雪橇，我也想玩，便直接上前询问可不可以一起玩。而我妹妹却总是害羞，从来不敢这样做。每逢搬来新邻居，我都会过去介绍自己。我从不羞于加入社交活动，也不担心会犯错，可能正因如此，才得到了无数锻炼的机会。如此性格，加上母亲一直对我训练有素，是我成功的秘诀。

视觉型思维的我一开始就喜欢搭建物品。我对洋娃娃之类的"女孩"游戏完全不感兴趣（非常非常讨厌），却喜欢出去搭建树屋、制作飞机或风筝之类的飞行物。我曾经用丝巾和衣架做过几个特别厉害的

① 译注：hand-head-health-heart，讲究手、脑、身、心全面发展的青少年课外技能培训和教育项目，在美国推行已超百年，是世界最大的青少年课外教育项目之一。

降落伞。因为设计巧妙，降落伞被抛向空中的时候，完全不会扭结，它们一个个漂亮地打开，而且飘得很远。

在我 6 岁时，弟弟迪克出生。趁着他和母亲还没出院，我在家准备了一个特别的欢迎仪式。我用纸板剪出一匹小马，穿上绳子，再粘上一束彩色皱纹纸。等他们一进家门，我把小马从楼梯放下去，彩色皱纹纸瞬间散开，形成一个大大的花环。这可是我 6 岁时的创意。还有一次，母亲恰好在我房间的楼下举行宴会。我取出一条裙子，用衣架撑起，在上面套个纸袋当脑袋，再画上眼睛，然后系上一根细绳，将"她"从窗口放下去。所有宾客都以为有人摔出了窗户而惊声尖叫。实在太好玩了！

我的情感心理理论能力很差，但视觉心理理论能力却真的很好。有一次玩捉迷藏，我忽然想到用假人来迷惑守卫，我想：如果我在几件外套里塞满树叶，放到树上，那么看守目标的人就会被吸引过去，我们就能趁机跑去抓住目标。这是我 8 岁时耍的花样。三年级时，学校举行狗狗秀，我决定装一把小狗，请两位小伙伴来"遛"我。最后我真的穿着自制的小狗服，由里斯双胞胎牵着去了秀场。我富有创意，而伙伴们也乐在其中，真是皆大欢喜，友谊也在共同的兴趣活动中发展起来。

说实话，如果成长于如今的"电子时代"，整天一个人坐在电视机前，或晕乎乎地打游戏，我很可能就不会有这些创意了，我的主观能动性和积极自尊也不可能发展得这么好。况且，电脑对我还会产生干扰作用。我家至今都没有电脑，因为它会对我产生近乎催眠的效果：我会忍不住一直盯着某个屏保画面，几小时都不离开。这些活动对孩子学习往后生活的必需技能并无益处，而且，一个人独自待着是不可能学会社交技巧的。而在我那个年代，除了跟其他孩子和成人打成一片，我别无选择。母亲也从不让我脱离社会，她总是带我参加各种活动，激发我本能的好奇心。我做的很多事都得到了大家的表扬，要知道，那时候并不像今天这样，做对任何小事都能得到表扬。不论是家人、保姆或学校老师，大家都鼓励我去做自己擅长的事。所有这些，都促进了我的成长。

2017 年天宝反思

第一版《社交潜规则》出版以后，我有了一台笔记本和一个 iPhone 6，但我从不用它们玩游戏——它们甚至跟娱乐完全不沾边。出差时，我会用手机查阅天气预报和航班延误情况。而笔记本则基本用来上网查找资料和查阅学术数据库。查阅学术数据库能带你进入科学文献的世界，在我写作动物或孤独症论文的时候尤其好用。想要使用这些数据库，你只需在谷歌浏览器输入它们的名称就行。我常用的几个数据库包括：

- *GoogleScholar*（谷歌学术）——学术、科学论文，涵盖所有科目
- *ScienceDirect*——学术论文，涵盖所有科目
- *PubMed*——医学、兽医科学论文
- *ResearchGate*——科学家们的"脸书"网
- *GooglePatents*（谷歌专利）——可查询各种发明专利情况

母亲明确教导我们，要对自己的行为负责，如果做错事，就要承担后果。不论在家还是学校，所有活动都很结构化，这比较符合孤独症思维方式。我的课堂是比较传统的结构化的课堂，全班只有 1 名老师和 12 名学生。上课时，老师会先让学生轮流朗读课文，然后做半小时数学练习，再用半小时练习写作。课堂环境也非常非常安静，没

有那么多扰乱感官的因素。换作现在的课堂，30 名学生闹哄哄挤在一起，我想我需要一名学习助理才应付得了。

现在经常有老师跟我说，他们遇到的与孤独症谱系障碍孩子相关的主要问题，是家校之间的行为准则不能保持统一。我当时的情况可不是这样。五六十年代，家庭和学校的纪律要求非常一致。如果我在学校表现不佳，老师会给母亲打电话，结果很简单，那天晚上就看不成电视了——只是一天，而不是整个星期，因为母亲知道那样会打击我向好的积极性。但那天是真的不能看《好迪·杜迪秀》(*Howdy Doody Show*) 了。她不会冲我大喊大叫或过度情绪化，只是在我回到家时，很平静地对我说："老师打电话告诉我你今天的情况了，今晚不能看《好迪·杜迪秀》。"就这么简单。直截了当地告诉你行为的后果，然后执行。仅此而已。

另一方面，如果表现特别好，我也可以争取到一些"特殊待遇"——做一些特别的事；有些待遇更是"成人"才能享有，所以必须拿出最佳的表现。有一次，我参加了母亲组织的宴会，还被叫去分发餐前小点，这就是成人级的特殊待遇。还有一次，大约八九岁时，姨妈允许我用她的专业油画颜料。我特别小心翼翼地使用那些油彩，那可是成人才能用的！母亲熟知我的兴趣爱好，她总能利用兴趣引导我学习新的东西。当然，正如之前提到过，她也知道我对声音特别敏感，还存在其他感觉问题。所以，如果我在看马戏时发脾气了，她不会惩罚我，因为她知道我对环境的忍耐度有限。但她下次仍会带我去，因为这样我才能渐渐习惯它们。我们一起做的很多事我都很喜欢，而且总是安心地享受这些事，因为我知道，母亲太了解我，万一我受不了周围的环境，她会及时带我离开。她的确有这样的能耐，总能精准地知道我的边界在哪里，知道什么时候可以推我一把，又可以推到什么程度。

2017 年天宝反思

学会用钱

在我 10 岁、我妹妹 8 岁时，我们每周都会得到 50 美分的零花钱。在 50 年代，50 美分的价值相当于现在的 5 美元。我们用这些钱买糖果，买漫画书或风筝、玩具飞机一类的小玩意儿。纸风筝 10 美分一个，但母亲从来不给我们买，我们得从自己的零花钱中支出。如果想买一个带发条螺旋桨的飞机，则需要 69 美分，必须攒两周的钱。

夏天，我们姐妹俩特别喜欢去逛乡村集市。我们会提前整整一个月攒零花钱，然后去集市上乘坐各种游乐设施，玩各种狂欢游戏。游戏 10 美分一次，即使最后输了，也还能得到一个鲜艳的纸质花环，我们将花环美美地挂在脖子上。商店都买不到那样的花环，那是乡村集市的特别收获。

有了零花钱，加上母亲立下的"规矩"，我们若是想买东西，就不得不对自己手里的钱精打细算。一来二去，正好培养了我的储蓄观念。现在很多孤独症谱系障碍儿童的家长会觉得，不事事依着孩子，让孩子失望，实在"太过苛刻"。实际上，要什么给什么，才是在伤害孩子，在妨碍他们学习成年后必需的适应技能。我遇到过很多即将高中毕业的谱系孩子，他们甚至完全不会自己去快餐店，也不会点餐和付账。让谱系孩子认识钱和学会管理钱是十分重要的一件事。对于现在的孩子，可以试着让他们用零花钱去付费购买视频媒体的观看时限，或购买网络游戏的虚拟道具。

培养良好的自尊

之所以能在社会取得成功，我认为最为关键的原因是母亲培养了我强大而良好的自我价值感。这并不是说我母亲做了什么比别人高明的事。事实上，在五六十年代，有意识地帮助孩子建立自尊，还没有上升为家庭教育"心理学"的一部分。孩子们只是有更多的事情要做，在做这些事的过程中自然而然地发展了个人自尊。但即便出于无意识，我想母亲也一定觉察到了建立自尊的两个重要方面：

· 自尊是在取得实际成果的基础上，点滴累积而成。比如，当我付出时间、努力和耐心完成一件漂亮的刺绣品时，会自我感觉良好。

· 孤独症儿童具体而刻板的思维方式，决定了自尊的建立有赖于真实可见的成就，并伴以口头的表扬。

凯萨·科恩（Catha Cohen）在《提高儿童的社会性智商》（*Raise Your Child's Social IQ*）一书中，列举了具有积极自尊的儿童和具有消极自尊的儿童的不同特征：

高自尊儿童：

· 具有相当稳定的情绪
· 设定切实可行的目标并努力完成
· 具有自我激励和坚持到底的精神
· 能接受拒绝或批评意见
· 能对同伴说"不"
· 能客观地看待自己的强弱项

低自尊儿童：

· 经常指责他人以推卸责任
· 希望得到所有人的喜欢
· 视自己为失败者

· 苛求他人

· 容易泄气

· 难以承担行为的责任

· 负面评价自己

· 容易放弃

在我小时候，还没有现在似乎很流行的"修理"观念。事实上，小学时我也接受过言语治疗，每月还要看一次精神科医生。但这两件事并没有让我觉得自己哪里不妥，需要被"修理"。我做的大部分检查，都是在我很小的时候，因为年纪小，还不足以产生孤独症使我"不如"别人的印象。现如今，孩子们被赶着接受一个又一个评估，一种又一种治疗，每周五天甚至连日不休。这种状态传递给孩子的信息只有一个：他的某些部分是不能为人接受的，他的孤独症是不好的。我想那些高智商的孩子受到的伤害最大。孤独症专业人士和特殊教育者的工作难度在于，他们的工作对象个体差异巨大，从完全无语言到天才，什么情况都有。对于智商 140 以上的孤独症谱系障碍儿童，如果干预项目不按照他们的个体天赋量身定制，反而会被太多的"障碍"心理牵制而得不到正常发展。我曾对几位特别聪明的阿斯伯格儿童的家长说，如果在过去，他们的孩子会被诊断为"**天才**"，而不是残疾。

整个小学阶段，我都自我感觉相当良好。我创意不断，得到家人和老师的一致称赞，收获了友谊，积累了很多新经验，简直可以说是茁壮成长了。某年的冬季嘉年华，我还拿到了奖杯，真是非常开心。六年级时，母亲让我在成人音乐会献唱，感觉也很棒。即使到了最艰难的高中阶段，特别的兴趣爱好依然促使我不断前进；即便我在社交中遭受困境，也还可以退回到兴趣爱好之中。正是良好的自我感觉支撑了我，让我顺利渡过难关。

自尊还与个性息息相关。家长要了解，不管在不在谱系之内，一些孩子天生就比其他孩子更加积极主动。很幸运，我就是那样的孩子，而且我承认，这种天赋对我现在的人生成就影响极大。有些知道自己有阿斯伯格综合征的高功能孩子，会有意识地去关注那些有阿斯伯格综合征或孤独症类似特征的历史名人，从他们的传记中汲取能量。诺姆·列金（Norm Ledgin）的《阿斯伯格综合征与自尊：借力名人楷模，知当下，见未来》（*Asperger's and Self-Esteem: Insight and Hope through Famous Role Models*，未来地平线出版）就是这样一本有助于谱系个体提高自尊的书。

今天，孩子们做一点小事就得到大人的强化，以至于他们事事需要认可。最新几期的《华尔街日报》很多报导都提到，一些刚参加工作的年轻人要靠上司不断表扬才能完成工作。最近和一位政府部门高层人士谈及暑期实习生，她也告诉我，一半实习生很优秀，但另一半要么懒惰，要么事事需要他人肯定，哪怕是鸡毛蒜皮的小事。家长和老师有必要反思自己强化孩子的方式。一般来说，孩子毕业、脱离学校系统之后，能得到表扬的次数会大大减少。一个在社会领域中要经常被表扬才能努力的孩子，总有一天会遭遇残酷的现实，挫伤继续参与社会活动的积极性。这真让人左右为难，希望这一点能引起我们更大的关注。

母亲和老师不会一直表扬我，他们甚至很少表扬我。其他孩子的待遇也一样。只有当我们表现特别出色时才会得到表扬，所以表扬显得特别有意义，也成为莫大的鼓励。日常琐事，比如遵守餐桌礼仪或吃光了饭菜，是不会被表扬的；每次穿戴整齐去主日学校、在教堂或贝拉姨妈家表现得体，也都不会被表扬。表现得体是我分内该做的事。但三年级时，我用陶泥捏了一匹漂亮的小马，却着实被母亲夸赞了一番。

谱系孩子的思维大多具体而刻板，所以表扬时要联系他们看得见、摸得着或闻得到的东西，否则难以让他们对自己的能力水平和个人价值产生合理的感受。特别是对年幼的孩子，无论进行游戏还是结构化的教学活动，要多鼓励他们参与看得见具体结果的活动，这样他们才会将活动成果与自身能力直接联系起来，进而产生对周围世界的掌控感。搭建、绘画或创造任何具体有形的事物时，必然要做出各种选择、学习安排先后顺序、理解局部与整体的关系、学习概念与分类，为形成更高级的技能——不那么具体的社会性技能——做好准备。任何事物都需要慢慢累积，教孩子也要从简单的内容开始，逐渐向较为复杂的内容过渡。

积极性

我之所以有今天的成就，还必须归功于我的第二个个性品质——探索周围世界的积极性高。我天生就有要尽力而为、要对世界有所贡献的愿望。从小母亲就经常鼓励我接触不同的事物，这对我产生了积极的影响。她带我和姐妹们参加各种活动，其中有些我很喜欢，有些很讨厌，但为了不让我因为孤独症而与社会脱节，她都鼓励我去尝试。另外，20世纪五六十年代的孩子经常出门活动，体能运动比现在的孩子多得多。那个年代，看电视还是一种特殊待遇，电视时间也有限制。而浏览各种视频或看一两个小时的电影，连续几小时没完没了地玩游戏、玩电脑，都不是我所接受的教养。因为没有这些事，我不得不找其他事做，而那些事又要求我与他人密切联系，不管是与姐姐妹妹，还是与保姆或邻家小孩。于是我每天都有大量练习的机会，自然而然地发展了社会意识。

创造性活动是最能激发我积极性的核心内容，没有第二件事可与之相提并论。我现在经常提到这一点，而且是刻意地提到，因为我觉得大多数普通人都不能理解创造对于有孤独症谱系障碍的人是多么有趣，它能从多个维度满足我们的内心需要。对于用图像思考的逻辑型孤独症大脑，创造性活动（从美术作品到堆沙堡到缝纫）具有高度的强化作用。首先，它可视、具体，每一步进展都看得到，只要做就会有收获，这会鼓励我们坚持往下做。其次，在创造活动中，我们不必费力掌控环境，只需遵从内心，自己决断，然后得到直观的结果，这个过程是我们自己能掌控的。万一决断错误，很多时候我们也能发现并及时纠正。走弯路的过程使我们懂得，并非所有错误都无可挽回，错误是可以接受的，或者说，有的错误不能犯，有的却没关系。可惜，有些孩子难以形成这样的意识，并因此影响到生活的方方面面，尤其是社会交往。正因如此，本书十条潜规则中有两条以此为主题。用孤独症思维能理解的具体的方式，把抽象无形的社会性概念教给孩子，能够激发出成功的社会交往。而创造性活动恰恰能极好地训练孩子的各种能力，为他们以后处理复杂的社交问题打好基础。未来的成功，真的可以说，起源于一堆积木。

三年级，我用玩具缝纫机制作了学校戏剧节的演出服，至今记忆犹新。四年级，我无心学习，却热衷于为戏剧节制作布景。进入高中，我与周围的人和事格格不入，但仍积极为学校的冬季嘉年华制作标识牌，并得到了大家的喜爱。

另一方面，到了高中，我对学业和功课几乎完全失去兴趣，母亲对我明确提出了要求。其中一项，是回家必须认真做作业。她常常坐着陪我写作业，不完成作业禁止看电视。我不确定母亲是否清楚她在教育中所用的"行为原则"，但她确实有一种本领，知道什么事能调动我的积极性，什么事需要她从旁加点力。

成年后，最让我开心的是参与各种工程项目，看着它们从无到有，一点点进展，最后呈现出完整的面貌。一天晚上，我开车去机场，半路遇到一个施工路障。为了修建接入机场的大型高速匝道，施工队在这边施工近两年了。午夜时分，他们将关闭高速公路，以便架起一个大型混凝土梁。现场灯火通明，5台巨型吊车同时作业。天哪，我的建筑神经立刻兴奋起来！我简直想一直待在那里看他们架梁，那真是我一天中最华彩的时刻！

再想想航天发射控制室的家伙们，那些工程师和技术团队为近在眼前的发射任务摩拳擦掌、跃跃欲试。我敢打赌，那里边一定有一两位谱系障碍人士。我曾经看过电视采访，参与"火星探测器计划"的工程师那么开心地谈论着他们的项目，仿佛几个10岁的孩子在谈论自己的模型飞机。总之，要尽早找到能激发孩子积极性的事物，并善加利用。

2017 年天宝反思

参观喷气推进实验室（Jet Propulsion Laboratory）及火星探测器

2015 年 7 月，我得到一个绝妙的机会，参观了美国宇航局（NASA），见到了火星探测器。那真是一次愉快的经历。我还惊喜地发现，其中隐藏着好几位阿斯伯格"嫌疑分子"。我们参观了控制室，工程师们就在里边的电脑前控制火星火箭的发射。工程师们特立独行，风格迥异。一位控制主管剪了莫霍克人的发型，还挑染了红色；导航主管则一头灰白长发，一派老式嬉皮士风格。这些人兜兜转转走了许多弯路才最终选定自己的终身职业。比如那位导航主管，大学时主修戏剧，后来又转向电脑和物理学。这又让我想起参观芝加哥附近的费米实验室（Fermilab）时，发现很多科学家对物理的兴趣，起源于高中时代的科学课，是科学老师把对这门学科的热爱深植到了他们心中。

工程师们都很有幽默感。第一个探测器登陆火星时，机身上印的是喷气推进实验室的英文缩写 JPL。等到第二个探测器发射时，该项目的出资方宇航局要求用上宇航局的标志。工程师们"听话"地去掉了 JPL 的标志，转头却用摩尔斯代码将 JPL 的缩写放到了探测器的车轮上。为了判定探测器的行驶路程，探测器车轮上专门设计了一些孔洞——无论探测器行到何处，都能在布满尘灰的火星表面留下清晰的印痕。如果在"谷歌图片"查看探测器，你能看到那些孔洞留在地上的点和划，正是摩尔斯代码的"JPL"。

谱系个体往往在某方面天资优异，又在另一方面特别差劲。要重视发展他们在艺术、数学或音乐上的才能，让它们成为社会交往的桥梁。其他孩子之所以愿意跟我玩，就是因为我擅长创造，他们可以忽略我的行为问题。孤独症或阿斯伯格综合征成功人士之所以有很好的职业，也是因为发展了某方面的特长。不过，才能的培养和日常社会适应能力的培养要齐头并进，未来人生能否成功，要看这两者是否实现了平衡。最近我听说了一个初中男生的故事。他擅长数学，对数学问题的领悟能力令人惊叹。他妈妈据此确信他将来是个数学奇才。可惜的是，在大力支持儿子发展数学兴趣的同时，她完全忽略了发展他的基本社会适应能力。除了他那点兴趣，这位男生面对同伴，连最基本的对话都无法胜任。妈妈的反应是："他只是还没掌握社交技能，主要是他没有这方面的兴趣。我们也努力教过，但没有用。既然数学这么好，社交方面差一点也就算了。凭他的才气，未来应该不成问题。"

好吧，我的看法是"可能吧"。即使真的成了世界顶级数学家，他仍需要知道如何保持礼貌、在公共场合举止得当、不邋遢不粗鲁、当好一个社会人。其实那位妈妈可以做得更好——利用儿子对数学的兴趣，促使其学习基本的社会适应技能。这个过程开始一定会很难，但父母和老师必须要让他经历这一关。缺乏社会适应能力，未来只能是不确定的。无法融入群体的人更可能反复经历职场上的失败。听过我讲座或是看过我书的人都知道，我特别提倡充分发展孩子的特长，但只有特长是不够的，要兼顾日常社会技能的平衡发展。虽说我们不可能把阿斯伯格人士变成交际红人，但礼貌和规矩这些基本社交能力还是很重要的。

另一些家长和专业人士则走到了另外一面——对孩子的社会适应能力有着盲目的期待。讲座结束，总有家长过来诉说相同的苦恼："他永远交不到女朋友了"，"结婚成家都没指望了"。这些家长的子女往往在学业的某方面比较出色，未来有可能会有一份成功、高薪的职业，但他们如此看重社会交往，对孩子的社会性发展不肯有一丝懈怠，却完全没有心思发展他的强项，保证他未来能有良好的职业能力。有些孩子，无论如何都建立不了那么强的情感联结，但如果内在天赋能被发掘和发展，照样可以过上幸福的生活。找到男朋友女朋友、结婚生子，对大多数人，尤其是谱系外的人来说，是值得追求的人生目标。但老实说，即便非孤独症人士，也有选择不结婚、不要孩子的，或结了婚却婚姻不幸的。我倒是要问问这些家长：这种理想究竟是你的，还是孩子的？后文中，我会就社会适应和情感联系这两种能力进行区分，并假设对某些孤独症谱系人士来说不能两者兼而有之。这个想法很重要，值得进一步讨论。

家长要找到孩子的兴趣所在，找到值得为之努力的方向。也就是说，家长要成为一名好侦探，认清孩子到底是什么样的孩子，他本能地会被什么样的事物所吸引。这也意味着家长和老师要放下头脑中对于"有意义"和"正确"的成见，真正从孩子的兴趣出发看待他的人生。感觉问题也不可小觑，它们既可以是动力也可以是阻力。我读过这样一个故事：有个女孩总是摔东西，后来父母意识到是她喜欢听东西碎裂的声音，于是想办法将这一问题行为转化成了动力，引导她学会了正确的行为。他们是这样做的：在角落放一个专门用来摔东西的箱子，再准备各种可以往里摔的东西，在她表现出恰当的社会性行为时，作为奖励，允许她使用这个箱子。这个箱子一方面满足了她的感觉刺激需要，另一方面也发挥了建设性作用。随着良好行为的形成，她也渐渐失去摔东西的欲望。不过我觉得，敲铜钹或许是一个更好的选择，那样她可以随时享受喜欢的声音。总之，我想说的是，女孩的父母没有按照常理武断地认定摔东西不好（很多情况下的确不好），而是将它转化为激励和奖励，促进了女儿的成长。

社会性技能几乎不能带给孤独症谱系障碍儿童任何具体有形的回馈，所以他们在努力学习过后，很难感受到成就感，尤其是当他们用机械的方式学习、体验不到真实的社会联结的时候。在儿童发展社会技能和社会意识的最初阶段，将具体的奖励和较为模糊的社会技能联系到一起，是一个好用且有效的策略。

而且，如果家长在孩子很小的时候就开始仔细探察并发现能激励他们的事物，并建设性地加以利用，那么孩子就会有更多的机会进行反复练习，并从中获得自我成就感。当社会技能慢慢从具体转到抽象，特别是到了"人人都不能幸免"的青春期，这种成就感就可以支撑儿童在困境中"坚持到底"。总的来说，对社会情境缺乏兴趣＋积极性差＝社会性发展水平低下，但如果将等式中的积极性差换成积极性高，结果就会不一样。

我从小就对艺术感兴趣，父母也给我提供了很多创作用的材料，我的作品常常能得到表扬。有一次，我画了一幅以海滩码头为主题的水粉画，母亲特地请人装裱了起来，这对我是一种莫大的激励。而母亲的朋友们在看到这幅画后也赞不绝口，这给了我更大的鼓励。但即使如此，我也依然要规规矩矩坐着、遵守餐桌礼仪、不能将客厅搞乱，否则当晚就不能看电视。母亲从不剥夺颜料、缝纫机之类有助于促进我天赋发展的东西，因为天赋需要呵护。一个有艺术或数学天赋的孩子，如果总是被剥夺这方面的机会，就会放弃自己的天赋。这样不幸的故事我听过很多。该禁止的是那些与天赋或未来职业无关的东西，比如看电视或射杀类的电子游戏。

儿童的积极性和自尊关系到他们未来能否取得社会性的成功，这些品质需要从小一点一滴逐渐发展起来，所以，尽早开始塑造孩子的这些品质吧，越早越好。

高中时代：最糟糕的岁月

进入高中，我的大麻烦来了，生命中最糟糕的一个时期开始了。进入青春期的少男少女，再也不是十岁刚出头的样子，他们开始把原来对帆船、风筝、骑车比赛、桌面游戏的兴趣，转到了与社会情感有关的事情上。这种转变对我而言是灾难性的。诚然，我懂礼貌，与同伴交往时表现也还算得体——我的社会适应能力还算可以，但是，将其他孩子紧紧黏合到一起的那种社会联结感，我却怎么也感觉不到。同伴们的朋友圈越来越大，而与我志趣相投的人却越来越少，我的朋友圈越缩越小。我不知道自己怎么就变得不适应了，怎么就不能和他们好好相处了。我当时居然没能觉察到自己与他们的差异，或许是因为我全情投入了自认为比追求外表更有意义的事情中去了吧。

当我埋头于研究各种酷酷的科学项目时，周围的男孩女孩却被彼此吸引，忙着约会、追星、研究发型和妆容。女生们几小时几小时地谈论着某位男生随口说出的话里是不是暗藏情愫。我觉得这些话题都很荒唐，完全不感兴趣。

青春期的孩子开始建立自我认知，他们特别愿意亲近与自己相像的人，这是情感发展的正常表现。知道谁跟你一样、谁跟你不一样，比以往任何时候都更加重要。如果你适应，生活就很轻松；如果不适应，嘲笑和欺凌将随之而来。正因如此，在青春期之前掌握基本的社会适应技能才格外重要。搞懂社交潜规则和其中蕴含的情绪情感已经很难，同时保持积极的自尊、应对自身的各种压力和焦虑，更是难上加难。如果此时甚至还不懂基本的礼貌礼节，在公众场合不能保持举止得当，那简直会举步维艰。

在高中，我一直是被嘲笑的对象。当然，那些跟我一样喜欢骑马、研究电子产品或火箭模型的"呆子"型同学不会嘲笑我，我们志趣相投，又有共同点，彼此相处融洽。喜欢嘲笑人的，往往是那些社交型的、比较喜欢扎堆闲逛闲聊的人。这样说并没有贬低这些人智商的意思，很多社交型的孩子也很聪明，只是我们似乎走上了两条不同的发展道路：小学时，即使我们也似乎分属不同的小组，到底还在同一条道上走，但到了青春期的十字路口，一些孩子向左拐，成了项目研究型的人，更喜欢探索事物和事实，而大多数孩子则向右拐到了一条名为"社会联结"的大道上去了。

雪上加霜的是，高中校园是一个更大、对孤独症更加不友好的环境。所有结构化的东西都消失了，不再是一位教师、一个主要教室，课堂内容也不再按照老师的安排一项接一项有序进行。取而代之的是拥挤和吵闹，你不得不在人堆里挤来挤去，周围充斥着各种人声、响声和气味，它们不同程度地刺激着我的感官，让我无所适从。同学的嘲笑也接连不断。我开始吊儿郎当，出现各种行为问题。终于有一次，我将一本书砸向了嘲笑我的女同学，于是被这所有着 400 名学生的私立女校撵了出去。之后，母亲在离家很远的地方给我另找了一所特殊寄宿学校，这所学校专门收纳天资优异但有情绪情感问题的儿童。20 世纪 60 年代，人们对孤独症知之甚少，还没有这方面的专业师资，所以留给我们的选择余地很小。在新学校，我继续胡闹，无心向学，直到遇见科学老师卡洛克（Carlock）先生。他重新燃起了我的学习热情，把我的刻板行为转化成对科学的兴趣，从此我立志成为一名科学家。为了实现目标，我真的开始好好学习了。

面对嘲笑和折磨，我唯一的慰藉是还有一些朋友可以一起玩。很幸运，我的室友同样喜欢马，我们在一起有玩不完的花样。我们收集了许多塑料模型马，并给它们一一配上缰绳。缰绳用鞋带制成，采用的是西部牛仔节游行时的特殊式样，为了跟下面的银色底座相配，缰绳上还特地裹了一层烟盒里的锡箔纸。我们还会一起去骑真的马。有共同爱好、能玩到一起，友谊就建立起来了。所以，高中时代的我还是有朋友的，只是上学这件事本身——午餐、晚餐、来回换教室——比较痛苦。我实在不知如何应对别人的嘲笑，他们根据我平日的表现给我起各种外号，比如"录音机"，让我束手无策。很小的时候，母亲或保姆总会在我身边，用我能理解的方式给我解释一切，但长大以后，她们更多地让我自己思考答案。这真的很难，因为青春期的社会性情感冲突毫无常理可循。伙伴们今天还很友好，明天就跟你翻脸了。校园里曾经流行过一阵高跷热潮。凭着天赋的创造才能，我自制了一副相当高的高跷，还踩得特别好。同学们很是羡慕，就不再嘲笑我。但高跷风一过，我的好日子也跟着结束了。

现在的初高中环境比我那时复杂太多太多。现在的家长要面对青少年烟、酒、性、毒品等种种问题，这些在我那时并不普遍。另外，经济不景气导致家庭预算缩减，购物、戏剧、音乐等项目被取消，谱系儿童的兴趣选项减少了。那还能干什么呢？答案只有一个：在学校这个社会环境中进行学业性学习。但我真的觉得，一部分孤独症谱系障碍学生应该远离学校这个社会高压锅，转而通过网络或在别的环境中完成学业。否则，孩子们将不得不为了应付日常环境的压力和自身的焦虑消耗太多心神，无心向学。毕竟，和青少年相处的技能在谱系孩子未来的生活中很少用到。当然，也不是说所有谱系障碍学生都不用上高中。事实上，功能较低的谱系学生在学校反而相对轻松。因为他们的需要往往显而易见，不论校方还是同学都能看在眼里，于是，校方会提供必要的服务，同学也会理解他们的难处，不会对他们妄加嘲笑。而高功能的谱系学生由于具有语言能力，智商还往往较高，处境反而最为艰难。他们的困难较为隐蔽，老师几乎不会为他们提供需要的帮助，同伴也无法理解他们居然这个不懂那个不会，觉得他们又怪又讨厌。他们很容易就这样被忽略，得不到急需的社会性技能训练。

现在越来越多这类孩子的父母选择让孩子在家完成高中最后一两年的学业，或让他们去社区大学上课，以保持足够动力拿到高中文凭。

　　还有一个问题非常非常困扰我：有些高中学生家长和学校过分重视社会技能的训练而忽视职业技能，在这两方面的精力投入极不平衡。学校开始意识到孤独症谱系人士在社会性方面存在困难本来是件好事，但这种做法既不够周全，也很短视。教授社会适应技能固然重要，但对于高中生，学习的重点应该更多地转向有助于其日后取得社会成功的技能上，比如参与团队研究、进行时间管理、应对同事猜忌、推销个人才能以及学习各种职场潜规则等等。到了高中才开始教授如何加入谈话、如何处理私人空间问题、如何重视修饰外表这些基本的社会技能，为时已晚。早一点让孩子学习这些基本的社会技能，到了高中才可能往更高阶的社会技能发展。本书后文将讨论的某些社交潜规则可以在孩子幼年时就开始教学，并贯穿他们上学读书、长大成人的全程——任何时间段都可以继续教学，只不过教学的侧重和基调不同。如果不理解这些关键潜规则，也就几乎不可能掌握那些更复杂、更隐晦的职场潜规则或是生活中的人际关系潜规则。

上大学及踏上社会

　　不论有没有孤独症谱系障碍，只要活在人群中，与人接触，就永远需要提高自己的社会意识和社会理解。去书店浏览一下心灵自助类图书，读一读安·兰德斯（Ann Landers）的生活情感专栏，或随便点击任何一个"社交礼仪"网站，你就知道"社会适应"已经变成一件多么重要的大事。虽说如今对"社会适应"的界定已经很难像20世纪五六十年代那样简单明了，但每个人对归属感的渴望似乎都与生俱来，与志趣相投的人同频共振对我们而言是莫大的激励。这样的渴望在孤独症谱系人士身上表现得或高或低，但我相信他们肯定也是有的。

　　如今的生活日益复杂，社会价值观和道德观对人的约束相对宽松，指导我们应该如何存在的社会规则也出现越来越多的例外情况——多到任何人都无法穷尽的地步。所以，我们有必要经常将这一情况告诉孤独症谱系障碍人士，以免他们在学习社会潜规则的过程中过分执着、过分完美主义而心生焦虑。话说回来，日常生活中，人们对彼此的社会行为总还是有所预期的，即希望对方表现恰当，即使如今何为"恰当"已经越发模糊。如此说来，学习社会适应的过程注定充满了困惑和麻烦。那是不是索性放弃算了？不，这只能说明社会性学习永无止境。

我从 13 岁就开始接触职场了。我的第一份工作是给一位女裁缝打下手，帮她缝裙边和拆衣服。这些活很视觉化，从哪里开始，到哪里结束，都非常清晰，让我很安心；那里的工作环境也安静；社会交往也仅限于闲聊和礼貌性应答，这些母亲都教过我，以我当时的能力刚好可以应付。我犯过错，但犯错也没什么大不了。就这样，我一步步进入了职场。

大学时，我曾在一个实验室和一家专门接收孤独症和其他发展性障碍儿童的学校当暑期实习生。这些工作让我学会了承担责任，也树立了良好的职业道德。

大学毕业后，我的第一份工作是给《亚利桑那农牧民》（*Arizona Farmer Ranchmen*）杂志兼职写稿，一写就是七年。工作不难上手：别人开会或访谈，我从旁记录，回来写稿。通过翻阅往期杂志，我摸清了谋篇布局的套路，学会了遣词造句，掌握了让文章生动有趣的窍门。虽然工作报酬不高，但我从中学会了不少与他人共事的潜规则。当然，我也犯了数不清的错误，但人们认可我的能力，真心实意地帮助我、指导我。

与此同时，我还在另一家建筑公司工作了一年半，参与设备设计和广告筹划。我负责制作所有的产品手册，以及在各大商业杂志推广相关设备。这两项工作我后来都得心应手，但起初真的需要别人盯着才勉强完成。记得当时老板是这样对我说的："天宝，拿起电话，打电话给杂志，让他们登一下蛇河（Snake River）的项目。"当然，一开始我很怕打这样的电话，也犯错，好在创造力强，很快就胜任了。

回顾往事，我发现自己很早就明白了一个道理：某些人可以为我打开另一扇机会之门，一扇门后有另一扇门，门后还有门……路可以一直走下去。但很多孤独症谱系障碍人士似乎永远都无法理解这一点，如果有一扇门，就只能看到一扇门。此外，我也很早就意识到，我需要"从零开始"不断发展，也就是说，只要是分配给我的任务，都努力去做，即使并不真心喜欢。你必须投入时间，向别人证明你足够专业，才能赢得尊重。所以我很快领悟了，要任劳任怨，不要因为工作与老板、同事起争执，否则随时可能丢掉工作。保住工作，并尽善尽美，是我内心一个非常强烈的个人动机。

我渐渐写得一手好文章，开始获得业内人士的尊重。因为经常写牲畜、牧场相关会议的报道文章，我与各个杂志的编辑混得很熟，于是顺便就把自己的研究文章发给了他们。我又很快掌握了交换名片之类的方法，扩大自己在行业内的知名度。后来，我开始以自由职业者的身份，做一点设计方面的工作。我还将设计作品积累成集，以招揽更多客户。渐渐地，我在行业内小有名气了，在畜牧系统设计领域也越来越有名，越来越成功。当然，这都不是一朝一夕的事。

我在杂志社顺风顺水，一待就是几年，直到它被转手卖出。新老板看我为人古怪，打算炒掉我。杂志美编苏珊是我的好友，在她的帮助下，我把那些年为杂志写的文章找出来做成作品集交给了新老板。新老板看到我的工作表现，不仅没有炒掉我，还给我加了薪。

所以，我真的一再强调，要发现孤独症谱系障碍儿童的天赋才能并发展它们，让它们最终落地为一门切实的职业：制图、商业美术、定制木工、汽车修理、电脑编程等等。你努力，孩子就多一分找到满意工作的可能性。对我而言，工作就是生命。如果没有一份令我心智充实的工作，生命将毫无意义。现实是，有时孤独症专业领域的老师会过分关注孩子的社会生活而忽略职业技能的发展。

　　来往各地参加过很多孤独症会议之后，我发现，高功能孤独症谱系人士中适应得最好的人，都从事着令人满意的工作。一份需要动用心智能力的工作，非常有助于提高孤独症谱系人士的个人自尊。相反，我也见过谱系中最不开心的人，他们要么缺乏一技之长，要么没有可与人分享的兴趣爱好。成人的大部分时间都在工作中度过，所以工作好的人基本上幸福指数会更高一些，也更善于应对随时出现的各种状况。

　　我认识几位从事电脑编程的谱系人士，他们都很成功，其中一位阿斯伯格综合征女士说，终于找到了"自己的队伍"，很幸福。我还在一次会议上遇到一对父子，父亲从儿子四年级就开始教他电脑编程，如今儿子在一家电脑公司上班。天生的思维方式决定了很多谱系人士都很适合编程这一职业。家长和老师应该充分挖掘并发展孩子这方面的潜力。

　　几年前，我去参观日本的孤独症教育项目。我接触到很多高功能的谱系人士，他们人人都有一份好工作，其中有一位专门从事技术和法律文件的翻译工作，一位是职业治疗师，还有好几位电脑程序员，另外，一位功能稍低些的是面点师。这与日本社会普遍重视发展技能有关，谱系人士因此而受益终身。

　　把已经熟练掌握的职业技能运用到工作中去并非易事。谱系人士自己必须要坚持努力，教育者和职业训练师则需要帮助他们克服工作中遇到的社会性问题，为职业的成功扫清障碍。不过，一旦他们在擅长的技术岗位获得成功，一定要避免被调升到不擅长的管理岗位，那样只会遗憾收场。有不少这样的例子：原来做得好好的建筑制图师、实验室技术员、体育新闻记者、电脑程序员，一旦升迁到管理岗位，社会交往就会成为工作的一部分，这必然会拖累他们的工作表现。

　　培养一个可与人分享的兴趣爱好也非常有助于建立自尊，甚至还能带来经济上的收益。我读过一位女士的故事，她做着一份没什么前途的工作，整天郁郁寡欢，但她有一个特别的爱好：饲养名贵鸡种。当她发现这个世界居然有人跟她有同样的兴趣时，生活出现了转机。通过网络，她和其他饲养者相互交流，分享经验。即使仍然做着原来的工作，但因为有所寄托，她变得开心多了。

发展职场中受重视、被需要的各种技能，再努力精进，成为该领域的专家。我一度曾是畜牧工程行业唯一的女性，我的突然出现一开始着实把男人们都惊吓到了，但过硬的专业知识和技术最终让他们对我刮目相看。因为工作出色，他们甚至包容了我那些看来有点怪怪的行为习惯。其他工作中的经历也是如此。你必须要成为所在领域的专家，比所有人都厉害，才能抵消你的社会性障碍带给人的负面印象。如果你的工作质量比团队中任何人都高，老板可能会容忍你有的一些轻微的社会性问题；但如果你表现平平，缺乏额外的砝码来平衡你的弱项，只社会性障碍这一点就足以让你丢掉工作。

人们尊重才华，出众的才华可以打开许多机会之门。拥有一位可以教授职业技能又能引导职业发展的导师，对谱系障碍人士来说至关重要。经常有人问我："哪里去找这样的导师？"我说，处处皆有可能，说不定他正在超市排队付款的人群中等着你。我是这样遇见我在肉类行业的第一位导师的：有一天，我去参加一个聚会，当时穿了一件西部牛仔式衬衣，衬衣上有一个牛头图案，那是我花好几个小时亲手绣上去的。这引起了一位女士的注意，她主动过来搭话，而她丈夫正是我未来导师的保险经纪人。你也可以试着去本地大学计算机系的海报栏张贴广告，或者，看到戴着电脑公司名牌的人就主动上前给他看谱系人士的作品。

谱系人士通常在社会性方面比较笨拙，所以在介绍时要弱化他们的个性，将推销重点放在作品或者才能上。我很早就知道制作一本漂亮的专业作品集是有多重要了。我的第一份工作，也就是给《亚利桑那农牧民》杂志写稿那会儿，杂志社易主，新老板吉姆觉得我很怪，决定辞退我。我对种种征兆毫无感觉，幸好善良的美编苏珊及时察觉，她建议我将写过的所有文章整理成作品集交给新老板。我的工作保住了：吉姆看到那些作品如此优秀，直接决定给我加薪。正是这一次，我学会了要推销自己的作品，而不是自己个人。每次给潜在客户出示自己的设计图纸或者作品照片，都能让他们耳目一新，印象深刻。如今，我们可以用电脑甚至智能手机轻松地制作出作品集。作品集可以包括艺术作品的照片、网页设计图、电脑程序、项目图片等等。还有一点，也是我很久以前学到的：你完全不知道自己会在什么时候遇见那个能为你打开机会之门的人，所以一定要提前做好准备，这样，遇到他的时候，你只需点开手机就可以。切记，不要将作品集和一堆生活傻照混在一起，免得被你的贵人在无意之中看到——作品集一定要给人留下好的第一印象。

在增长个人专业才能的同时，我也需要处理自己的感觉问题，学习人际以及职场关系的潜规则。我在这些方面具体遇到了哪些挑战将在后文陆续谈到。

工作不仅仅是谋生的手段，也是打开充实、圆满人生的一把钥匙。对我以及很多谱系中人来说，工作是一剂强力胶，让我们在混乱世界中保持生命的完整。我的一生就是我做过的一切。我行，故我在。创造时的我最快乐。我还拥有了一群志同道合的朋友，他们丰富了我的生命，让我感觉此生足矣。我们谈论孤独症、牲畜、科学世界的趣事以及大脑科学的最新发现；我们探讨我们的社会关系，对如何处理与家人、朋友、同事的矛盾集思广益；我们交流读过的各种心灵自助类书籍、《华尔街日报》专栏，启发彼此对各种社交情境的理解，提高大家对社会关系的认识。我们无所不谈，但所有谈话都目的明确、逻辑清晰，我们从不只为聊天而聊天。

2017 年天宝反思

谱系人士如何应对失业问题

据我观察，导致失业的情形有两种：

1. 年轻人，不懂工作纪律，经常迟到、不讲卫生、完成不了工作而被开除。问题出在这些个体没有认识到工作场合的基本社会性要求。教育可以避免这一问题的产生，不过要注意教育方式要具体、易于个体理解。

2. 年长的人，因直接领导或老板的更替、公司倒闭或裁员而丢掉长期从事的工作。

这两种截然不同的情况，需要用完全不同的方式解决。首先要确认被开除的原因。迟到是比较常见的原因。一位影院经理开除了他们的引座员，他说虽然非常欣赏这位孤独症小伙对电影的见解，但实在无法容忍一个动不动就迟到一个小时的员工。我从来不迟到。20 世纪 50 年代，身边所有孩子都被教育要守时，无论是上学坐校车，还是一日三餐。

有些人会因为对同事吹毛求疵而惹恼对方。我曾听说过两位在建筑工地工作的谱系人士，因为总是为一点小问题就往上打报告而被开除。应该教他们区分轻重，知道哪些是性命攸关的安全铁则，哪些是无伤大雅的繁文缛节。

不讲卫生也绝对是职场大忌。为人古怪、着装个性都不成问题，但邋遢绝对不行。2010 年 HBO 有线电视频道出品了关于我的电影《自闭历程》(*Temple Grandin*)，里面有这样一个场景：老板往我桌上甩下一瓶体香剂，说："你太臭，用这个去去味儿！"这事真实发生过。被他嫌脏，当时我气得不行，但今天，我很感激，因为学会讲卫生让我保住了工作。

很多谱系个体在家依靠父母生活，要让他们知道一日三餐和买房子的钱从哪来（十有八九，父母一方或双方都需要工作）。如果成年子女待在家里，要让他们知道，他们也需要负担家用。家长可根据具体情况，适当让他们看看家里衣食住行全部花销的账单。如果谱系青年已经上班，也要明确要求他们准时到岗。如果第一次工作以失败告终，可试着另找一个更加贴近他兴趣爱好的工作。我认识一位女士，她做过各种传统的女性工种却都不长久，直到接触焊接这一行。一学会焊接，她便通过朋友介绍去了建筑公司。她非常热爱她的新工作。

如果是年长的人丢了长期稳定从事的工作，情况会难办些。有时候，用心经营工作以外的兴趣有助于找到合适的新工作，可试着结合兴趣爱好和特长寻找新工作。很多雇主会比较看重年长的员工，因为他们更有责任心、更可靠。我有一位年长的同事，是一位熟练的细木工，在暂时没有工作的时候，他去"家得宝"家居建材市场工作了一阵。他原本奔着工具五金销售部的工作而去，因为那样有机会接触到做工程的客户。但领导把他安排到了植物销售部，因为觉得这位同事比较年长，会比较有责任心，不会像一般小年轻动不动就忘记给植物浇水或不懂养护，让几千美元的娇花弱草受到损害。虽然并不属意这份工作，但他还是接受了，因为他知道领导看重了他的成熟可靠，他知道，一切都是暂时的。

恋爱关系是一种复杂的社会关系，至今我都不太理解，所以也自觉避免参与其中。我的思维方式和社会适应方式虽然不能代表所有谱系人士，但应该也具有相当的普遍性。我觉得这也是人的一种存在方式，只不过暂时还没有得到大家的积极看待，尤其是那些习惯从情感联系角度看世界的人，会比较难以接受。

但谱系人士中有一部分人先天缺乏产生情感联系的生理基础，我们身体里负责情感联系的生化回路是缺失的——没有最基础的建筑材料，无论如何都搭不出那座桥来。也有些谱系人士倒是有这样的建筑材料，问题在于怎样把这些材料组合成一座结构完整的桥。说到底，这只是两条不同的道路而已，不管哪条路上的人都可以过上幸福、充实的生活。遗憾的是，谱系内外总有很多人仍然觉得这两条路有高下优劣之分。对此我不能认同，这只能说明他们对孤独症大脑的思维方式还缺乏理解。从某种意义上说，我们的问题是生理问题而非心理问题，具体我会在下一节详细阐释。

我的大脑如何运行硬盘上的数据

孤独症谱系障碍个体、家长、老师应该永远永远牢记：学无止境，在提高谱系个体的社会意识这一点上尤其如此。教儿童认识社会关系中的行为规则，无论是显而易见的规则，还是不成文的潜规则，是一项贯穿他们一生的长期任务。它不是某个年龄段的专属，也不是一个有始有终的治疗项目。虽然学习的过程不乏各种衡量尺度，但社会意识本身的发展是不可能被简单地归纳进教科书、从头到尾读一遍就能"学会"的。社会性学习这本书永远没有最后一页。

我的社会适应能力和建立社会关系的能力完全得益于我的智力（即把自己变成优秀的社会侦探）和视觉化技能。经过多年死记硬背，我学会了应对不同的社交情境。我能在快速搜索自己的图像记忆库之后，迅速做出决定。通过视觉化技能，我能跳脱当时的情境远距离观察自己（我称之为我的"角落小科学家"），并记录下情境中的相关细节，就像科学家观察实验进展一样。然后，我会将所有数据保存到大脑硬盘备用。年轻时能在杂志社工作，对我来说是个绝好的机缘。因为要写报道，我经常去不同的地方，接触不同的人，因此在硬盘上存下了不少信息。但我也并非从来都这样顺利的。

小时候，因为硬盘数据有限，我对社交情境的逻辑判断常常出错。家长和老师可能会发现，孩子对不同的情境会做出相同的反应，这很可能就是因为他能提取的视觉图像太少。随着经历的丰富，可供参考的数据相应增多，他的反应会变得更为恰当。如今我的社会性反应也比过去好得多了，因为我的硬盘上积累了更多的信息，它们有的来自亲身经历，有的是通过读书看报、从电影和电视中获得。

阅读给我的学习带来了莫大的助益。我的阅读范围一直很广，从经济到科学到人际关系和社会交往，所有信息都存储在我的硬盘上，便于我区分各种社交情境，更好地适应生活和工作。

我的阅读能力一度是很差的，直到小学三年级母亲决心狠抓这一能力，情况才有所改观。她教我用自然拼读法（phonics）阅读，效果很好。当然也有孩子更擅长用高频词（sightwords）来阅读。具体要看孩子。要选择适合孩子个人的最有效的教学方法。我才刚学会阅读，兴趣就像火箭一样蹿升——让我着迷的信息实在太多了。就这样，到四年级时，我已经达到了六年级的阅读水平。不过，我搞不清故事的先后顺序，也难以理解人物众多的复杂情节，即便今天也依然如此，所以，比起推理小说，我更喜欢事实类的读物。

普通人天生就有"社会感"，能通过观察来学习，但谱系儿童和成人只能通过直接体验来学习。比如我，过了40岁都还不明白"幽默"这回事。当时由于我幻灯片做得特别好，其他视觉资料也够丰富，所以经常被畜牧行业的组织请去做报告。但一个好的报告不能仅靠好看的幻灯片来支撑，信息的演讲方式也很重要。于是我决心改进演讲技巧。听众反馈的评价表给了我很多启发；我还开始专门阅读公共演讲方面的文章。这些文章经常提到"幽默"一词，但怎样让大家感觉幽默，我毫无概念。于是我开始自己摸索。我尝试在讲座时加个笑话，如果听众笑，就保存，如果不笑，就换掉。渐渐地，我开始理解何为幽默。时至今日，我的大脑中已经建立了一个专门的文件夹，里面收藏着大量我认为有趣的画面。这就是我处理大部分社交情境的方法：观察、分析、推论，就像科学研究一样。

我用图像思考。我58岁的大脑就像一个巨大的电脑，里面存储着成千上万的视觉图像，这些图像按照一定的逻辑分门别类，随时为我提供即时检索服务。年轻时，我的社会经验少，存储的图像也少，社会化就比较困难；在积累了好的坏的各种社交经验之后，我的图像库丰富起来，社会化就相对容易了。这时，记忆中的图像可以按照不同社会交往类别分开存放。一旦遇到新情况，我会调动内存文件中的类似情景进行比对。至于社交类别，我是这样分的，比如"让客户高兴的行为"和"让客户生气的行为"等等。这些大类下还有子类，比如"同事猜忌问题"或者"犯了错误怎么办"等等。我就在这样的分类中快速"查找"过去经历过的图像，找到最适用的模板，运用到新的情境中。

我思考的时候，就如同在脑中上网或者从相机的取景器中浏览照片一样——一个图像接着另一个图像。可能大家会很难想象这一过程，其中没有语言介入，也不涉及情绪感受，只有图像。我甚至可以用一个个图像将自己的思考过程一步步讲出来。而且，当我面对新情况，准备搞清楚是怎么回事的时候，采用的是完全逻辑的、非情感化的立场。这是一种更有利于解决问题的思维方式，因为我们的所作所为很多是基于功能性而非社会情感的（其实这种分析式的方法对于处理社会性情感问题也很管用）。我亲眼见过很多普通人在交往中掺入了太多非理性的情绪情感，给自己带来许多不必要的压力和焦虑。在非孤独症友人生活中遇到问题的时候，我也常常与他们分享我的方法，结果往往能帮他们更加轻松地渡过难关。

有一次，一位朋友收到他母亲发来的几封邮件，邮件内容让人很不愉快。我跟他一起讨论对策。这是家务事，他很在意结果，却又不想陷得太深，搅乱自己的生活，也不想再收发任何那样的邮件。我建议他做的第一件事，就是放下情绪，理性地看待这件事。我对他说，用你的大脑皮层而不是杏仁核去思考（此时我往往需要稍稍科普一下大脑科学）。我脑中闪现出一桶螃蟹的图像。一个家庭就像一大桶螃蟹，其中一只想爬出来，但总被其他螃蟹拉回去。我们继续讨论，既讨论如何撤回桶里，也讨论如何爬出桶外。

我基本上就是用这种方法应对生活中的大多数情境：处理问题，而不是陷入混沌的情绪泥潭——阻碍事情进展的往往就是情绪因素。情绪没有逻辑可言，所以难以把握。但我的情绪构成却很简单，所有的感受都可以归入几个大类：开心、伤心、害怕或愤怒。这可能源于我大脑的生理构造。有的人的大脑皮层具有更多的连接回路，所以能发展出高度复杂的情绪情感连接。就像有的女人即使男人打她也依然爱他。这种事我完全理解不了，在我看来，这样做毫无道理，除非她在经济上依赖他。还有些人在生活中时时处处畏首畏尾，甚至为那些还没发生、或许永远也不会发生的事忧心忡忡。这也毫无逻辑可言，我是从来不会有这种担心的。

尽管这一生的社会经历可以说是相当丰富了，但我仍一直在学习更新自己的社会意识。以前，我不知道人们会用眼神交流感受，直到读到西蒙·巴伦－科恩（Simon Baron-Cohen）1997年出版的《心智盲点》（*Mind Blindness*）才恍然大悟。更晚些时候我才知道，大部分普通人在记忆信息时会夹杂情绪情感，我也才终于明白，为什么那么多人会听任情绪情感歪曲事实真相。

我的大脑却不那样运行。我也会有情绪情感，在当下那一刻也会很强烈，但所有情绪情感都仅存在于当下，任何信息被存入记忆时都不牵连任何情感。记得有一次，我被解雇了。为此我哭了整整两天，但如今回头看去，仿佛就在看一部与我无关的电影。我的大脑总能将信息和情绪情感分开。即使很生气的时候，我依然可以反复回顾事件的细节并最终得出理性的结论，绝不会让情绪歪曲事实、干扰逻辑。

不过，在某些特定的情境中，在直接面对与我的生命存在息息相关的事——我的事业——的时候，我会非常情绪化。每次拿出任意一张存储着我关于牲畜管理内容的 DVD，将那小小的银色光盘握在手中，我都忍不住热泪盈眶。DVD 里装着我全部的人生、全部的作品以及所有我想让他人从中受益的东西。我所有的 DVD 都不设置复制保护，因为我想让大家分享、使用其中的信息。我用自己所能造福世界，当我离开的时候，它们会延续我的生命。每每谈及此处，我都无法不哽咽，在这一方面，我真的寄托了太多情感，因为其中涉及我存在的核心价值。

即使到了现在，社会适应的某些方面对我来说依旧艰难。我会尽量避免加入复杂的社交情境以免陷入困境，也仍在想办法弥补弱项。比如我的短时记忆不足，很难记住事件的先后顺序，为此我专门找了一个会计师。我还有一个问题是不能同时处理多重任务。我可以五分钟做这个，五分钟做那个，如此来回切换任务，但不能在同一时间兼顾多个任务。还有很多非视觉化的事物，我必须写在备忘的小纸条上。和很多人一样，我必须看着整个月的日历表，才能想清楚生活和工作的必办事项。很多孤独症人士还有生理性的注意力转换问题，在遇到复杂多变的社交活动时，不得不在听觉、视觉之间反复切换，最后往往跟不上节奏；就算简单的社会交往也要付出巨大的努力，最终身心俱疲。

必须再来谈一谈感觉问题。一个人如果听觉过度敏感，无法忍受工作场所或餐厅的噪音，是不太可能实现社会化的。对某些人而言，周围存在的普通噪音，会让他们仿佛置身于摇滚音乐会的扬声器中。30 多岁时，药物拯救了我。抗抑郁药治好了我不时发作的焦虑症，也降低了我对声音的敏感度。其他孤独症个体也受益于各种感觉干预措施，如配用伊尔伦有色镜片、接受听觉训练等等。一些人还通过特殊饮食得到了疗效，如不吃含谷蛋白、酪蛋白的食物，补充 Omega-3 脂肪酸等等。有时候，最有效的干预方法，是将小剂量常规药物治疗和饮食调节结合起来。我见过的谱系中最痛苦的人，莫过于那些饱受焦虑、感觉过敏或抑郁折磨而没有得到治疗的人。

学会应对社交情境是一个缓慢、持续渐进的过程。儿童的社会意识不是突变出来的，也不可能单靠哪一个"社会技能培训"就能实现。它是一个团队合作的过程，这个团队还会随着儿童长大成人的过程不断发生变化，但谱系个体作为一个常量始终身在其中。所以，家长和老师要尽早给儿童灌输三个要点：

1. 社会性学习永无止境，有很多机会可以练习。

2. 任何选择和行为都会产生相应的结果。

3. 每个人都要为自己的行为负责。

如果缺乏这些认识，孩子成人后，往往会感觉无法掌控命运，无法把握未来，对自己的行为感觉无能为力。这种无力感会让努力融入社会的动力消失殆尽。我目睹很多儿童认为社会技能并非"必需"。因为觉得要付出的努力实在太多，很多我这个年纪的人选择了放弃。还有一些阿斯伯格成人觉得，接纳他是所有人的义务，除了他，全世界的人都有问题。当然，我们大部分人都不会像上面这两种人这么极端。但重点是，**每个人都要为自己的行为负责**。如果缺乏社会技能导致我们不能独立生活，找不到或丢掉工作，不能对社会有所贡献，那么每个人都有责任去学习改善。当然，对我们来说，学习改善的过程比普通人难得多，很多阿斯伯格成人知难而退，中途放弃。承担多大的责任是个人的选择，但我希望大家选择继续融入。

一些同龄人看到我今天的成就，认为是各种外在因素成全了我——有保姆照顾、上私立学校，但他们不知道，我为此付出了多大的努力。我并非一切顺遂，只是从来都没有放弃。为了适应社会，我过去很努力，现在也不曾懈怠。成功与否取决于个人的自尊、积极性以及生活中是否有持续学习的机会。机会，其实就在身边，就是生活本身，与家庭贫富几乎没有关系。假如每天只知道玩电脑，与外界毫无接触，是很难获得社会意识、学会社会关系潜规则的。孤独症谱系障碍人士通过直接体验来学习，他们需要将自己投入大千世界，边做边学。

社会适应技能与情感联系

正在阅读本书的家长和老师，有的希望经由此书增进对孤独症谱系障碍人士的理解，有的已经踏上了帮助谱系人士学习社会性技能、增进社会性理解的道路。不管怎样，大家应该**对社会适应技能和情感联系**做出明确的区分。前者是**行为**方式，后者是**感受**方式，两者截然不同。但目前很多流行的以谱系人士为对象的社会性技能训练项目都将两者等同对待；一般人谈到"社会性技能"，也常将两者混为一谈。这样的含混不清对孤独症群体很是不利，不仅会加大学习时的理解难度，也会扰乱谱系儿童社会意识和社会能力的教学过程。

学习社会适应技能就如学习扮演戏剧角色。保持礼貌礼仪、知道在不同社交场合如何恰当行事，对50年代的孩子来说是头等大事。母亲和保姆反复训练我的各种社会性技能，包括分享、轮流、找伙伴玩耍等等。外出滑雪，保姆常常只带一个雪橇上山，就是为了让我和妹妹轮着玩。更小的时候，她会跟我们一起玩挑圆片的桌面游戏，如果有谁在游戏时作弊或擅自拨动指针，她会立刻纠正。不允许作弊，这一点绝不含糊，也贯穿始终。

周日在祖母家的聚餐也让我学到了很多社会性技能。七八岁时，母亲会带我去相当高级的餐厅用餐，并要求我表现良好：我可以吃到大龙虾，点最爱的甜点——树莓酱青柠雪芭，表现自然很好。她通过大量具体实例教我说"请"和"谢谢"，避免粗鲁无礼，出现问题即刻纠正。有一次，我和妹妹笑话贝拉姨妈胖，母亲立马制止，并非常严肃地告诫我们，不可以这样背后议论他人。这就是我学到的规矩，而且学得相当轻松，整个过程不含任何情绪成分。

年岁渐长，我的"演技"越来越好。但表演永远只是表演，实质不过仍是电脑运算而已。经过更多年的生活历练，我已经完全接受了这种方式。比如，在很多项目工作中遭遇过同事嫉妒的我，用了整整二十年，才学会处理这种复杂的社交状况：把这个人拉到项目中，让他得一点好处。这办法屡试不爽。所以说，表演有难易之分，有些难度确实很高，比如这件事，就花了我不少年的时间才摸清其中的门道。

再来说一说情感联系。所谓情感联系，就是人与人之间进行情感上的互动。我们内心都有一种与他人建立连接的需要，这一内在动机推动我们去建立友谊，寻找同类，确立恋爱、婚姻和社群关系。情感联系通常涉及情感表达、将内在感受和情绪情感投射为外向行为、体察他人观点等等。这些方面对孤独症谱系障碍人士来说都很难理解。在本书第三章，我们对"孤独症思维方式"有更为详细的讨论，从中你可以了解到谱系人群缺乏情感联系的原因。

许多家长问我："我儿子爱我吗？他对我有感情吗？我走后他会想念我吗？"这类问题我真的很难坦诚回答，因为有些孩子很可能会更想念他的电脑。我母亲也曾在《口袋里的刺》中谈到过这个问题。对大多数家长来说，这件事想想都很可怕。但孩子的反应并不能说明家长在他们心中的分量。很多情况下，这不是亲密关系的问题，而是纯粹的生物学问题。大脑扫描结果显示，我的额叶皮质和杏仁核之间有部分情感回路——影响我的情绪情感、关系到我感受爱的能力的回路——没有打通。我也能体会爱的情感，但我的体会方式与绝大多数普通人不一样。你能说我的爱不如其他人的珍贵吗？

关于情感与大脑回路之间的关联，脑科学研究已有很多有趣的发现。生理基础对情感的影响比我们想象的大得多。《神经生理学杂志》（*Journal of Neurophysiology*）今年有一篇文章专门提到了这方面的一个研究，该研究以 17 名刚进入热恋期的青年男女的大脑为研究对象，由多学科团队共同参与完成。研究结果证实了研究者的两大预测：其一，最初阶段强烈的爱情与大脑皮层下奖励区域大量存在多巴胺有关；其二，与爱情密切相关的大脑系统与获取奖励的动机有关。

利用功能性磁共振成像扫描技术，他们发现大脑中运行着与爱情有关的神经生理系统，于是提出这样的假设：爱情与动机、奖励和行为"驱动"的关联，可能更甚于与情感或性冲动的关联。文章引述了一位研究者的话："结果表明，爱情可能最好归结为'一种动机或目标状态'，这种状态**导致**了各种特定的情绪情感，比如狂喜或焦虑。"研究者也提到，他们的发现同样适用于孤独症人群："一些孤独症个体不能理解或体验到任何情感依恋或爱情。我认为，孤独症可能与中脑和基底神经节奖励系统的非典型性发展有关。这很容易理解，因为孤独症的症状还包括重复性思维及动作，这正是基底神经节功能的典型特征。"

我的情况就是这样。成长过程中，我从未痴迷过哪个明星，我不理解高中女同学在综艺节目中看到甲壳虫乐队时为什么兴奋得尖叫。即使今天，爱情也与我的生活无关。但是你知道吗，这没什么不好。

基于过去二三十年的观察，我发现，孤独症谱系障碍儿童中存在两组不同群体（可能源于两者大脑的不同运行方式），在这两组群体之间还存在其他许多不同情况的儿童。整个谱系群体就像一个"社会连续体"，连续体的一端是那些特别聪明的阿斯伯格综合征孩子，他们没有那么多感觉问题或是紧张焦虑情绪，能学会扮演社会角色，也能相对容易地掌握社会适应技能，但他们中许多人缺乏情感联系。据我所知，以培养高水平技术、工程类人才著称的麻省理工学院在开设专业学术课程的同时，出于学生需要考虑，也开设了社会技能课程。很有趣吧？这所大学应该有很多阿斯伯格综合征学生。不过我真正想说的是，不仅阿斯伯格综合征学生需要社会技能的训练，普通人中的"科技怪才"们也同样需要。有趣的是，孤独症和工程科学之间的确有着微妙的联系。西蒙·巴伦－科恩的研究显示，孤独症谱系人士家族史中工程师的出现率是非谱系人士家族的 2.5 倍。这很好理解：社交型个体一般不太会对建造桥梁或设计发电厂感兴趣。

现在，大家不再像我小时候那样把礼貌礼仪当成头等大事。这种环境中成长的孤独症谱系障碍儿童要面对更多的困难。当他们走入社会的竞技场，缺乏基本的社会技能将给他们带来非常不利的影响。高功能阿斯伯格综合征儿童的需要往往是被忽略的，因为学习成绩优异，没有人会想到他们不懂社会交往、需要特殊支持或帮助，大家只会觉得他们古怪、封闭，认为只要他们自己"再加把劲儿"就行。于是，尽管他们在学业上很有发展前途，却从未得到应有的帮助，因此错失成功的机会。与这些超级聪明的阿斯伯格综合征孩子处在相同位置的是那些高智力、高功能的孤独症孩子，他们面临的困难更大，因为他们的感觉、生理问题更严重，也更容易焦虑不安。我们能看到处于同一组群的许多阿斯伯格综合征成人，由于感觉问题从小未经干预，社会适应出现困难。感觉超负荷情况的发生猝不及防，又如影随行。普通的办公环境充斥着各种声音和气味：电话在响、旁人没完没了地讲话、有传真过来，空气中弥漫着咖啡、零食的气味，甚至有同事在办公室吃起午餐……谱系人士完全无法安心工作。

谱系另一端是低功能和无言语的儿童。据我观察，这些儿童中很多人的情感联结程度较高，但感知觉的混乱给他们造成了很大的障碍。我小时候就往往会在累了或感觉超负荷的时候出现不恰当行为。这些谱系儿童的感觉问题很严重——耳朵听到的是混作一团的噪音，或嗓子发不出辅音，或大脑语言回路是断裂的，所以他们不会说话。但他们的情感回路会有不同程度的连接，所以他们可能会有许多眼神交流，喜欢拥抱，也会有强烈的情绪情感。针对这些孩子的感觉敏感问题，可以采用多种干预方法，比如可以用 ABA 应用行为分析法训练行为，再适当运用地板时光强化情感联系的萌芽。家长和老师可以进一步发展他们对他人的情感、帮助他们学会拥抱、调节情绪情感，加强他们的联结感。

上述两个组群分类是我基于观察和与无数家长谈话交流而做出的一种假设。不妨以《某人某处》（*Somebody Somewhere*）、《无人无处》（*Nobody Nowhere*）两书作者唐娜·威廉姆斯（Donna Williams）为例。唐娜的障碍状况正好处于孤独症谱系中段，她有非常严重的感觉混乱问题，比我还严重，但她的情感联系比我强很多，是很擅长社交的人。如果向谱系一端继续往前走，感觉问题和信息失真的情况会更加严重，但情感回路会更加正常；如果往相反的另一端走，则智商更高，但情感联系更弱甚至不存在。

孤独症谱系障碍人士的社会性教育应该尽早开始。家长和教育者首先要区分社会适应技能和情感联系教育的不同，要意识到这两者虽然都很重要，但并不一定同步发展。给孩子大量社会交往的机会非常重要，无论这机会是自然存在的，还是人为制造的。起初，社会联系可能仅限于分享兴趣。没关系，一定要给予鼓励，给孩子提供继续参与社会交往并学习社会适应技能的外部动机。孩子越多感受到周围人对他的鼓励和支持，就越能体验到与人共处的快乐，也就越能发展出继续参与互动的内部动机——这是培育情感联系的肥沃土壤。

教育活动一旦展开，家长和老师有时会过于急切地将孩子沉浸到各种社交情境中去，而低估或忘记儿童感觉问题对学习社会技能、发展社会意识的影响。当感觉问题碰上社交问题，社会性学习就无法实现。因为感觉问题会干扰儿童的注意力和学习能力。感觉问题引起的严重焦虑甚至可能占据儿童的整个意识领域，任什么都无法穿透。20

世纪 50 年代的餐馆环境大多比现在安静得多，基本都在我的感觉能承受的范围之内，所以我能专注地学习社会性课程，保持举止的恰当。换作今天的环境，我的感觉肯定要出问题，也一定是无法专心学习的。所以，在教授社会技能，即使是最基础的社会技能时，也要先从感觉角度评估学习环境，排除可能干扰儿童学习的感觉因素。遗憾的是，在孤独症谱系障碍儿童参与的大部分社会情境中，感觉因素对社会性表现的影响依然是被忽视的。家长和老师们百思不得其解，为什么孩子怎么也学不会基本的社会技能，甚至连尝试的兴趣都没有？你不知道，儿童身处的环境正折磨着他们：荧光灯的闪烁让他们仿佛置身于迪斯科舞厅，灯管发出的声音像牙医用钻钻动着牙神经……换作你，还能学习吗？这样要求他们，是不是有点过分？

　　谱系儿童生来缺乏社会感，这对他们的社会交往是一种阻碍；而如果成人在教育时将自己的观点强加给儿童，同样也是一种阻碍。我们每个人参与社会交往时，难免夹杂自己的观点、视角和兴趣，每个人对于什么是"人生大事"也有自己的定义，我们是通过这些"过滤器"看世界的。读者读到这里可能才明白，原来很多情况下，谱系人士的人生"导师"们有一个叫作"情感联系"的过滤器，因为自己觉得至关重要，所以不分青红皂白想要转嫁到谱系人士的头上。可是谱系人士不一定能感同身受。成人很难设身处地，立足于谱系孩子的角度——逻辑的、较少情感驱动的角度——看世界，更难以接受这样的现实：孤独症的某些方面，尤其是大脑生理结构决定的那些方面，也许永远改变不了。他们不承认这是"另一种存在方式"，更无法承认孩子可能永远发展不出普通人那样的情感联系，后一点尤其让他们感觉挫败。

　　最近有位老师跟我聊天，她觉得无法走进学生心里，她说："他似乎跟我不太有情感上的联系。"我回答说，他对她很可能就是没有感情的，而且可能永远都不会有，如果她只想用感情"感化"他，让他好好学习，那么也许永远都不能"走进"他。我建议她利用孩子在科学、数学或历史等方面的兴趣，试着与之建立联结。我也让她好好想想，就这个孩子而言，她怎样才算"成功"：是受他喜爱，还是让他考试过关？

也有家长对我说："我觉得孩子一点都不爱我。"往往正是这些家长，忽略了另一个事实：孩子在某一领域特别出色，或者成绩全优，如果兴趣得到正确引导，可以有很光明的前途。然而，家长一心只想发展孩子的情感联系，最终在屡战屡败的恶性循环中两败俱伤。我觉得，这些高智商的阿斯伯格综合征孩子中有些人因为天赋限制，永远都达不到父母所期望的社会联结水平。只有当父母愿意放下执念，接受孩子本来的面目，并在此基础上有所建树，孩子才可能获得成功。

可能我有点啰嗦了，但这真的值得反复强调。基本上，但凡过得幸福的阿斯伯格综合征人士，都会有某一方面的强烈兴趣，并有一份与之相关的令人满意的工作。比起情感关系，工作或兴趣爱好带给他们更多的幸福感。对他们来说，婚姻、家庭可能都不算头等大事，即便没有，也无损于人生的幸福。但许多家长都理解不了这一点。

21 世纪以来，人们越来越重视发展社会技能而忽视发展个人才能。最近，我在威斯康星州一个大会上发表了演说。听众中相当一部分人来自教育界，他们的书桌上不乏孤独症谱系障碍相关的好书，且数量也不在少数，但其中没有一本是讲如何帮助谱系学生从高中毕业向大学或职场过渡的。我曾经以职业与天赋为主题写过一本叫《发展天赋才能》（Developing Talents）的书，他们完全可以买来看！他们应该也知道工作的重要性，毕竟他们每人都有自己的那份工作，只是好像还没有意识到谱系孩子在工作前是需要大量准备和训练的——如果想让他们走出校门后有所作为，这种训练应该贯穿小学、初中和高中教育的全程。到孩子 13 岁或 15 岁再教他们基本的社会适应技能为时已晚，这个阶段的任务应该是明确学生的兴趣、教授职业相关的技能，包括团队合作、谈判技巧、多任务处理、区分任务轻重缓急、如期完工等等。他们对孩子未来的考虑似乎止步于 18 岁或 21 岁，没有意识到自尊、积极性、批判性思维能力才是决定孩子未来职业成功的关键，树立这几个方面的稳固基础，关系到孩子发展的大局。这些重要的能力品质也是本书十条潜规则的基本内容。

仔细想想，学校的管理者、辅导员和大部分教师（数学或科学学科的某些教师除外）其实都是偏情感联系的一类人，像我之前提到的那样，他们是属于在岔道口向右拐的"社会型"的人，然而，他们却决定着谱系学生教育训练的内容和方向。可想而知，教育的现实和谱系学生的真正需要多么背道而驰！不知道有多少辅导员会去钻研《华尔街日报》《福布斯》或任何商业期刊、报纸，对自己进行"职业发展训练"，提高对商业社会的认识，从而给学生提供必要的辅导？他们大概会读《今日心理学》多一点吧。

这种现状与美国的文化和社会结构不无关系。可以肯定地告诉你，在中国或日本，对高智商阿斯伯格孩子的教育重点一定更加倾向于提高职业技能、促进职业成功，而不是注重情感联系。那里的人们比我们更加重视技术性的能力。我发现，越是天生偏社会型的父母越难以理解阿斯伯格孩子，而工程师或程序员母亲往往是与孩子相处得最好的一群人。大概是她们的思维方式比较接近孩子，一样理性、客观，与孩子之间有一种天然的默契。

我认为，所有人，不论孩子还是成人，也不论有没有孤独症谱系障碍，都应该学习社会适应技能，最好还能熟练掌握并运用。它们是互动的一般方法，广泛适用于日常生活的所有领域（从家庭到学校到休闲娱乐场所或者社区）、所有社交情境。后文的十条潜规则中也会有部分内容涉及社会适应技能。这些社会适应技能让我们和周围人和谐相处，给人留下非常重要的社交"第一印象"，进而获得进入"社交俱乐部"的入场券。如果没有这些技能，无论大人小孩都会立刻被排挤，处处碰壁，想要重新获得认可，需要再经一番苦战。对某些永远赶不上趟的人来说，苦战永远没有结束的一天。

与社会适应技能一样，情感联系也是儿童社会性发展的一个重要方面。但我们既不应该把情感联系当作终极目标，也不应该忽略儿童在这方面的能力限制。我们应保证让儿童尽早开始学习社会适应技能，同时培养他们的情感联系能力；同时也应知道，有些孩子的情感能力注定无法达到我们期望的水平，**要接受这种局限性**。

母亲为我在世上生存做足了准备，但她的目标不仅限于让我成为一个社会性的存在，使我能与友人在湖边闲逛或参加闺蜜的睡衣派对，她的眼光更加远大——给我足够的能力适应社会，发展各种才能，让我能从高中毕业，继而上大学并找到满意的工作，最终独立生活。

今日世界

有时我会想，如果生在今天的社会，我不知会有怎样的境遇。今天的世界已经不像过去那样结构化了。五六十年代，人们在生活和社会交往中对他人有什么期待和要求都会明确地表达出来，人与人之间彼此尊重的程度更高，整体生活步伐没有现在这么匆忙，环境中的感觉刺激也比现在少得多。我之所以成为今天的我，很大程度上取决于我所接受的教养和成长的环境。当时的环境天然地适合孤独症谱系障碍儿童的成长，很多未经诊断、程度较轻的谱系儿童经过足够的结构化训练和社会性经验，顺利完成了学业并找到工作，成为社会的一分子并有所建树。可惜的是，那样的环境一去不复返。孤独症谱系障碍的典型特征是社会性、感知觉和语言方面存在障碍，为了满足孩子在这些方面的特殊需要，现在的家长和教育者们甚至不得不人为地制造出一个新的环境来。

平权法案和特殊教育法的实施，一方面让身有残疾的人获得了需要的特殊服务，另一方面也产生了负面影响，让一些高智商个体形成了"障碍心理"。他们自认"有权"享受别人的帮助，将自己的成败得失归咎于他人，对自己的行为和行为结果不能担负起责任。如果我们生活在完美的世界，那么每个孤独症谱系个体都能享受到需要的支持和服务，都能成就各自的人生。可惜现实还很不完美，我们每个人都不得不做出选择：要么积极投身其中，顺应它的规则努力生存，要么消极等待别人的帮助。当然，这样说未免以偏概全，过度简化了情况的复杂性，但看到那么多谱系同仁在成长中几乎毫无自尊和积极性可言，一副懒惰颓丧的样子，我真的淡定不起来。与普通人相比，谱系人士更可以说是环境的产物。我经常说，既然我能学会做一个好人，当然也能学会做一个罪犯。

成长于结构化的时代，加上家庭环境的熏陶，我渐渐知道凡事要尽力而为，知道什么是对与错，知道要关心周围的人。有了这样的基础，在我长大成人、独立闯荡世界的时候，才有了相当的底气，能为自己做出正确的选择。我践行着母亲一直秉持的家规家训，而朋友们的母亲、邻居、老师们也都强调着相同的观念，甚至连媒体都在异口同声地响应这些价值观念，这一点与我们现在的情形形成鲜明的对比。五六十年代黄金时段的电视节目中上演的是罗伊·罗杰斯和他的道德准则，以及《超人》《反斗小宝贝》和《独行侠》。即使像《星际迷航》这样的科幻片，宣扬的也还是个人责任、关爱同胞之类的价值观。我非常爱看原来电视剧版的《星际迷航》，因为每一集都会包含一个道德困境，每一个困境最后都经由理性找到了解决之道。我最喜欢剧中斯波克这一角色，因为他特别理性。所以说，无论走到哪里，我接收到的信息都一致而明确：某些行为是可以被大家接受的，某些行为则不行。再看今天，成长中的孤独症谱系障碍儿童看的是《幸存者》这样的真人秀节目，里面的人可以撒谎、作弊、采用任何不道德的手段，只要赢，就能得到100万美元的奖励！

同样丧失的还有集体观念。我们的社会越来越成为一个以"自我"为中心的社会，愿意伸出援手帮助周围人、愿意做善事、重视工作自食其力或回报社会的人比过去少了。家庭作为基本的社会组织本来可以培养儿童的集体归属感，但现在的家庭成员各自独立，分散于全国各地，大家越来越忙，甚至连家庭聚餐这样的传统也丢失了。孤独症谱系障碍儿童本来就需要在感觉刺激不过度的环境中进行大量的练习，才能发展出生存所需的基本社会技能，但现在这样的机会越来越少，我们又能要求他们什么呢？

现在的家庭生活匆忙而紧张，带给孩子的不是清晰的言传身教，而是困惑。孩子们成天独自活动，比如看电影，而不是和其他孩子一起聊天或进行学习性活动。孤独症谱系障碍儿童需要有鲜活的互动体验才能彻底学会社会技能。他们需要通过直接的体验，边做边学，只是看和听是不够的。

很多老师跟我说，他们的孤独症谱系障碍学生不能很好地参与班级集体活动。这是一个普遍的现象。可以预见，这些学生以后上大学或工作都不会太顺利。当然也不排除有的孩子是因为内心太过恐惧才会止步不前。其实我一开始也不是高功能的孩子，幼儿期的我非常自闭。跟其他很多孩子一样，我害怕各种新情境。但我母亲会在后面推我，让我适当做些感觉不那么自在的事情（她很有分寸感，不会用力过猛）。比如，她会让我独自去木材场跑腿。我害怕去安妮姨妈家的牧场，但她坚持让我去，我去了才发现特别喜欢那里。就是这样，我渐渐变得敢于冒险，不怕犯错，也认识到了自己的能力。这些能力品质对我的成长非常有帮助。虽然做那些事的时候我也很焦虑，但我明白，有时候必须要去挑战一下新事物，于是就勇敢出发了。

出于文化倾向或意识不足等各种原因，有些人会不分青红皂白地对孤独症谱系障碍人士表示体谅，对他们的不恰当行为听之任之。他们对谱系人士的要求很低，可能是觉得他们能力不足。在如今我们的谱系人士中，只有很小一部分人拥有工作。但我在日本参加阿斯伯格综合征会议的时候发现，参会的每一位阿斯伯格成人都有工作，而且基本都是体面的工作。我在肉类加工厂工作期间，也遇到过好几位虽然没有明确诊断但八成就是阿斯伯格综合征的同事，他们与我年龄相仿，工作都很不错（比如有人是工厂的设备工程师），由于掌握了足够的社会规则，工作生活都很顺利。所以，当看到与那位工程师同事差不多条件的 16 岁少年，因为儿童期没有学会礼貌规矩而错失前途时，我真的非常痛心。

低期待、低要求对孤独症谱系障碍人士是很危险的。随意地降低要求，其实是对潜力的扼杀，让我们无从见证他们学习和做事的真正能力。最近，我应邀观赏了一个孤独症谱系障碍青少年的校园才艺表演，但那些学生演员的着装打扮着实让我吃惊：牛仔裤和 T 恤衫松垮不堪，头发蓬乱，有些人看起来就像几天没洗澡了。如果连这样的公众场合都不对他们提出更高的要求，他们又怎能知道面试、工作时该如何正确着装呢？

每当在社交场合碰到阿斯伯格综合征人士，看到有些人不修边幅、邋里邋遢的样子，我都会立刻将他们拉到一边，请他们注意修饰自己的外表。诚然，谱系人士的感觉问题是一个影响因素，但今天已经有了很多解决的办法，比如选择面料柔软的衣物、不带香味的洗发沐浴产品。这一点已然不成借口了，公共场合就该拿出最好的样子。着装风格与众不同自成一派没关系，但脏臭乱却不可以。就这么简单。曾经，我的老板拿着一瓶体香剂跑到我的办公室，让我去除体味，否则走人。当时我很生气，但现在很感激。现状是，我们越来越愿意为谱系人士的不当行为找借口，不论他们表现多差、多不配合，总会有人鼓吹什么"真正的接纳是让他们按自己的方式过一生"，简直胡说八道。我们当然应该给他们提供需要的服务，但前提是对他们有较高的期待，深信他们有成功的潜力。

对某些人来说，我的成长历程是一堂课，让他们对孤独症谱系障碍人士有了基本的认识；但对另一些人来说，我的经历让他们看到了孩子未来的希望。谱系人士在很多方面都很相似，却又个性独特，这些个性和孤独症的典型特征一起，共同决定着个人的发展。希望读者读到这里，已然能总结出决定我社会性能力发展的主要因素——家教、成长的时代和个性品质，这三者共同成就了今天的我。

我还想强调一点：孤独症谱系障碍人士不是由部分组合而成的整体，不可能将某一部分单独拿出来"修理"。我们不是乐高人，不可能被拆开重装就能将孤独症消于无形。孤独症是我们存在不可分割的一部分，它深深浸透了我们每个细胞的内核，就像化妆品的颜色和味道一样彼此交融。

很多专业人士给谱系人士提供的干预治疗，正是基于这样一种割裂的观点。比如，用言语治疗解决口语缺陷，以应用行为分析解决行为问题，通过社会技能培训教授如何与同伴玩耍。这类观点存在一个潜在的假设：所有这些干预活动和课程会奇迹般地自动整合起来，对儿童产生意义。在社会技能和社会意识训练中，这种倾向尤其明显。满足儿童的个性化需求是必要的，也不应该被忽视，但只聚焦于局部而不是局部与整体的有机统一，会弱化我们为帮助谱系个体理解自身与社会的关系所作的努力。虽然我们都是独立的个体，但与周围人和谐共处是我们的目标。

谱系儿童的家长总是很重视为孩子创造最好的学习和成长环境。我们要认清一点：我们为儿童创造的外部世界，即是我们要培养的他们的内在世界。从这个意义上说，所见确实即所得。愿我们从此能用一种新的眼光看待我们的世界和我们的孩子。

2017 年天宝反思

孤独症老年

从事畜牧设备设计工作那会儿，我遇到过至少六位疑似有孤独症谱系障碍的同事，其中有设计师、建筑工人、金属锻造师和设备工程师。努力创造新事物是一个特别有趣的过程，也是我们这些人的社会生活。二十年后的今天，你知道这些人怎样了吗？其中两位依然经营着自己的生意，顺风顺水，第三位还在原来的公司当工程师，第四位则从建筑业转行进了咨询业，剩下两位的动态我不太清楚：其中一位，在原岗位做了很久，也做得很好，但后来调职去了另一个城市，换了新老板，很快被解雇了；而另一个人则完全没了消息。这几个人与我同辈，要么已经过了退休的年龄，要么差不多也该退休了。

有些孤独症个体的老年生活极其困顿。他们中曾经有人批评过我，因为我总是强调孤独症的积极面而不谈消极面。但我这样做，其实是为了鼓励有谱系障碍或其他学习障碍的学生，希望他们也能获得成功。写下这些文字的前一天，我和一位初中女生有过交流，她正在参与校方的一个孤独症研究项目。她反复问我，人们是如何看待孤独症的。我回答她说，很多著名科学家和音乐家很可能都是孤独症谱系人士。我不可能对一个十三四岁的孩子说出那些消极的观点。我的公众形象必须是积极的。

让孤独症谱系人士"老有所成"

我接触过好几位因为父母去世而无处容身的孤独症谱系

障碍人士。他们完全陷入沮丧情绪，生活态度悲观消极。他们中有人跟我说，他们学历很高，但苦于找不到相关领域的研究工作。我建议他们去当志愿者或老师，但他们有一百个不能去做的理由。他们有的加入了网上的社团，通过网络彼此交流，相互支持。有可以相互交流的人总算还不错，但他们也有必要接触心态更加积极的人。

也有一些谱系老人，在顺利退休后开拓起了第二职业。我认识一位工程师，退休后就在大学当起了咨询辅导老师。他很晚才被诊断为孤独症，从那以后就决定改行。他跟我说，被诊断为孤独症对他是一种解脱。在《我们不一样，但并不差》（*Different Not Less*）一书中，我讲述了许多在人生后期才被诊断为孤独症的老年人的故事。这些人都有工作且都很出色，孤独症诊断让他们更加清晰地认识了自己的婚姻和人际关系问题。也有人坦言，如果早一点被诊断出孤独症，也许就不会那么努力工作了，好在一开始不知道，所以也不能拿来当作自我松懈的借口。在事业稳定以后才被诊断，反而让他们接触到了更多的人，对他人有了更好的理解。

对于情绪悲观的孤独症个体，最好的帮助，莫过于让他们投入某项活动并从中获得自我价值感。我自己就非常需要价值感。当我的项目大功告成，学生出类拔萃、事业成功时，我都会志得意满。注册行为分析师吉姆·鲍尔（Jim Ball）博士开办了一家以孤独症谱系障碍个体为服务对象的全国性咨询机构，他曾经帮助一位无言语的孤独症老人改善了生活。在接受咨询之前，这位老人在收容机构生活。吉姆博士教他如何煮咖啡，且帮他在便利店找了一个煮咖啡的工作。结果，老人的咖啡获得了大家的一致好评，他也感受到了自身的价值。他在便利店一直工作到退休。去养老院以后，他依然乐于煮咖啡招待大家。虽然以后的生活将一直受制于人，但他已经找到了生活的意义——人人都夸他的咖啡好喝。

孤独症谱系儿童必须全力以赴

为了掌握未来成功所需的各种技能，谱系儿童**必须**走出舒适区，发挥自己的全部潜能。写作本书第一版以来，我越来越发现一件事的重要性，那就是给孩子提供各种活动的**机会**，提升他们的心智处理能力。可以选择的活动很多，包括参加童子军、空手道、机器人、3D打印制作或去听音乐、看戏剧。打个形象的比喻，想要孩子学会游泳，你不可能直接把他们扔进泳池深水区，你会让他们自己摸索着渐渐走向深水区。为了拓展能力，他们要在各方面全力以赴，比如，探索如何提升思维能力，如何正确看待周围世界，如何应对新的情境和常规的改变等等。

过去五年来，我看到了越来越多被父母过度保护的孩子。这些孩子本身能力相当不错，只是缺乏足够的锻炼机会，没有发展出必要的生活技能，比如购物预算、烹饪等。不久前，我遇到一位13岁的男孩，他的语言发展完全正常，智商也很高，但他从来没有自己去过商店，不会选购物品，也不会结账。我对他母亲说，必须放手让他自己做这些事。那位母亲居然哭了，说不敢放手。这种对孩子过度庇护、包办代替型的父母真是屡见不鲜。

2013年第五版《精神障碍诊断与统计手册》的修订带来了很多问题。按照上一版的标准，只有当儿童出现明显的言语迟缓才能被认为有孤独症，而当儿童在社会性方面比较笨拙但无言语迟缓且智力正常或高于正常时，会被判定为阿斯伯格综合征。在 2013 年修订后的版本中，阿斯伯格综合征的诊断被取消了。合并后的谱系范围特别大，谱系个体可以去谷歌工作，也可能连衣服都不会穿。家长和老师也往往因此而一概而论，忽略谱系个体之间的巨大差异。据我和家长、老师们的交流，估计 50%~60% 被诊断为孤独症的儿童到 6 岁时语言发展能达到正常水平，且在学业上至少有一门科目能达到普通同龄儿童的水平。过去五年间，被贴上孤独症标签的孩子数量激增，部分原因就是现在的诊出率提高了。我小时候的同学很多都不善社交，但后来全都找到了很好的工作。换作今天，他们肯定会被贴上孤独症谱系障碍的标签。很多家长也跟我说，在孩子被诊断之后，他们才发现自己也有轻度的孤独症，但由于从小培养了社交、工作和生活的各项技能，他们也都从事着很好的工作。此外，被贴上了"特定性学习障碍""注意力缺陷多动障碍"以及"感觉处理障碍"等标签的个体也可能会表现出孤独症或阿斯伯格综合征的很多典型特征。

培养职业技能

孤独症谱系障碍孩子必须学习职业技能和生活技能。在高中毕业之前就学习一些职场必备技能，有助于他们顺利走向职场。但如果没有，孩子也成年了，现在立即补救，也还来得及。就算他整天宅在家里打游戏、看电影或者做其他孤僻的事，也可以渐渐摆脱出来。

职业技能要从小培养。起初，可以让孩子帮忙做一些家务。初中以后，则可以让他们走出家门，试着完成某些生活常规任务，比如帮邻居遛狗、参加教堂或社区中心的志愿服务。一旦到了法定工作年龄（14~16岁，以各州具体规定为准），他们就该出去找工作了。第一份工作，如果是与外界有一定直接接触的工种，就再理想不过了。不过，需要有人教他们各种社会技能，比如如何接近客户并与之交谈、如何提供协助、如何满足客户需求等等。高中毕业之前，我就已经有了许多工作经验，包括给裁缝打下手、清洗马厩、做木工以及在安妮姨妈的牧场帮忙。姨妈家访客很多，我还得帮忙招待一起来访的小客人。这些活动让我懂得了工作纪律和工作职责。我在牧场负责管理马厩，每天要清洗八个马棚，这让我颇感自豪，自尊感也空前高涨。

我去各大科技公司做过演讲，比如谷歌、微软、SAS①以及美国宇航局，这些地方简直是孤独症谱系人士的大本营。在我任教的科罗拉多州立大学，一年级的荣誉新生②会阅读《用图像思考》。大约75%的荣誉学生都在学习STEM课程（即科学、技术、工程、数学），比如电脑科学，这些学生中很大一部分人都可能属于谱系中人。而另一些孩子与他们形成了鲜明的对比。有一次，我刚给我们大学的荣誉学生作完演讲，第二天就去参加了一个孤独症会议。在会上，我遇见一个孩子，智力和适应能力跟那些荣誉学生不相上下，却被过度保护着，缺乏最基本的生存技能。缺乏社会技能和问题

① 译注：Statistical Analysis System，全球最大的统计分析软件公司之一。

② 译注：美国大部分高校在本科阶段开设荣誉课程（Honors Program），一些大学还设有专门的荣誉学院（Honors College），学习这些课程的即荣誉学生（Honors Student），相当于大学里的重点班、尖子班。

处理能力的孩子，如果被过度保护，会滋生障碍心理；反之，若得到良好的引导，他们的潜力往往会超出许多成人的想象。

必须限制电子游戏

写作本书第一版之后的十年间，我注意到，电子游戏沉迷问题越来越严重了。不管孩子还是成人，假如每天几小时都在玩游戏，肯定不会再去学习新的社会技能和生活技能了。20世纪50年代，我还是孩子的时候，看电视的时间有严格的限制：平时每天一小时，周末每天两小时。玩电子游戏也必须有这样的规矩。如果不加限制，很多妈妈后来会发现，18岁的孩子沉湎于游戏世界，连卧室门都不愿迈出来。如果孩子成人后还在几小时几小时地玩游戏，这种习惯必须慢慢戒除。可以尝试用其他活动取而代之，比如去学习编写代码、修理汽车。

在我和黛博拉·摩尔（Debra Moore）合著的《爱的推力》（The Loving Push）一书中，我们讨论了孤独症谱系青年的游戏成瘾问题。科学研究显示，游戏成瘾后果严重：一些谱系个体由于太过沉迷于游戏，甚至会完全拒绝参与任何其他活动。太多天资聪颖、禀赋优异的个体，本可以去任何一家科技公司找个好工作自食其力，现在却一边靠着社会保障金过活，一边沉迷于游戏不能自拔。这样说，可能有人会觉得我过于苛刻，并且迂腐，但如果这些玩游戏的人都有一份好工作，我当然犯不着这么苛刻。

肖恩·巴伦：社会意识的另一种视角

　　1975 年 6 月 2 日，我非常生气。我的胃像堵了哑铃一样难受，这种感觉在我童年和少年时期经常出现，我对它并不陌生。但这一天非同寻常。我清楚地记得自己坐在七年级的自习室里，怒气冲冲，或许在旁人看来，我简直是一副要去杀人的架势。

　　我其实并不想去杀人，但如果可能，我倒真想把眼前的处境撕个稀巴烂，以泄心头之愤。让我如此生气的，是一位老师。

　　吉莉安小姐（化名）正在博德曼·格伦伍德（Boardman Glenwood）中学的餐厅监督我们的自修课。我故意摆出一副威胁的面孔对着她，可又不直视她，想引起她的注意。她缓缓走过来说："肖恩，好像全世界都得罪你了。"

　　我毫无反应。更准确地说，我继续摆着臭脸，不与她对视，希望她懂我的意思，可是她却走开了。我更加生气了：显然她根本不在乎我，不然她会想办法弄清楚我为什么会这样。我生的是她的气，所以她应该做点什么挽回才对。这就是我当时的逻辑。

　　那时已接近七年级的尾声了，吉莉安小姐则是我们的科学课老师。她 30 岁左右，年轻又有活力，黑发齐肩，笑容爽朗。这是她来我们学校教书的第一年。她嗓门很大，尤其是在失去冷静的时候，基本上，也就是在她试图制止几个调皮学生吵闹的时候。这种情况几乎每天都会发生，因为她并不擅长管束学生。尽管如此，我还是被她深深吸引，几乎整个学年都沉浸在对她的迷恋之中。每天最后一节课，我都按捺不住狂热和兴奋，急切盼望着下课铃声的响起。放学后，同学们纷纷跑出教室，直奔校车。我也跑出去，却是急急奔向 114 号办公室，希望和她单独待会儿。但兴奋和激动很快转成愤恨，因为我听到了其他学生和她的谈话声。这些人居然胆敢挡在我和吉莉安小姐之间！我这样想。不过最恼人的，还是那种隐隐约约却越发强烈的感觉：如果她真的在乎我，就根本不会让其他人进办公室，这个时间应该只属于我们俩！

心怀炽热却要守口如瓶，我实在憋得难受。发现自己一厢情愿还不明所以，我又十分焦灼。天知道这两者哪一件更折磨我。毫无意外，很多周末和假期我都过得伤感而消沉，因为放假意味着长时间的分离。我魂不守舍，浑身不自在。除了在家里惹麻烦，我不知道还能怎样疏导和释放我的沮丧和焦虑。

我的世界终于在六月一个美丽的夏日崩塌了！说是崩塌一点也不为过，就像人们常说的"五雷轰顶"，甚至更严重——我得知吉莉安小姐将在暑假结婚！虽然说不上具体原因，但我知道，爱上一个要和别人结婚的女人是有问题的。我本能地意识到，她永远不可能回应我的感情。我把吉莉安小姐的婚事当成奇耻大辱。对我来说，她和别人走进结婚礼堂与直接拒绝我没什么两样。

我很快计划好了如何报复她的"罪过"：尽可能不理她，忽视她的存在，"收回"我的感情（尽管我不知如何才能突然收起这种爱恋之情）。如果她新学期真的带着"罗宾逊太太"的身份回来，我就这么干。不是我真的不想接触她或不想让她看到我，恰恰相反，其实我非常想在路上碰到她，这样就有很多机会报复她。我只能用这种方式表达自己的怨愤，在那个年纪，我还想不出其他的宣泄方法。我觉得我的情感复杂到无法言喻，更别提向父母或其他人和盘托出。况且，如果提起这些感受，就必然要暴露自己严防死守的秘密，那就等于自取其辱，实在得不偿失！

毫无疑问，彼时彼刻的记忆之所以如此清晰，是因为那是我生命的转折点。很多人的生命中都会有这样看似寻常却具有决定性的时刻。很多时候，我想不起来是什么具体事件或状况引发了自己的愤怒、恐惧、彷徨或其他负面情绪，可能那是因为我后来不再经常遭遇这些情绪了，也可能是因为我学会了如何疏解这些情绪——通过多年的努力。但回到1975年6月的那一天，当课前一个简单的婚讯让我的感情全部付诸东流时，我还没有学会这些技能。

开始

大约在失恋事件的十年前，我的父母坐在离家72公里之外的一间医生办公室里，得到了医生的诊断结果：3岁的儿子患有孤独症。在那之前，他们从来没有听说过孤独症。阿克隆医生没有给他们任何安慰和同情，他认为我的病症就是一个悲剧，我最后一定会去收容机构。孤独症是一种不治之症，比智力障碍还不如，他这样告诉我那已经震惊得不知所措的父母。

幸运的是，我的父母没有听信医生那一套冷酷的预言。他们发誓会努力面对未来的一切挑战，用尽一切可行的办法，克服我那些古怪而罕见的重复性行为、对一切毫无应答的冷漠态度以及一贯的郁郁寡欢。回望过去，我深信，如果不是他们坚定不移地选择了这条充满艰辛的荆棘之路，我绝不会有机会坐在这里写这本书，也不会如此深切地感受到我对他们的感激之情。

孤独症带给我数不尽的痛苦和烦恼，基本上剥夺了我的童年幸福。我天生就对世界深怀恐惧，而且始终无法摆脱，所以在生命的头几年，我一直努力想办法缓解这种恐惧。我努力寻找着自己看待和理解周围世界的方式，这些方式必须是我能理解的，是我的感觉能承受的，同时还能带给我一定程度的舒适、控制、平衡和安全感——这些感受在我的生命中统统缺失了。所以，我与他人隔绝，一个人摆弄物件，不断重复某些动作，一遍遍问相同的问题，喜欢模式化的活动，死守各种规则，思维僵化，极度关注某个事物而忽视其他一切——这些都是我找到的方式，从中我的确获得了一些控制感和安全感，暂时忘却了恐惧的存在。

　　然而，随着年龄的增长，这些办法越来越不可行了。上学后，有了同龄孩子的参照比较，我很快发现自己在很多方面都比别人差劲，成了大家最佳的取笑对象。当然，也有人并不取笑我，可他们看到我时，像看到了麻风病人一样避之不及。

　　尽管孤独症导致了我在语言、社会交往、感知觉、洞察力、心理和其他各个方面的问题，我的学业成绩却一直不错，一般都能稳定保持在 B、C 之间。这可能是我在其他各方面实在差得太多而努力补偿的结果。日后，在我摆脱孤独症的过程中，这样补偿性的努力我还做了很多。我记忆日期，自编自解数学难题，用望远镜遥望太空然后宣称看到了土星环（我想博德曼中学应该没其他人可以这么说）……从这些事中，我找到了一种能藐视嘲笑者的优越感。

　　不过，这些活动丝毫不能提升我对人际关系的理解。

　　此后的很多年，我还要经历种种尝试，体验挫败和胜利，在努力后收获，在痛苦中奋发，下种种决心，勤学苦练，并且，要一直等到16 岁，我们全家搬到 4000 公里之外的加州以后，我才在与孤独症的斗争中占据上风。

　　但我深信，这一切的基础始于 1965 年，即我被诊断患有孤独症、我的父母被告知我的未来属于收容机构的那一年，始于他们拒绝接受这个可怕预言的那一刻。他们竭尽所能，穿透我生活的混沌世界理解了我，将"不可能"变为了可能。我最终能够破茧而出，靠的不仅是自己的努力，更是家人的付出。

恐惧，恐惧，还是恐惧

　　即便很小的时候，我就迫切渴望得到别人的尊敬，但对于当时满心恐惧的我来说，这种愿望很不切实际。这是我在社会适应方面无法摆脱的一个困境，它引发了一连串的连锁反应，随着年龄增长接二连三地显现出来。而最初的效应发生在我 5 岁的时候。

　　我怀着强烈的恐惧进了幼儿园。这种恐惧远不是同伴们普遍会出现的分离焦虑。环境变了，各种校园活动应接不暇，还有冥冥中令人生畏的未知，让我在幼儿园的大部分时间，都是在忐忑中度过的。这种不安让我无法融入集体，也完全跟不上班级活动的节奏。

　　有一次，在克莱德勒夫人的教室，助教老师布置了一项手工任务，其中有一步要用钝剪刀把画在纸上的图案剪下来。这是我从来没有做过的事，之前我从没用过剪刀，连正确拿握都不会，更别提用它们来剪纸了，所以我几乎本能地抗拒这件事。助教老师一定觉得我很顽固，故意挑战她的权威，于是冲我大声呵斥。我至今仍记得她一字一句数落我时其他孩子的沉默。

　　我觉得，即便在幼儿园，其他孩子就已经能感觉到我有些地方不太一样了，有些怪怪的，但是又说不清道不明。我所在的班级人数很少，我的这点名声很快就传遍了，于是全班都开始对我"另眼相看"。

　　我不会用剪刀这件事以及这件事的余波很快就过去了，班上的同学和那位训斥我的老师也许第二天就忘了这个插曲。然而有一件事没那么容易解决，它比如何沿着线条剪纸这件事更长久地困扰着我，那就是如何与他们交朋友。

　　生命的头五年，我几乎都生活在自己创造的"真空"当中。为了寻求解脱和安全感，我有很多重复性的、刻板的、破坏性的、反社会性的行为。我心中的恐惧不是普通孩子那种一时一地暂时的恐惧，而是如阴霾一样笼罩着我的恐惧，持续不断、纠缠不休、挥之不去。这迫使我发展出一种隧道式的狭窄的信息处理方式——一次只接收很少量的信息，以便对环境产生一点点理解。对我来说，执着于细究地毯上的某根纤维是更容易做到的一件事，只有这样专注于细节，世界才不那么咄咄逼人，即使这样做会让我错失周围发生的其他一切，我也在所不惜。

　　早年这种生活经历让我错过了很多我梦寐以求的发展社会技能的

机会。我如此专注于事物的细节，却不善于关照全局，而忽略了细节所处的背景。

时间就像一位绝对服从命令的士兵停不下脚步，我也懵懵懂懂从幼儿园进入了小学。我开始意识到自己的问题已经不局限于剪纸和造型了。我发现自己完全不懂如何与同伴相处。我不知道该怎样打招呼，我更喜欢一个人待着，我冷冷的样子想必大家都看在眼里。毕竟，之前的几年我独来独往惯了，大部分时间我都自己一个人玩：看洗衣机或陀螺旋转，研究电话线的走向，把东西往后院的树上丢，认真观察它们下落的轨迹，诸如此类。我几乎没有兴趣和社区同龄孩子一起玩，当然不可能一进小学，就像变魔术一样，突然具备了和陌生人交往的能力。没过多久，我和其他同学之间就横起了一道不可逾越的鸿沟。

想起小学一二年级，记忆中此起彼伏的都是不堪回首的往事。对老师们来说，我是一个麻烦、一个破坏纪律的问题分子。但他们不知道，从进小学的第一天起，我就受不了周围的一切：教室变大了，在校时间变长了，周围蹦跶的同学变多了。每一天，我都像一只困在笼子里供人参观的老虎，战战兢兢，焦躁不安。

我对一件事的情境背景是没有概念的。但当时是 20 世纪 60 年代末、70 年代初，人们对孤独症几乎还一无所知。学校最强调的是服从和纪律，尤其是在二年级约翰逊小姐的课上：未经点名不许说话，教你怎么做就怎么做，凡事都讲个秩序。她把班级管理得井井有条，希望学生都能按照她的要求行事。只有我是个例外，我还没有学会如何服从。尽管我也喜欢井然有序、一切都可预知，但此时，这个特征还没有开始起作用。

所以，一二年级时的我经常遭到老师的训斥。两位老师可能都觉得我在考验她们的耐心，殊不知，我并非故意捣乱，只是不懂如何听从指令而已。加上难以集中注意力，也不能长时间端坐在椅子上，我在班级中的处境越来越糟糕。

好在，我在教室后墙找到了解药。1969—1970 学年的大部分时间，我的铅笔一定比爱因斯坦的脑袋还要尖①，因为我动不动就跑到后墙去，摆弄那里的手动削笔器。对约翰逊小姐来说，这一举动违反了她的课堂纪律，令她很是恼怒。但对我这个不太懂社会规则、只知自身需求的小孩来说，来来回回忙于削铅笔（即使它们已经很尖了）的过程，能够让我暂时摆脱无休止的静坐和专注，一圈又一圈缓慢转动削笔器曲柄的动作，又可以带来片刻的安宁。直到今天，我依然保存着约翰逊小姐写给我的学期评价卡，上面写着："他需要经常性的督促。"

不快乐与混乱

除了挥之不去的恐惧，我还很不快乐。我很少微笑，也只有在做了某件事让感觉刺激需要得到满足的时候，才会大笑。我的情绪如此消极，自然也见不得别的同学开心。

同班女生丹尼斯似乎恰好是我的反面，我有多痛苦，她就有多快乐、多活泼。每次她在教室放声大笑，我对她的厌恶就增加一分。她居然好意思显摆这种我永远无法拥有的感受！我一定要想办法惩罚她！每次老师批改数学作业，都会在错题上打个叉，我借用了这种方法：每当丹尼斯大笑，我就在纸上打一个叉，放学后统计当天的总叉数——每天她都会被我扣不少分。

除了陷入黑暗和阴郁的世界不能自拔，我的古怪行为也给自己带来了多年无法摆脱的坏名声。我的古怪显而易见，其他孩子不可能注意不到。我很少和他人交往。偶尔几次，我在课间休息时和别人一起玩，但那也只是为了让别人按照我的规则和喜好来玩我设计的游戏而已。我成了大家取笑的对象。我的大部分同学都和我一起从小学读到了高中，他们欺负我的办法也不断升级。

不知怎的，升入三年级后，我在学校生活的某些方面突然开窍了。

① 译注：英语 sharp，双关语，既有尖的意思，也有聪明之意。

我终于明白，学校和家庭是两个不同的环境，有些行为在一个地方可以接受，在另一个地方就不行。直到那时，我才搞懂在学校应该遵守的规则，懂得从周一到周五要待在同一个教室。这些全新的认知，让我在三年级适应得还不错，也不再被视为纪律捣乱分子。我竭力控制自己对强迫行为和重复性刻板行为的渴望。我基本能遵从老师的指令，也能坚持上完一整堂课，不论数学、英语还是其他科目都基本不成问题。不过，在社会交往领域，我却并未取得任何进步，我和同学之间依然隔着千山万水。

我开始觉得待在学校比待在家里更自在。我适应了学校结构化的一切，觉得它们正是我所需要的。跟其他很多孤独症儿童一样，在高度结构化的环境中，我会表现得更好。在小学的四年里①，每个年级都只有一个老师；每天的算术、阅读和其他课的时间都是固定的，午饭和课间休息时间也是固定的；连上课内容也是具体而高度结构化的，比如，我们有按照程序教学法编排的阅读材料，上课都是先读故事，然后在故事右边的题目中写出正确的答案。因为课程设置每天都一样，所以我适应得很好，能够顺利完成大部分的课业。

但家里的情况却大不一样。父母无论怎样努力也仍然搞不懂我到底是怎么回事，对于我的强迫行为、机器人般的表现、习惯性的愤怒以及自创的霸道规则，他们均束手无策。除了我的重复性行为，他们找不到其他任何可以和我沟通的入口，而且，我几乎从来没有快乐过。尽管我们家几年前搬进了一所大房子，周围也有了更多与我同龄的小孩，但我就是不愿意和他们待在一起。我的社交技能仍然贫乏，多数情况下，我只有被逼着才会和他们一起玩，否则情愿独自待在卧室里。

在学校，我在学业与社交两方面的差距越来越大。到三四年级时，同学们都已经开始拉帮结派，形成小团体，只有我一个人形单影只。

---

① 译注：美国部分地区施行"四 - 四 - 四"的学制体系。

年龄越大，我在他人眼里显得越发古怪。我自说自话；我会用食指紧紧缠绕前额的头发以寻求感官的满足；我会发出奇怪的哼哼声；春秋两季户外活动时，我会去骚扰蜜蜂，又踢又打，还发出怪声；在餐厅用餐时，我会拆开三明治，把里面的夹心一样样挑出来吃掉。我的外表，毫不夸张地说，和普通孩子习以为常的样子完全不同：有时，我的头发蓬乱，炸成一团，尤其在用手指绕卷之后更加惨不忍睹（请想象一株又笨又拙、长得太高的苜蓿草）；我常常扣错衬衫的扣子，或者，在如厕后忘记拉上裤子的拉链；我讨厌裤腰太紧，更喜欢松身的裤子，但又不愿意系腰带，于是就那么松松垮垮地上学去了。

不管你怎么看，反正我的行为和外表在同学面前都不甚讨好，甚至让我更加孤立，也给了一些孩子更多攻击我的理由。我变得越发紧张、焦虑和窘迫。最后，我只能向内退回自己的世界，这又进一步加剧了我的孤立局面。我觉得自己是个天生的怪胎。

规则与僵化性思维

从小学到高中，我一直被困在这样的"旋转木马"上下不来。随着年龄的增长，木马转得越来越快，我也越发臭名远扬。每换一次新学校，就意味着针对我的潜在迫害者队伍又壮大了一次。到高中时，似乎大家都知道了一个"公认"的真理——我就是"人人喊打"的那个人。我年年都拿到不错的学习成绩，每年也庆幸自己"又闯过一关"，但这些都不足以抵御我情感上受到的来自同伴的伤害。尽管我已经能够遵守班级和学校的规则、完成学业、通过测验，但在社会交往这一方面仍然极为笨拙。

有时，我自己也会以各种方式招惹其他小孩，这无异于让我的不幸雪上加霜。我其实并非有意招惹他们（尽管事实上我的确招惹到他们了），只是忍不住想要满足一下自己对可预见性的需要——想亲眼一遍遍见证，他们每次都会对我的同一个动作做出同样的反应。我会悄悄靠近某位小孩，冷不防地弹一下他的耳朵，或者，每次见到某人就对他说某一个短语，见一次说一次。如果对方做出了不同的反应，或者完全不理我，那我会更加不依不饶，直到他们的反应达到我的预期才肯罢手。

我这样骚扰别人当然是没有道理的，也不可能赢得朋友。相反，我几乎得罪了整个年级的人，不仅我们之间的隔阂更深了，而且，"敌人"们也更加确信，我是罪有应得——他们恨不得我表现得更差劲些。

就像当初入幼儿园那样，我的初中生活也开始得很不顺利。1972年11月我才开始上五年级，比正常入学晚了整整两个月。在这之前，我一直在一家名为比奇布鲁克（Beechbrook）的机构接受治疗。比奇布鲁克靠近克利夫兰（Cleveland），是一家寄宿制的治疗中心，专门收治有严重问题的儿童。我在那里待了九个月，只有周末才回家。之所以会去那里，是因为父母实在应付不了我越来越反常而且有破坏性的消极行为了，他们觉得，把我送去那里不仅对我有利，他们也可以趁机喘口气。但一想到开学要迟到这么久，我又满心恐惧。一方面，我的常规被打破了，因为每年开学都是在九月的第一个星期三；另一方面，我迟到这么久，班里的同学肯定会好奇。我的中学里既有年级集会用的大教室，也有不同科目专用的小教室。一去上课，必然要碰到小学时的同学，我敢肯定，他们一定会来打听为什么。

说搬家不行，说感冒两个月估计也没人信。怎样把这两个月圆过去，成了我上学前最头疼的事，因为我不想让人知道真相——我去了一家专门治疗精神问题的学校。他们肯定会嘲笑我，或者直接把我轰出学校。

还好，事情并没有想象中那么可怕。每当有人问起去哪儿了，我会随便说句"病了"打发他们，或者干脆转移话题。可能由于我爱理不理的态度，或者正好有事岔开了提问者的注意，反正这件事到底还是过去了，我继续做我那个闷闷不乐、用心读书但与同伴老死不相往来的五年级学生。

　　我非常渴望朋友，渴望有人喜欢我、欣赏我，就像其他人一样。然而我做的一切似乎都与这个愿望背道而驰。一天早上，我走进妹妹梅根的卧室，拿起一块橡皮丢向空中，准备将它踢飞。结果，我没踢到橡皮，却踢到了床腿——我骨折了，之后的四周必须在脚上打着石膏。我简直不敢相信要带着石膏去上学，那只会让我看起来更加另类。但令人惊讶的是，很多同学都在我的石膏上签名，向我表达祝福和善意。四周后，石膏如期取掉。但仅仅过了两天，进教学楼时，我在台阶上一个飞跃却踩了空，把另一只脚也崴了。双脚接连弄坏，我很怕同学嘲笑我，所以一整天都默默忍着越来越尖锐的疼痛。但后来实在疼得不行，连路都快走不了了。挨到最后一节英语课，我走到老师跟前，低声说我需要去看医生。"麻烦你回去坐好。"她这样回答——她以为我在开玩笑。直到放学回到家，我才意识到《断脚2》上演了。第二天，英语老师为没有相信我表示道歉，同学们又一次在我的石膏上签名，表达同情，又不失幽默。

　　无论如何，脚上的石膏裹一段时间就拿掉了，同学们也很快忘了我的笨手笨脚。但我总能给大家制造更多难忘的记忆。第八节课的教室正对着学校后院停车场，从我的座位可以清楚地看到窗外排队等待放学的校车，这对我来说简直是天时地利，只是，我再也无心听课了。放学铃响前大约15到20分钟，校车开始一辆接一辆陆续驶入停车场，通常最后一辆会在其他车都离开后姗姗来迟。

　　当时正好是我对校车的刻板兴趣正浓的时候，它们契合了我内心对事物一成不变和可预知的需要。大多数情况下，校车会在每天下午差不多同一时间、以同样的次序进入停车场。我很喜欢观察校车的停车角度，研究地上的停车线，目测车与车的间距。我留心窗外的情况，密切注意着我要乘坐的那一辆车的到来。每天下午回家的路上，我也会留意其他校车的路线并印在脑中，每天都会想象某辆校车在某个特定的时间应该到达了哪个地方。

当时我习惯于在心里给事物定下各种规则，并希望它们能被遵照执行。对于校车的出现，我也默默制定了这样一条规则：我搭乘的那辆车最好能最后进场，即使不完全垫底，至少能排在最后几辆。这样，其他车开走之后，我就能看清它停车的角度。更重要的是，校车来得晚，意味着我可以晚些回家，可以逃脱一些我不愿意做的事，免受家人各种吼、各种制止、各种惩罚。学校是有章可循的，家里却不是。我日常生活中那些看来似乎"不适当"的举动，其实是我在试着理解周围的环境，而这些环境往往纷乱复杂而缺乏控制与秩序。

然而大多数时候，我自创的规则与真实世界并不合拍。我的校车几乎总是很早就进场，让我每天的学校时光黯然收尾。实际上，我每天上学都以愤怒开场，又以愤怒结束：早上出门前，我会因为家人没有按照我要的顺序坐到饭桌前而生气；放学回家时，我又因为校车违背我的意愿太早进校而火大。但我也很清楚，我无法控制校车到校的时间，也不可能说服校车司机按我的想法调整时间表。既然如此，我只能退而求其次了：我打定主意，一定要最后一个上车。

当时对我来说最难捱的，是课间休息和每天25分钟的食堂用餐时间。四方形的大厅和学校走廊让我很不舒服，因为这两处学生集中，又吵又闹，对我的感官而言是巨大的负担。和30个孩子一起待在封闭的教室是一回事，和300个孩子同时待在敞开的、有回音的空间或教室则是另一回事，我受不了自己仿佛赤裸裸地被暴露、展示在众人面前的感觉，即使可能并没有人真的注意我。

我经常以不去吃饭来应对午餐时间的不快，这样就不必和那些讨厌我或不想看见我的人同处一室、共用一桌了，唯一的代价是挨饿，但挨饿真的不算什么。在那半小时里，我完全没有闲着。整个午餐时间，我都按照自己设计的固定路线，在走廊间漫游：先试走几次，画出线路图，再加以完善，几经修改，整条路线最终恰好可以消磨整个25分钟。漫游时，我可以完全做回自己，不仅远离了困扰我的人，还满足了对强迫行为的需要。除了午餐时间的常规路线，我还有另一条完全不同的赶车路线。这条路线经过精心设计，能保证我每次看起来都恰好是最后一个上车，又不会晚太久而错过班车。对我而言，设计路线和精算时间都不是难事，真正的挑战在于我要不露痕迹地去做这些事，要让结果尽量自然，看上去纯属巧合。午餐路线图执行了几乎一年时间，直到有一次被一位老师抓到，他威胁说如果不像其他同学一样去食堂吃饭，就带我见校长。这次风波之后，我依然坚持着放学后的赶车路线图。

新的想法

我越长大，越明显感觉到我哪里出了问题，而且是很严重的问题，只是依然没有意识到这一切来自孤独症。其实父母曾经和我谈论过孤独症，只是我一直没有放在心上。我把自己所有的问题归结为"坏种子综合征"——我相信，由于某些未知的原因，我生来邪恶。这种想法伴随我很多年。无论是刻板、直接、非黑即白的思维方式，还是与他人相处的方式，都证明并坚定了这一想法。而大多数时候，我又都是被别人纠正、吼叫、嘲笑、捉弄、忽视和回避的对象。眼见为实，从来都被消极对待的我，只能得出这样一个结论：肖恩是个坏孩子。

到了十三四岁，我对自己的认知开始发生变化。我意识到自己问题的严重性，开始想要改变。我想交朋友，想挣脱自己的牢笼走到外面去。但在这种积极的社会性愿望日渐增强的同时，我的强迫性问题也越来越严重。实际上，此时我的强迫行为已经根深蒂固，它们之于我，就像氧气和呼吸一样不可或缺。

一如既往，我的古怪行为没有吸引到别人，反而让自己更加孤立。我的强迫性兴趣一个接一个地冒出来。六七年级的时候，我沉迷于摆弄铅笔（和多年以前削铅笔的习惯不是一回事）。每天上学，我都会带好几支铅笔，平时就在课桌上画斜线，类似于校车的停车线；心情不好的时候，就会拿出三四支笔当汽车，用手依次"驾驶"着在桌面的斜线间缓缓穿行，喉咙里还发出低沉的清嗓子的声音，模仿校车的发动声。

既不写字也不"开车"时，我会用铅笔测试地球引力是否依然存在（谢天谢地，一切正常）。我让钢笔或铅笔从桌面自由落下，盯着它们下落的过程，观察它们落地的样子。一玩起这个，我就停不下来。如果我对铅笔落地的样子和落点感到满意，就会忍不住再来几遍，尽量让它们以同样的方式落在同样的点上。为了不招人讨厌，我选择用这样的方式满足内心的强迫性需要，尽量避免他人的消极反应。我觉得自己在走钢丝，而其实脚下并没有钢丝。

我一次次将自己置身于原本就避之不及的尴尬境地。同学们开始注意到我总是掉铅笔，并意识到那并非意外。有一次，欧文小姐有事出去了一会儿，教室里莫名其妙地安静。就在这时，我把铅笔丢了下去。班里顿时爆发出一阵哄笑声，我羞得满脸通红。这件事很快传到了这位七年级英语老师的耳朵里。有一天，她布置我们写一篇小作文，要求自编人物，并就这个人物写一个故事。七年级的我，正是拼命想展示自己幽默感的时候，觉得这是一个大好机会，把作文写好，说不定就摆脱眼前的悲惨处境了。其实我并不知道该如何编造故事和人物，但还是按照要求完成了故事，顺便还在其中糅合了我的刻板性兴趣（当然是以正面的方式呈现出来）和自己所谓的幽默感。

我的故事人物名叫"掉铅笔伯爵"。"伯爵"一词的灵感来源于大名鼎鼎的吸血鬼德拉库拉伯爵，而"掉铅笔"则正契合我当时的刻板性兴趣。我觉得这个名字简直天衣无缝、创意无敌了。而其实，这只是个移花接木的小把戏，我不过将自己的强迫性行为倾注到了这个假想人物的身上而已。结果，故事并没有为我赢得幽默的名声，反而招来一堆讪笑和讥讽。一两天后，欧文小姐把批改好的作业发了下来，她给的评语是"很有趣"，但成绩只有 D（不及格）。我脆弱的自尊碎了一地。

到了八年级，我还不能准确地理解他人的真实意图。有两个女孩似乎挺喜欢我，见面都会打招呼，举止也比较亲昵。遗憾的是，我从未经历过这种状况，也没有人教过我应对之策，所以我产生了负面的理解，认为她们一定有什么不可告人的目的。没有人会喜欢肖恩·巴伦，这其中一定有鬼。我这样想。差不多同时，一位平时很友善也从未嘲弄过我的同学，有一天晚上给我打电话（第一次有人给我打电话），问我是否知道当天的美国历史课作业怎么做。但我没有告诉他，甚至连最基本的礼貌都没有，就像对那两个女孩子一样回应他："别烦我，要不然我报警了。"这三位同学很快都不再理我。

八年级快结束的时候，情况越发严重，我的愤怒与不快与日俱增。我在家里仍然总是这不对那不对，挨骂挨罚都是家常便饭，而妹妹梅根却似乎总能得到积极正面的关注。我的理解是：梅根好，肖恩坏，爸妈爱梅根，爸妈讨厌肖恩。父母曾经无数次告诉过我，虽然他们讨厌我的很多行为，却依然爱我——这对我来说太抽象了，实在无法理解。我根本无法体会，他们给我的负面关注完全出于他们爱我的一片苦心，他们之所以处处纠正我，是源于爱，而不是厌恶。

同样令我烦恼和灰心的，是我无法辨别和回应他们给予我的积极关注。在我的童年和少年期，父母曾经无数次近乎乞求地想要我说出内心的感受和想法，尤其是我每次从学校回来，显得伤心、愤怒或快要崩溃的时候。可他们再怎么努力抚慰，我从来都是一声不吭。我到现在才能想象，当时的他们该有多沮丧、多生气、多伤心。有时母亲甚至会抓着我的肩膀，看着我的眼睛，恳求我告诉她该怎么做，但我始终一声不吭。

我之所以用这样反社会性的方式回应她，有几个原因。我的思维太直接、太表面，使我无法准确地描述发生过的事情。我知道别人戏弄我、欺辱我、嘲笑我、打我、扇我、捶我、绊我，但我当时就是不知道该如何制止这些行为，事后也不懂得如何将这些事告诉可以帮助我的大人。让我保持沉默和逃避母亲目光的另一个原因，是我刚刚经历过伤痛，复述一遍等于在伤口撒盐。而且我觉得，父母肯定会认为我在学校的遭遇都是因为我有错在先。毕竟，在家的时候，他们就老是斥责我做得不对，他们当然会觉得我在学校也好不到哪里去。而且，谈论其他孩子对我的欺辱，我就不得不直面所受的虐待而无从逃避。我觉得我无法用语言来描述自己的遭遇，所以选择了最省事的应对方法——逃避和掩饰，这貌似是最好也是唯一的选择。为什么要费力谈论难受的事呢？我又说不好，只能给自己添堵而已。另外，我的不回应还有一个不易觉察但更为深刻的原因，那就是我的自我形象问题。我的自尊很低，我认为我所受的苛待实在太过复杂，各种情况盘根错节，相互影响，毫无头绪可言，事情根本没那么容易解决。

新的视角

16 岁时，我们全家搬到了加利福尼亚州，我转学进了一所新学校。有一件事大大促进了我对社会性情绪情感的理解，我称之为"谈话治疗"。很多个晚上，父母（有时父亲，有时母亲，有时父母一起）和我在新家的客厅一坐就是几个小时，有时甚至到凌晨一两点钟。在这几个小时里，他们穷尽所能，给我解释最基本的人际关系概念。我眼看就要成年，但对某些基本的社交常识却还懵懵懂懂，例如，为什么不能过分"纠缠"真心喜欢我、关心我的人，更确切地说，为什么不能总指望那个比我年长、肩负家庭和其他社会责任的人一直和我待在一起。

在这种彻夜长谈中，爸妈还教导我，不应该对他人抱有太高、太不切实际的期望，那样会破坏关系的和谐。当时他们正在为歌手莫琳·麦克高文（Maureen McGovern）工作，所以和我们家来往比较密切的很多都是音乐人，我希望他们能像父母那样对待我，希望我能成为他们生活的中心。当期望得不到满足时，我会很受伤，很愤怒，继而否定他们的存在。我会躲进自己的房间，拒绝见面。由于非黑即白的二元思维以及洞察能力不足（孤独症带给我的两大主要问题），我觉得除了我自己，他们也应该为我的感受负责。

17岁时，我感觉自己比搬到加州之前进步了许多。但我心里仍然压抑了许多愤怒和痛苦，如果不做些什么，实在堵得慌。我比以往任何时候都希望能成为一个英雄，成就一番惊天动地的伟业。就是在那一年，我看了电影《沧海赤子心》（Son Rise），知道了罗恩·考夫曼（Raun Kauffman）从孤独症中康复的故事。看完电影，妈妈和我长谈了好几个小时。我第一次意识到，我有孤独症。内心深处，有什么东西开了一条缝。我第一次认识到，我可以成为自己想成为的那个人。

我开始将目光投向身外，我的世界不再只是自己一人。

慢慢地，我开始从自己的壳里爬出来。即使一点小小的进步也让自己感觉重大，仿佛瞬间化身为3米的巨人（我不介意这种心理上的高大）。我不再像过去那样，一觉得别人不够关心我，就不理他们。我会强迫自己继续交流，尽量友好。毫无意外，他们也都以友好的方式回应我。同时，我也开始留心外表，衬衫扣得好好的，头发也理顺了，再不似杂草丛生惹人侧目。我对周围一切感到好奇，开始超越刻板性兴趣，试探性地问一些真正有意义的问题。随着时间的流逝，一切都开始好转，我也越来越愿意与人交往了。我学到的一切都让我变得更加自信。

高中最后一年，我交了平生第一群朋友，全是女孩。她们邀请我一起午餐，放学和我一起玩，请我去家里参加派对。两年前，我还觉得自己像个外星人，现在却得到了大家的接纳，我真是太高兴了！

20世纪70年代后期，父母看到了我的点滴进步，所以才牺牲那么多睡眠时间来帮助我，给我解释基本的人际关系准则。多年以后，父亲告诉我当时的感受：他们觉得，我的脑子就像一个复杂的电路系统，所有回路都各就其位，正常运行，只是回路间缺乏连接，所以决定打通它们；他们觉得，和我谈得越多越久，就越有可能实现连接。

在父母的耐心教导下，我的批判性思维终于开始发展。我开始主动问问题，探究事物表面之下的深层含义，意识到人们行为背后的真实动机。发展常识和批判性思维好比拉伸久疏锻炼的肌肉，经过多年努力观察、倾听、理解周围一切并提出疑问，我才得以摆脱社交上的无知和幼稚，对人类本性有了一点认识。这一过程缓慢而艰难，但父母一直在引导我、帮助我。他们从未放弃过我，所以，我也没有放弃自己。

高中毕业的时候，我的内心五味杂陈。校园生活一直让我饱受嘲弄与折磨，但高中最后一年，我又比以往任何时候都快乐。我才开始融入其中，却已到了结束之时。另一方面，我又心满意足。初入高中时，我可从未想过可以完成学业，但现在，我拿到了毕业证，所有人都来恭喜我，我们还在家举办了一个盛大的庆祝派对。

一直以来，我都觉得高等教育对我来说是遥不可及的事。但现在，我突然意识到，既然高中顺利毕业了，大学也并非不可能。加利福尼亚州有好几所免费的两年制社区大学，我选择了离家最近的洛杉矶山谷学院（Los Angeles Valley College），选修了三门我感兴趣的课程（心理学、几何和英语）。

那个暑假，我为未来的大学生活感到担忧。于是父母为我报了一个专门为残障学生开设的入学适应班，学习如何记笔记、把握讲座要点、培养好的学习习惯等等。这个开在八月份而且就在校园里的培训班给了我很大的信心，等到开学的时候，我竟然一身轻松。更让我愉快的是，大学课程并没有我担心的那么难。第一学期期末，我的成绩为 B 等。

新的一天

1984 年，我搬回俄亥俄州，开始找工作。我打过很多工，拿的都是最低工资：在甜甜圈店当保洁和打杂，在快餐店洗盘子，在披萨店扮老鼠（穿着卡通服，负责维护店里的电子游戏设备）。几年后，我决心去做一些真正能够帮助别人的事。从朋友那儿听说本地有家养老院正在招工，我马上去应聘并成功获得了康复助理一职。这是我第一份真正意义上的工作。可能因为与祖母从小亲近，我对老人有一种特别的感情，我很尊敬他们。

1992 年，我与母亲合著的《男孩肖恩》①出版，书中讲述了我走出孤独症的经历。这本书的成功，激发了我当一名作家的愿望。我开始考虑重回校园，进修新闻学。尽管我自始至终都讨厌和抗拒改变，尽管我对养老院的工作非常满意，我仍旧辞去了这份做了十二年的工作，入读扬斯敦州立大学（Youngstown State University）。对我来说，新闻学就是孤独症的反面：需要放眼四周，关注他人，保持客观，要有洞察力，能从不同立场看待同一事物。

两个学期后，我申请到了本地报社的实习机会。我被分配到了编辑部，和好几位编辑一起工作。我从没用过电脑，也很抵触电脑，但工作关系，必须经常使用。我没有掩饰这方面的无知，主动求助，也得到了同事们的帮助。他们从最基本操作技巧开始教我，让我获益匪浅。作为一名新手，我体会到了他们对我的接纳与看重，平生第一次有了"伙伴"的感觉。后来，报社又将我的实习期延长了一个学期，这给了我莫大的自信。一年后，实习结束，我被聘为自由撰稿人，直到今天。

从 20 岁到 30 出头的漫长岁月里，我一直觉得生活中需要朋友。有朋友总强过孤家寡人，哪怕这个朋友不好、喜欢指使我甚至伤害我。大概，我之前在孤独和排斥中生活得实在太久了。但年近不惑时，我决定彻底远离负能量的人。在逐渐摆脱孤独症的那些年里，为了体会"我很特别"以及被人需要的感觉，我曾经很努力地"拯救"过某些痛

①《男孩肖恩》（*There's a Boy in Here*）中文简体版 2015 年由华夏出版社出版。

苦的灵魂，但最终无一例外地将自己陷入麻烦之中。现在我知道，和别人建立联结是我可以自由选择的一件事，它已经成为我内在的一种能力，要不要发展一段关系，我自己说了算。

随着阅历的丰富，我变得更加容易放下过去。我学会了更加正确地看待事物，也更容易抛开那些无关紧要的事情。我与人们——家人、朋友、同事甚至陌生人——联结越多，就越对生命中出现的每一个人心怀感激。

去年某个晚上，我和一位朋友相约出去吃饭，但始终无法决定到哪儿去吃，最后我说："你想去哪儿吃，我都可以。去哪儿对我不重要，重要的是能和你在一起。"你看，在看待社交情境时，我已经有了新的视角。如果喜欢和某个人在一起，那么，无论多么微不足道的事，我都能从中获得巨大的满足和快乐。

我时常回首起与孤独症斗争的日子，从某种角度说，我庆幸曾有过那样的经历。如果不是孤独症，我的人生也许不会这么充实、有意义。我不可能和母亲一起出书，不会有机会游遍美国、远涉欧洲。最重要的，我也不会遇到那么多特别好的人——孤独症工作者和家长，其中很多人成了我的朋友。尽管我永远也不希望再退回到孤独症的状态，但我对它的态度真的变了许多。我不再用是非对错的观点（即非此即彼的二元思维）去看待自己做过的事情。对于孤独症，我也看清了它本来的面目：一种连接世界、理解世界的独特方式。

对大多数人来说，建立和保持和谐的人际关系并不容易。每次在外吃饭，看到餐厅里那么多夫妻坐在一起却懒得看对方一眼，我就会对这一现实有更深的感触。他们像石头人一样板着脸等餐，对伴侣说的话比对服务员说的还要少。我不想妄加非议，但真的时常怀疑，他们私下的生活很可能就是这个样子。

多年来，我和许多经历过人际关系问题的朋友有过很多探讨。这些朋友有的忍受着伴侣的酗酒和家暴，有的婚姻出现感情、财产等诸多问题。他们的经历让我学到了一条与孤独症思维完全相反的规则：**在人际关系中，没有一条规则是固定不变且可以保证百分百成功的。**

不过，在逐步融入社会的过程中，我确实领悟到了一些非常重要的"潜规则"。这些一般性的准则，像哨兵一样守卫了我社会适应和社会意识成长的过程，为我开启了四十一年生命最美好的时光。

我的孤独症就是一段旅程，一段让我吃尽苦头的旅程。最终，我能够轻松应对各种社交场合，自信地处理随时发生的各种事件，在社会性方面实现了彻底的转变。这种转变不是一下子完成的，它是，并且仍将是，一个按照自己的节奏层层展开的过程。

在对抗孤独症的过程中，我在各方面都改变了许多。从前认为理所应当的事情，现在会报以深深的感激之情。原来觉得棘手的抽象概念、抽象思维，现在也能应对自如，毫不发怵。有意思的是，随着孤独症行为的减少，我死记硬背的能力也退化了。我现在对记忆数字、日期和列数事物名称已经完全不在行了，但在与人相处、适应社会方面却多有进展，这样的代价实在不能更划算了。

谢天谢地，我曾经热切渴望的社会性联结终究建立了起来。我与家人的关系非常融洽，我有许多非常好的朋友，有一份能够满足个人心智需要的报纸记者的工作，还有一位从 2003 年交往至今的女友。生命中的所有人都在积极地影响着我。

我从未像现在这样快乐。我感觉与一个更加广阔的世界深深地联结着，对许多事物心怀感激。最近在广播里听到一首歌，帕蒂·拉贝尔（Patti LaBelle）的《新的一天》（New Day），歌词令人振奋，深得我心：

"这是新的一天，我张开双眼，看清前方的路。

新的一天，将我推向，离梦想更近的地方。

新的一天，我张开翅膀，飞翔在自己的路上。

这是新的一天。"

第二章 两种思维，两条道路

孤独症思维如何影响社会性理解

"我思，故我在"，笛卡尔这句颇受争议的名言，用来描述孤独症谱系人士感知世界的方式倒是十分贴切。他们的思维绝对化，想法刻板且经常重复，对细节有着强迫性的关注，沉迷于自我而无心探索外在的世界。一个人的思维方式，受制于他的生理、情感和认知结构，影响着他对自身体验、行为因果的理解以及适应社会的能力。这一点在社会性思维与社会性行为的关系中体现得最为明显。

在教授孤独症谱系障碍儿童或成人有关社会关系的潜规则之前，处于孤独症世界之外的你，有必要先熟悉一下孤独症思维，熟悉每一位个体的不同想法和独特视角，因为它们决定着个体的行为、反应、思想和感受。在下面的章节里，肖恩和天宝将分别阐述自己大脑的运行方式，展示两种迥异的思维和感知方式——虽同为谱系人士，他们与周围世界产生联系的方式如此不同，在此基础上形成的理解也不尽相同。两人事无巨细地将内心想法和盘托出，对于家长和老师来说，无异于打开了一扇窗，不仅可以认识到这种差异的存在，也有机会突破普通人的思维边界，越过舒适区，进入"不一样的思维"中去。从某种意义上说，走出自己的思维，切身感受并理解孤独症的思维方式，不是"能不能"的问题，而是"愿不愿意"的问题。

肖恩说：

小时候，我家楼上父母的卧室里，有一台24寸的"真利时"（Zenith）牌黑白电视机。这台电视机脾气古怪，反复无常。我不知道

20世纪70年代中期最先进的电视到底长什么样，但这一台，无论怎么看都破烂至极。我已经不记得它是什么时候买来的，但对于它的老旧和别扭却着实印象深刻。对我来说，这台电视仿佛受制于某种神秘的力量，因为每次打开它，你都不知道会看到怎样的图像。

有时，电视图像会相当清晰，但更多时候，它的表现实在超出了一个普通观众在视听上所能忍受的极限：画面里明明播着这个台的节目，声音却属于另一个频道。比如，当我准备看一集情景喜剧《傻子派尔》（Gomer Pyle）时，耳边却响着得得的马蹄声，那是约翰·韦恩①在另一个频道策马奔向夕阳。说来也怪，如果走到一米外狠跺几下脚，这毛病又好了，声音和画面就对上了号。但这种方法渐渐也失灵了，跺脚的频率越来越高，画面和声音却越来越离谱，最终只闻其声不见其人了。

至今我都能清晰地记起当时越发强烈的挫败感。二十多年过去，我才意识到，这台电视与我有着惊人的相似之处：一样不稳定，一样令人沮丧，一样难以预料，在别人眼里一样反复无常、无可救药。

规则、重复与僵化（3R: Rules, Repetitions, Rigidity）

我与世界和世人相互联系的方式是非黑即白的，中间不存在灰度。由于孤独症以及外在皮囊所限，我更习惯于通过小细节、小片段来理解周围环境，而不善于大处着眼、整体把握，太太太复杂的东西最让我不知所措。患有孤独症，意味着每天生活在恐惧的阴云里。这种恐惧与生俱来，不知所起，如影随形，只能暂缓，无法根除，于是我逐渐发展出一种管状、狭隘的应对方式。摆弄物品，反复开灯关灯，关注细枝末节而无视周围的一切，以及其他典型的孤独症重复性动作与行为，都赋予我一种对自我世界的掌控感，让我感觉舒适又安全。另一方面，当思想完全集中到某一事物上时，我会更容易应对内心强烈的恐惧感，日常生活也更容易忍受了。

---

① 译注：好莱坞影星，以演西部片闻名。

因与果：用重复行为应对恐惧

我不知道对付乌云压顶般的恐惧有多少方法，就我自己而言，广泛适用于生活的所有领域且最有效的法门只有三个：重复、重复、重复。我希望周围的事物都是可以预知的，而重复动作的过程，能最大限度地保证这种可预知性。在我看来，孤独症行为和一般行为的差别，不在于我们会把东西丢进采暖管道、扔到后院树上再看着它们落地、盯着陀螺旋转或做出其他各种奇怪的行为，而在于我们做这些事的**频率太高**了。我们对这些行为有着深刻的需要，永不满足。出现重复性行为的另一个原因，在于我从这些行为中获得的快乐、舒适、安全或掌控的感觉几乎总是稍纵即逝不留痕迹，恐惧和忧虑很快就会卷土重来，让我不得不一再重复。我实在无力摆脱这样的恶性循环。

七八岁之前，每年夏天，我都会跟着家人去朋友家的泳池玩水。泳池深水区水深 2 米，浅水区水深不到 1 米。每次下水，我都要先雷打不动地执行同一个仪式："检测"浅水区的深度。然后，接下来的大部分时间，我都待在浅水区，因为我既害怕被水没过头顶，也不敢自己扎下去。我觉得水会吞没我，所以一直紧挨着泳池边缘，决不走远。

再后来，祖父母在家附近找了一家游泳馆，给全家人办了会员卡。不知道为什么，我不再害怕钻入水下，甚至很喜欢去能没过头顶的深水区（有时甚至去深达 3 米多的水下）活动。但有一点始终没变——我需要事先可以预知。

尽管我知道钻入水下不一定会有灾难，但仍然会在下水前试探水深，确认泳池的情况没有发生任何变化。盛夏的艳阳天，我们常常在泳池里一泡就是几个小时。不过，大部分时间，我都在水中浮浮沉沉，忙着测量水深，比如查看 2 米到底是有多深。我必须确认每一次 2 米都给我相同的感觉，并且都在泳池的相同区域。确认完毕，我心满意足地大声宣布验证结果："1 米 5！ 1 米 8！"恨不得所有人都能听见，共同分享那难得的喜悦和暂时的酣畅。

这些都是典型的孤独症体验。其实，我童年、青少年时期做了什么特殊的事，有什么特殊爱好，甚至刻板兴趣本身，都不足以界定我有孤独症这件事。很多小孩都会沉迷于各种"探索"活动，就像我在泳池里所做的，这些都是正常的玩耍方式。同样，很多小孩也会借助一些特定的仪式来理解周围环境和自己的生活，找到其中的秩序。我们都需要自己的世界是可以预知的，是有序可循的，否则就会陷入无法想象的混乱状态。所以，即使是重复性行为本身，也不能算孤独症的征兆。

以我的经验来看，真正将孤独症个体与普通个体区分开的，是所有这些特征的混合和个别特征的极端化，以及个体在处理这些状况时能力的欠缺。孤独症的我，习惯于将事物分割成零碎的片段来认识，而很难将某个情境中的关键线索和信息迁移到另一个相同或相似的情境中去——我的认知就像大海里的"群岛"一样零落散乱。例如，我曾经有一个看汽车速度表的刻板爱好。和母亲走在大街上时，我会逐一查看邻居家停在路边的汽车，观察车速表上指针的位置。偶尔有汽车驶过来，我也会挣脱母亲的阻拦跑到马路中间，透过车窗看车速表指针的摆动。无论事后怎么挨骂受罚，我都记不住，下次有车过来，依然冲上前去。我还不能理解冲到马路中间，可能会造成被车撞的结果。我只知道重复这样的行为可以暂缓内心的恐惧，而消除恐惧比什么都重要。

非黑即白的二元思维及其影响

十二三岁的一天下午，父母在楼下待客，我在自己房间拼装一架飞机。我很想让客人看到这架飞机。按照说明和图示，我至少辛苦拼搭了一个小时，才完成这个复杂的大工程。我请客人到房间欣赏我的大作，却突然发现忘装了一根蓝色的小棒。于是，我怒不可遏，当着客人的面砸烂了飞机，零件撒得满屋都是。其实，脑子稍微转个弯，我就会知道，只要把蓝色小棒补上去，问题立马就可以解决了，况且，客人也许根本不会注意少了这么一根小棒。可我的脑子里只有一个念头：飞机必须和说明书里一模一样，不然就是错，就是糟糕透顶。我也从来没有想过，大部分玩具和物品都可能有不止一种玩法或用途，大家可以即兴发挥。

四五岁时，我对物品的使用完全是破坏式的。比如我会把拼装积木之类的玩具倒到卧室壁橱底层，关上橱门，想象壁橱像洗衣机一样旋转。想到是我让玩具在壁橱里"转"，掌控感油然而生，内心的恐惧也会减少几分。但这种玩法完全背离了物品本身的价值，那几年被我玩坏的玩具、游戏和其他物品价值总有几百美元，但我几乎没有意识到这种破坏性，也不觉得哪里不对，相反，我从中体验到了一定程度的舒适、控制和安全的感觉。

这基本上就是我 5 岁之前的生命状态——与其他孩子几乎没有社会性联系的五年。当时的我浑然不觉，正是这种封闭自足的状态给一系列问题埋下了祸根，而这些问题很快就会萌芽，然后迅速长大，成为庞然大物，让人无法招架。

对我来说，拼装玩具之类的东西比人更好懂，也更容易应对。人是无法控制的，他们似乎不遵循任何固定的行为模式，几乎不会在同一时间以同样的方式做同一件事情。既然无法控制，我只能退而求其次：基于非黑即白的思维方式，制订一套潜规则，希望他们遵照执行。若是他们不按我的规则来（其实他们压根儿不知道那些规则的存在），马上天下大乱，不仅我的世界，还有他们的世界，全都会一团糟。

当我慢慢长大，词汇也丰富起来，我开始用语言来实施控制。我执着于向他人反复提问，都是与我的刻板兴趣有关的问题，比如："哪个开关开这个灯？""怀俄明州的首府是哪里？""你去过阿拉斯加吗？""阿拉巴马呢？"我会这样不厌其烦地把美国五十个州问个遍。

如果别人回答说去过某个城市，我会接着问他那个城市的广播、电视台的呼号是什么，收听该城市的广播应该将收音机指针调到哪个位置。我没完没了地提问，且乐此不疲，但所有问题都是有标准答案的——我从不问开放式问题。我控制着谈话的进程，在意的是谈话的节奏和答案的可预知性，而非答案本身。我自造了一个黑白的盒子，将思想和语言纳入其中，以隔开盒子外面巨大而不可预知的世界带给我的恐惧。我的行为也躲在这个盒子里。

虽然我理解复杂世界的能力因此被限制了，但我从中得到了安慰和安全感，即使很有限，也聊胜于无。是的，我讨厌父母和老师总是制止我做我迫切想做的事；是的，我憎恶被呵斥、被惩罚，我不愿意被这样的旋涡裹挟着沉入无底的深渊。只是，我还不能把遭受的惩罚与自己的行为联系到一起。我的大脑行驶在单行道上，我身不由己，内心迫切需要什么就去做了，其他一切都不重要。

孤独症谱系障碍人士在体验世界时的思维模式真的很不一样。这种不同，有时是常人无法真正理解的。读者可能了解了肖恩的很多思维模式，其中最有启发意义的，是我们看到，他的思维在很大程度上决定了他与周围人和事件相联结的能力。被恐惧深深裹挟的他，只想通过重复性行为实现对环境的掌控。他简直不顾一切地沉溺于这种需要，只要能获得一点平静就好，哪怕微不足道。

同样具有启发意义的，是天宝截然不同的视角。下面的章节，我们来看看她是怎样思考的，她的想法又是如何影响到她与人联结的能力的。

天宝说：

随着年龄增长，我看清了很多事。其中一点，是我的思维方式与大部分人的思维方式迥然不同。后来我又惊讶地发现，他人的思维居然如此缺乏逻辑——情绪情感和社会性需要左右着他们，扭曲着他们思考的过程。越是偏社会型的个体，在处理各种情境时越是缺乏逻辑和理性。

2001 年，我在《孤独症 / 阿斯伯格综合征文摘》（*Autism Asperger's Digest*）个人专栏中曾提及：我一直认为天才是一种异常。假如将引发孤独症谱系障碍的基因和其他因素全部消除，那么世界将只剩下一群善于社交的人，可他们能实现的成就相当有限。这些个体热衷于与人交往，对于"做东西"却没有足够的兴趣，他们不会将大量时间用于创作优秀的艺术作品、谱写美妙的乐曲、完成杰出的工程项目。因为这些事情都需要特别专注于细节，这不符合他们的思维模式。但，这恰恰是孤独症谱系个体的强项。

上一章我提到过一个观点：根据社会性情绪能力的不同，谱系儿童大致可分为两类，一类和我比较相像，是超高功能的孤独症谱系障碍儿童，他们的思维更多偏向理性逻辑而非感性，另一类则是存在感觉问题却具有较强情感天赋的儿童（有些是高功能，有些语言能力较低且行为问题较多）。我一直强调要重视解决儿童的感觉问题，因为当感觉扭曲时，儿童的真实潜能会被掩盖，别人永远会觉得他能力不够，但实际上，他只是将所有精力都用来应付周围环境对他的感官侵袭而已。

孤独症谱系个体的头脑和身体构造与常人不同。越来越多研究发现，生物学因素会影响个体的行为，感觉因素会影响个体解读世界的能力。然而全美国的专业从业者仍在消极负面地对待谱系个体的感觉处理问题，很多人断然不相信感觉问题会影响到行为。这种思维也够"刻板"了吧？他们似乎怎么也"理解不了"，这些感觉问题是真实存在的，且对我们的生活有着巨大的影响。成千上万语言发展正常的阿斯伯格综合征人士已经反复向大家证实了这一点，为什么他们就是不信呢？我想，大概是他们大脑的思维和感知方式本身就很刻板，所以很难想象有其他思维模式的存在。刻板思维并非孤独症所独有，它存在于所有人的头脑之中。但普通人似乎认为，只要周围跟自己有相同想法的人足够多，即使刻板一点也无所谓。试想，如果伽利略或爱因斯坦也陷入这种思路之中，人类现在会发展成什么样？正是不同的思维推动了进步、创造和发现。

当某些人用图像而另一些人用语言来进行思维的时候，语言思维者几乎不可能想象图像思维者的视角，但图像思维者却比较容易理解语言思维者的视角。也就是说，图像思维者可以学习用语言来思考。用语言思考是怎么回事，我是在成长过程中渐渐明白的。

在我所从事的畜牧行业，也存在视觉型和语言型两种不同思维模式。我发表的那些关于动物的言论，真正听得懂的，无一例外都是饲养员，他们"直觉"力很好，但往往学习或诵读有些困难；而那些高度语言型的思维者，常常会用行为的、操作性条件反射的思路与动物相处，他们似乎不会用其他方式理解动物，不认为动物之间也存在基因性的差异。

我认为，应用行为分析（ABA）之所以大受欢迎，原因之一就在于它吸引了大量语言型思维者。同样，由于思维方面的原因，这一群体并不欣赏将儿童视为完整个体、融社会情绪和认知于一体的综合教学法，比如斯坦利·格林斯潘（Stanley Greenspan）的 DIR/ 地板时光模式 ①，或者葛斯丁（Gustein）的人际关系发展干预法（Relationship Development Intervention, RDI）。

不论动物还是人，学习都不只是简单的操作性条件反射。要教孤独症谱系儿童学习社交技能和发展情感联系，必须首先考虑个体在生理、生物化学方面的运行特点，评估他们的感觉问题，确认他们的思维方式偏逻辑理性还是偏情绪情感，再综合考虑所有因素，制定出干预计划。但事实是，许多以社交或行为为基础的干预计划只教什么是

---

① 参加 2018 年华夏出版社出版的《地板时光》和《特殊需要儿童的的地板时光》。

好的行为，什么是不好的行为，以为只要通过训练调节个体的行为，个体的社会理解能力就能自然生成。这是一种零散而割裂的干预方法，但目前我们针对孤独症谱系个体的干预计划就是处在这样一个阶段。

如果儿童缺乏形成社会意识所需的生理基础，比如大脑神经连接不畅，那么不论家长、专业人士如何施教，教学成果总是有限。如果他的感觉系统一直处于混乱状态，或时刻处于压力、焦虑之中，那么，在这些问题得到解决之前，试图发展更高级的行为和社会能力只能是徒劳。此外，如果教学方法与学生的思维特点相悖，也同样于事无补，比如，用情绪推导法吸引逻辑型思维的儿童，或用逻辑推理法去教情绪情感型的儿童，都不可能有好的教学效果。无论是教语言还是社会性技能或者游戏技巧，如果不能把教育对象看成一个整体，结果都只能有害而无益。我们要求儿童努力上进，却在一开始就限制了他们成功的可能性。所以归根结底，还是要先认识到孤独症个体的不同思维方式，才能进一步探究干预的方法。

对于变化，阿斯伯格综合征个体会有极为强烈的负面反应，这与他们内心渴望事物一成不变、始终如一、尽在把握有直接关系。他们之所以抗拒变化，无一例外，都是因为还没有发展出一套能被社会认可、能有效控制自我与环境的应对机制。变化导致焦虑和恐惧，我是这样，其他孤独症谱系个体也如此。

有些孤独症谱系人士思维极度刻板，容易极端地看待某个特定的行为，要么全有，要么全无——当别人要求我们改变某个行为时，我们会理解为要彻底消除这种行为。但事实上，大多数情况下，事情都不是这样绝对的，我们往往只需要对行为稍做调整，知道这种行为在何时何地可以被接受、在何时何地不能被接受就可以了。例如，在自己家，没有旁人时，我会穿得很随意（我知道很多普通人也是这样的）。找到一个折中的办法，让我们既不失本性，又能遵守社会的"潜规则"，才是应该努力的方向。

2017 年天宝反思

本书第一版出版以后，我又了解到一种孤独症儿童社会性行为的早期干预方法，即早期干预丹佛模式（Early Start Denver Model）。这种方法由孤独症谱系障碍领域两位著名心理学家——萨莉·罗杰斯（Sally Rogers）博士和杰拉尔丁·道森（Geraldine Dawson）博士——共同开发，它结合了以人际关系为中心的发展模式和以行为为基础的应用行为分析（Applied Behaviour Analysis, ABA），适用于 12 ~ 48 月龄的幼儿。这一方法最大的优点在于对干预训练的环境没有要求，既可以由治疗团队对多人小组展开集中训练，也可以由家长或专业人员在家庭或治疗机构个别进行。ABA 通常被认为是"桌边教学"且注重社会技能的运用，而丹佛模式在ABA 的基础上进行了扩展，尤其强调人际交流、共同参与、共同注意与活动，以及在以人际关系为基础的情境中发展语言和交流能力。两位专家还著有《孤独症婴幼儿早期介入丹佛模式》（Early Start Denver Model for Young Children with Autism，2009）一书，对这一模式进行了很好的阐释。

思维影响行为

正如天宝所说，每个人或多或少都具备一定的社交能力，这是我们形成社会意识、感知社会联结、学习基本社会适应技能（如礼貌礼仪）的基础。随着我们进入不同的社会情绪发展阶段，这些能力也在不断发展并贯穿我们的一生。我们都遇到过看起来对他人"没有感情"的人，他们很少对他人的不幸表现出同情；也遇到过一入人群便浑身不自在的人，他们无法与他人融洽地相处。每个人禀赋不同，各有长短，但能力总还是在那里的，即使孤独症谱系人士也不例外。尽管普通人似乎更有发展社交技能和情感联系的天赋，但这些能力也是可以通过学习来获得的。

影响孤独症谱系人士学习社会关系潜规则和社会行为的，是他们刻板的思维方式。之前肖恩已经描述过非黑即白的思维模式给他生活造成的巨大混乱，下面，我们还可以看到孤独症的刻板思维是怎样影响他理解简单的行为 – 后果关系的。

肖恩说：

我不明白为什么有些"学校作业"①必须在家里完成，学校作业肯定应该在学校完成才对嘛。有天晚上，我正在看《扫荡三人组》(*The Mod Squad*)，看到一半，爸爸突然进来关掉了电视。他严厉地告诉我，必须先做完"学校作业"才能看电视，而且，为了确保这一点，他会每天监督我。我认为这分明是一种惩罚，为了这种莫名其妙的理由，他居然不准我做想做的事。要知道，从一年级开始，我就很喜欢看电视，因为电视不仅能满足我的视觉刺激需要，而且电视节目是固定的、可以预知的。爸爸的这个规则对我来说太抽象了，我觉得遭受这样的惩罚和损失根本**毫无道理**。

天宝补充：

母亲允许我偶尔"出格"，但严格规定了哪些场合可以，哪些场合不可以。比如，她容忍我毁坏自己房间的物品，但客厅的不行，否则会有很严重的后果。记忆中，这样的情形只出现过两次。不过那时候我还小，思维方式还非常刻板，根本不觉得自己哪里违规了。一次，是我拿着铅笔楼上楼下乱窜，把前厅的墙画得乱七八糟。在我的理解中，这儿是前厅，不是客厅，所以没关系。还有，母亲开派对的时候，

---

① 译注：schoolwork，有"学校作业""回家作业"两种意思。

通常都由我负责上开胃小菜，我从来没有出过差错。但那一次，我的确在派对"上面"出了岔子，因为我认为"派对的上面"不算"派对上"。开派对的房间正好在我卧室的楼下，我决定吓唬一下客人：把一条裙子套在衣架上，从窗口放下去。客人们果然吓得尖叫起来。我又迅速把裙子拉上去。大家都蒙了，不知怎么回事。我认为这是在派对"上面"，而不是在派对上。当然，这种行为也不完全是因为孤独症，我在有些方面比较早熟，喜欢试探大人的底线。

孤独症谱系障碍人士的思维模式是从具体到一般，普通人的思维则是从一般到具体，这种差异导致了人们对孤独症谱系儿童的严重误解。谱系儿童的世界由各种细节组成，由于思维还不能顺畅地运用各种概念，所以整个世界对他们来说就是成千上万毫不相关的信息碎片，对低龄幼童来说尤其如此。而且，这些信息在他们脑中是同等重要的，他们也还没有能力区分信息的多重含义，所以早期的表达往往会出错。

想象一下，在你的幼年时期，每一次经历、每一次简单的互动，不论是在家庭成员之间，还是去杂货店，或者在后院与小狗玩耍，所有细节都以信息碎片的形式储存在大脑中，你对这些信息间的关联一无所知，请问，你的生活会怎样？没有概念，没有分类，没有归纳，只有细节。这样的世界真的够你受的吧！为了躲开这些完全不相干的信息对你的感觉轰炸，你切断与它们的一切联系，默默退回自己的世界，其实也很好理解。同样，在某一时刻，太多形象同时袭来，你一时难以招架，爆发出某种不恰当的行为，也算情有可原。

天宝说：

为便于理解周围的世界，我摸索出一套整理信息的方法：对所有收集到的细节分门别类，大类之下还分出多个子类。

小时候，我先是根据体形大小来区分猫和狗。后来，邻居家养了一只小小狗，我才知道原先的区分法有问题。于是我开始寻找狗有而猫没有的视觉特征，发现不论体形大小，所有狗的鼻子都长一个样。当然，也有人会根据声音来进行区分：小狗汪汪叫，小猫喵喵喵。

我们普通人的思考习惯恰恰相反。我们从小就能很轻松地理解抽象的类别和概念，将万千细节整齐地分门别类。比如，我们不需要像谱系人士那样"习得""狗"的概念：在脑中进行侦察鉴别，扫描成千上万信息碎片，搜索符合特征的图像，包括四条腿动物（有很多）、某种体形大小（也有很多）、有耳朵和尾巴（还是有很多）、会吠叫（少多了）、有特定形状的鼻子，等等等等。我们在第一次接触狗这种动物的时候就已经明白了"狗"这个概念的含义，我们的大脑会自动生成标称为"狗"的图像，并将其编码到大脑的特定位置，每次再见到小狗时，视觉信息会沿着神经通路一直传输到那个特定位置，进行认知连接。每次看到不同颜色或不同品种的狗时，普通儿童不用停下来苦苦思索，细究新物种的每一个细节特征，也不用自问："嗯，这个动物是狗吗？它符合狗的所有标准吗？"他们知道，这就是狗。

当这种独特的孤独症思维模式遭遇复杂的社会交往时，个体的思想会更加混乱。即使很简单很普通的交往活动，个体都需要破译大量或明或暗的线索，才能从全局上把握情境并做出恰当的反应。比起具象的物体、场所或者逻辑性较高的学科（数学、物理等），社会交往涉及的概念和类别没有那么明确和清晰。不过，对视觉型思维者而言，它们仍然是由具体的图像组成的。

天宝谈道：

为了让谱系儿童理解"狗"的一般性概念，可以先对狗进行特征上的界定，但如果要解释或教授"友谊""同情"这样的概念就完全不同了。就我而言，一提到"友谊"，我的脑中会浮现出和另一个人一起开心地做着某件事的画面，画面都很具体，比如和吉姆一起搭建保定

栏 ①、和马克去看电影。想到"同情"一词，我会看到修女特蕾莎在照顾穷人、医护人员在"卡特里娜"飓风后救死扶伤的画面。我从生活阅历中积累的大量图像，很多都可以被归类到"友谊""同情"的文件夹中。

社会交往的世界充斥着各种难以理解、无法轻易归类的概念，社交活动也是动态的、变化不息的，看似相同的情境却有着微妙的差别。可能也正因为如此，谱系儿童和成人在学业、学科上常常可以取得很好的成绩（因为各种事实之间关系明确，逻辑清晰），却在需要做推断、阐释、整合处理的领域表现糟糕。孤独症大脑中缺乏可以促进不同种类交叉互通、揭示不同领域之间相互关联的神经通路，或者说，这种神经通路发展得还不够完善。这就像一本书，虽有百万页数、涵盖多个学科，却没有一个索引可供查阅参照。

用图像而不是用文字思考，让这种混乱雪上加霜，也让误解误用的可能性成倍增加。

正如天宝所言：

直到 40 多岁，我才觉得自己真正学会了思考。因为到 40 岁左右，我的大脑硬盘才存储了足够的信息，可以真正理解各类话题和社交情境，能够智慧自如地思考。在此之前，我的思考比较刻板，比较依赖象征物。我曾在《用图像思考》这本书中详细描述过高中时阁楼上的一扇小门。这扇门直通楼顶，那时我常常会跨过那道门——有时真的，有时是在头脑中，表示自己已经为高中毕业后的生活做好准备。因为"转衔"这么抽象的事，已经超出了我的思考能力范围，我必须真的

---

① 译注：保定栏，畜牧业中使用的一种固定牲畜的设备，以便对牲畜进行检查和小手术。原文为 cattle corrals，在本书中，为了于同一系列其他书本指代一致，统一译为保定栏。

看到一扇门并从中穿过。16 岁的我，对于使用记忆库中的图像还没有足够的经验；而近五十年后的今天，我不需要再借助门这样的象征物，我脑中的互联网已经存储了丰富的图像，这些图像会指引我恰当地应对新的情境。不过，为了理解当前的情境，我仍必须回溯过往的经验。

基本上，我的思维过程就像是在谷歌搜索图片的过程。大脑硬盘中的图片数量决定着我能否做出恰当的反应，如果信息储备不足，就会出现问题。这就是为什么在儿童理解自身所处的社交世界时，他们的个人经验是如此重要的原因了。打个比方，很小的时候，我的硬盘中有 50 个图像，每遇到一个情境，我就打开硬盘搜索，但可用的资源只有那 50 个，其中的某个图像会跳出来——必定有一个会跳出来，因为那就是我思考的过程。一开始，那个图像是否适用于当时的情境或主题并不重要，如果适用，就必然奏效，那么我的反应就是对的，或者说，接近图像能传达的意思；如果不适用，那我的反应就是错的，或者说，我的逻辑和社会性理解有误。事实上，小时候由于图像存储有限，我的反应通常都不太对。但我母亲很聪明，只要我不太累、感觉也能承受，就会一直鼓励我参与互动。随着经验的积累，新的信息源源不断地存储到我的大脑硬盘里。此外，在结构化的生活中，很多情境会以同样的方式反复出现，让学习变得更轻松。不论在自己家还是邻居家吃饭，或是参加同学生日聚会，规则都一样，无论谁家的母亲，都不会允许我嘴里含着食物讲话。这的确有助于我更快地学会各种社会适应技能。

进入高中以后，父亲开始让我接触《华尔街日报》。我的阅读开始拓展到新的领域，这里有商业和贸易，有雇工问题，还有 CEO 们的各种麻烦事。我想，老天，这样读下去，我岂不是什么都懂了，生意、职场关系、职场潜规则，通通不在话下呀。我还真的坚持读了下去，不过整整五年之后，我才觉得硬盘上的信息足够多了，很多东西才开始真正融会贯通，对我显示出意义。

除了阅读，亲身经历也可以往硬盘上存储信息。有些孤独症谱系人士只需经历一遍，就能明白某个情境的含义，但更多人还是需要很多次的反复练习才能掌握。我被炒过一次鱿鱼，仅仅一次，就让我明白：保住工作对我而言是第一重要的事，我要为此拼尽一切努力。曾经有一位阿斯伯格综合征成人被辞退过30多次，因为他总是说客户胖或者丑——虽然实话实说，却犯了社交的大忌。这样的事反复发生，他却从来没有意识到哪里不妥。显然，他的大脑回路跟我的不一样，他也缺乏这方面的专门训练，不懂什么时候需要诚实，什么时候需要客套（本书"十条潜规则"之一）。我怀疑整个谱系群体都存在这样的问题——每个人的大脑连接都有那么一点点与众不同，但就只这么一点不够完美的连接，都会对个体产生巨大的影响。

我还发现，孤独症男性的思维往往比女性更为刻板，因此更容易冒犯权威。第一次被开交通罚单的时候，我马上就"礼貌小姐"附体："是，长官。好的，长官。马上给您驾照，长官。"这样说话，绝不会让对方误会我有违抗的意思。总的来说，不论有没有孤独症，女孩在思维上都更灵活一些。这是她们更善于团队合作的原因之一，也正因如此，她们获得了更多发展社会性技能的机会。

谱系人士习惯用图像思考，我们处理数据的方式与"语言 - 逻辑"型思维的人截然不同。很多人都以为我们的思维是线性的，其实不是的，我们更倾向于联想型思维，经常会把他人觉得毫无关联的事情联系到一起。就像谷歌的搜索引擎，输入一个关键词，就会出现各种匹配结果。举例来说，为了解决某个问题，我会从大脑中搜索出大量细节信息，然后再对这些信息做进一步筛选。这情形好比你得到一大袋子拼图，却没有提示图案可供参考。不过，只要拼出其中20%，我就能很好地猜测出整幅图的面貌，比如一匹马、一所房子或一辆摩托车。一条信息就是一个线索，所以每一条信息都很重要，我像神探福尔摩斯一样审视每一处细枝末节，并找到其中的关联。同时，我也要查看并排除掉许多无关的细节，才能最终找到那些对的拼图块。这是一个辨别关联信息的过程。这样解释，大家可能就比较容易理解，为什么孤独症人士的反应通常会慢一些。因为在确定自己要说什么、做什么之前，我们的大脑必须先经历这么一个复杂的过程。

据我观察，谱系人士的大脑往往会在某一方面具有专长，表现为他们在某一方面特别出色，但在其他各方面却又特别糟糕。谱系人士中实际存在着这样三种思维类型：

1. 视觉型思维：用图像思考，擅长画画，代数很差。

2. 音乐和数学型思维：用模式思考，擅长棋类和工程学科，能马上发现数字之间的相互关系（我在这方面很差）。

3. 语言逻辑型思维：很不擅长绘画，但擅长记忆各种事实或进行外语翻译。

有些个体会同时兼有以上三种类型的思维，同一思维类型的个体之间也可能存在情绪型和非情绪型的差别。西蒙·巴伦-科恩把谱系人士分成两种不同类型："条理型"和"移情型"。我在非情感条理型思维的测试中得分很高——我用头脑来思考，而其他人会更多使用情绪、感受来思考。

我觉得一部分孤独症谱系障碍人士天生擅长视觉思维，而另一部分则倾向于语言-逻辑型思维：他们也采用联想式思维，但处理方式偏刻板些；他们的逻辑性也很强，但处理方式有所不同。我见过一些数学能力很强的阿斯伯格综合征人士，他们是模式思考者，会试图将生活中遇到的所有事物，包括社会关系，都转化为数学证明。然而事情从不会如此简单，社交世界根本不是这样运行的，于是，他们便生出许多压力和焦虑，这些负面感受很可能就会影响到他们的社会性能力以及社会性表现，对此，他们又往往没有什么好的解决之道，唯有退缩不前。这样的个体，无论在思维上还是行为上，都需要有人给予恰当的引导。

南希·明舒（Nancy Minshew）博士对孤独症各个领域均有广泛的研究，在她的研究对象中，曾经有一位高智商的语言逻辑型思维者，他对某种药物有不良反应，所以抗拒服药，连其他药物也一概拒绝。明舒博士用了半个多小时，给他解释新药哪里不一样，会产生怎样的疗效，甚至还解释了药理知识……你知道，最后说服他的，竟然是这么一句："让你难受的是粉色药丸，这个可是蓝色的。"他马上回答："好吧，那我试试。"即使与高智商的谱系人士沟通，有时也还要用到最简单最基础的逻辑。

我之所以能掌握社会适应技能，全在于成长过程中经历过大量具体而明确的实例。比如，偷拿别人的玩具消防车是一种偷窃行为，是不对的。比如，当我和妹妹粗鲁无礼的时候，母亲会来纠正我们。当我们对胖人评头论足，或嘲笑贝拉姨妈的大胸脯时，母亲会立刻阻止，明确告诉我们不要说了，以后也不要再说。这是母亲给我们的教育。我想，如果她企图跟我讲道理，解释为什么那样会伤害别人，反而不会有这样立竿见影的效果。因为我的视觉思维型大脑对语言不太敏感，太多的语言反而是一种干扰，会让我无所适从，无法理解真正需要掌握的东西。对我来说，真正有用的是经验本身，而且，它们还可以被明确地归类，比如上面提到的那些，都属于"不恰当"一类。

当越来越多的经验所得被存储到大脑硬盘中，我对信息的分类变得更加细致了。信息越多，分类越细。像电脑程序图一样，这些分类组合都有逻辑可循：大类在最上面，大类下有小类，小类下还有更小的类别，以此类推。不过，得益于强大的联想思维能力，我在思考时已经无须再根据树形结构从下往上逐级追溯，而可以随意跳跃到树的任何部分，也可以从这棵树直接跳到那棵树去。

　　与家长、专业人员甚至其他谱系人士的交谈，让我看到一点，语言型思维者是很难真正理解视觉型思维者的信息处理方式的。语言型思维者也有视觉化的能力，有些人甚至能栩栩如生地回想发生过的场景，或者在想象中走遍自己家的每个角落。但有些语言型思维者的视觉化能力确实很糟糕，哪怕是自己天天开的小车，都不能在头脑中形成完整的形象。语言能力强、视觉化能力弱的人，会觉得孤独症思维特别难以理解，尤其不能理解用图像思考这一视觉化的思维方式。这种思维对他们来说太过异类，以致毫无意义可言。

　　在教育视觉导向型的孤独症谱系个体时，作为普通人的家长和老师需要更好地了解孤独症的思维模式，否则，很可能会制定出与他们的学习模式不相匹配的干预计划。关于我的思维过程，我想举一个具体的例子加以说明。假如你在大会上问我："动物的饮水槽，最为理想的尺寸应该多大？"以下是我提取脑中信息、用图像连续思考的过程：

　　首先，我脑中开始浮现各式各样的饮水槽，有在亚利桑那州见过的大水槽，也有在实际工作中和书本中见过的超小号水槽。可见，水槽的大小要根据具体情况而定。如果不方便经常注水，最好大号些，免得水不够喝，但大水槽清洁起来不太方便。此外，还要根据动物的数量，准备足够数量的水槽。于是我又看到小饲养场的饮水器，也看到大牧场的供水槽。用水槽给动物供水还真有不少讲究。而且，你的问题好像也不针对"牛"这一种动物，所以现在，我又看到猪的饮水器的图像，看到几个橡皮奶嘴，看到老鼠用的小水瓶……为了回答这个有些宽泛的问题，我要检索如此多的图像信息。那如果缩小提问范围，比如，你问我科罗拉多州饲养场的饮水槽问题，我看到的图像就会更加具体，什么老鼠的水瓶、猪的饮器，都不必出现。科罗拉多州的冬天，水在室外会冰冻，饮水槽必须能保持水的流动，或配备电加热功能，也或者，我会看到有的水槽外加装了防冻的玻璃纤维保温层。接着，我会看到另一张图片，保定栏中好几个饮水器并排挨着，但一头公牛堵在一边，导致其他动物无法近前，这样的设计当然不可取……图片就这样一张张涌上来，水槽该有的样子也就一一呈现出来。

如果在我小学时遇到这种问题，我能想起来的图像大约只有我家小狗的喝水盆。我知道这样的答案肯定不够恰当，但除此以外，我的硬盘上已然没有更多信息了。不过，我的思维也可能会转向其他地方寻求答案。创意十足的我，即使在很小的时候，也做过很多有意义的尝试。所以，我可能会想，马比狗大，牛比马还大许多，所以牛喝的水肯定比狗多得多，盛水的容器自然要更大。那一刻，我的寻根究底式的问题解决技能将开始发挥作用。我还会看到《大英百科全书》的图像，于是我会去百科全书查找牛的饮水量。（那时还没有互联网，我们都习惯查阅百科全书或到图书馆查找资料。）我的思维过程大致就是这个样子。

对于语言思维占优势的人来说，以上天宝描述的情形也许真的太不可思议了。从她的描述中可以看到，具有这种思维模式的个体在做出反应前，大脑会经历一个非常复杂的加工处理过程。我们也终于可以理解，为什么他们有时候会没有任何反应，或者反应不够恰当——因为他们大脑中相关的信息存储不足。

在这些思维的过程中，情绪情感又何在呢？答案可能让你吃惊。不妨停下来回顾一下你最难忘的记忆。里边无疑处处交织着你曾体验过的情绪和情感。它们仿佛是当时情境的某种色调或味道，将过去的事件牢牢定格在你的意识之中。就算情感渐渐趋于平淡，你的记忆也远非脑海中的一张图片。"时间治愈一切伤痛"，此言不虚，时间的确能减轻大多数人的苦痛，但有趣的是，快乐的感受即使在回忆中也能新鲜如初。也许，我们内心想要记住或忘却某件事的意志，可以在一定程度上控制记忆中情感的强度。

从小，情绪情感就支撑着肖恩的思维和反应模式，它们渗透了他社会性发展的所有重要环节，也阻碍了他社会适应能力的正常发展。毫无疑问，肖恩的所有遭遇中必有一片情绪的汪洋——早年是失控的洪流席卷一切，后来，暴风雨渐渐停息。不过，狂风暴雨也为发展情感联系提供了肥沃的土壤。

天宝的情感构成与肖恩形成鲜明的对比：

当我正在思考，脑海中掠过一个个图像时，我对"搜索引擎"是有控制的，也就是说，如果需要，我会停下来仔细研究某一个图像，否则，就一直顺畅地往下搜索。有些阿斯伯格综合征人士告诉我说，他们做不到像我这样，他们脑中的图像是自动浮现的，不受控制。但我脑中浮现的图像的确都跟我正在搜索的主题有关。例如，当我搜索"邪恶"这一类别时，我看到的所有图像都是关于邪恶的，比如希特勒，比如"9·11"飞机撞击世贸中心的画面。以普通人的思维模式，大家也许还会自然地联想到邪恶的反面"善良"。对你们来说，这是一个相当自然流畅的过程，你们可以快速地将两者进行比较和对照，但孤独症人士很难做到，我必须在搜索引擎中重新输入关键词"善良"，才能对图像进行置换。

这些搜索过程都不掺杂情感因素——我在脑海中看到的图像与情感无关。我的情绪情感只在一时一地，即使当时的确也是很强烈的，但过去就过去了。比如，如果有人对我不好，当时我会受伤、会生气，情绪特别强烈的话，也可能会持续几天，然后，这种情绪就会消失，对事件的记忆也以图片的形式存入大脑。日后回忆起这段经历，情绪已不复存在，我看到的，好像只是当时情景的一张普通的快照而已。对那个伤害过我、惹我生气的人，我恢复了理性的态度。大多数人会很难理解这种思维方式，因为他们的记忆从来都是牵扯着情绪情感的。

但情感会帮我按下大脑中的"保存"键，将我看到的、体验到的东西当作数据存入硬盘。比如，乘飞机遇到紧急迫降时的情境，我真的记得特别清楚。但其他的，比如住过的酒店房间，我真不是每一个都记得，因为我对酒店并不讲究。但我还是记住了一些非常古怪、非常糟糕或是非常漂亮的酒店，而那些标准化的普通酒店，倒确实不大记得了。就像电脑一样，"保存"不是自动完成的，如果你用键盘敲了一个10页的文档，没有存盘就关机了，那么下次开机时你是找不到它的。只有当我对情境有着强烈的情绪反应或强烈的兴趣时，那个情境才会被存入记忆，否则它不会留下任何痕迹，就像从来没有发生过一样。我曾经自己做过一些小实验，比如，特别留意上班路上经过的各种房子，但下次经过再看，好像从来没有见过一样，因为我对它们并没有真正产生兴趣。但我能记住全食超市（Whole Foods）和国王超市（King Supers），因为我在那儿购物，它们对我是有意义的。有时，我觉得，孤独症谱系儿童之所以需要反复练习才能学会某一样东西，也是有这样的因素在起作用。如果他们对某个经历没有真正的兴趣，也没有任何情感的关联（有意义的强化或内在动机），是决不会将它存储到硬盘上的。这也是为什么我们特别感兴趣的东西学习起来会特别轻松的原因。每一个有趣的小细节都会按下"保存"键。这是一个很重要的概念，家长和老师务必要了解：信息不会自动保存到孤独症谱系儿童的头脑中，所以，找到那个能按下"保存"键的东西，才是关键所在。

人们对孤独症谱系障碍典型特征的认识在不断提高，但对孤独症思维的复杂性却知之甚少。功能较高的谱系成人渐渐可以用语言向他人解释自己的观点，但家长和老师能否放下个人判断和先入之见，聆听他们的想法，还是一个问题。

教育者如果能够意识到，自己在对谱系个体进行社会意识的教育时，会存在某种程度的偏见以及"逻辑错误"，那真是善莫大焉。社会科学研究中有一个术语叫"观察者偏差"（observer bias），指的是由于研究者的原因导致的研究误差。具体来说，是指研究者在关注并阐释某一行为时，从自身立场出发，没有考虑到该行为对于行为发出者本人可能具有完全不同的意义；研究者带着自己的期待去寻找目标行为，却没有意识到那些行为是他们完全不了解的。在孤独症社群中，家长、老师、治疗师和照料者在感知周围世界时，也都带着各自理解社会的"过滤器"。他们自己多半是通过观察学会了各种有用的社会规则，也无须他人特别指导，就能轻而易举地领会言语的微妙、读懂肢体语言和表情符号。他们天生就有这样的社会意识，并在此基础上形成了自己的观念体系，现在，他们就带着这个观念体系来教授孤独症谱系障碍人士，却没有考虑到谱系人士的头脑中并没有这样一个体系。

　　谱系人士需要教育，这一点毫无疑义，没有教育，就不可能发掘出他们最大的潜能。但教育必须考虑到谱系个体思维模式的差异性，必须立足于儿童的整体需要，而不只是发展他们的社会适应技能或者情感联系。只有当儿童掌握了社会适应技能，能够成功地加入社会活动，他的感觉问题得到解决，能将注意力集中到社会意识上来，并且成人也支持他大胆探索周围环境时，他才可能放下焦虑，更好地融入社会中去。

　　天宝和肖恩在本章提出的两种视角，展现了两种截然不同的思维模式。但从中我们也得到了一个启示：在孤独症谱系个体的教育过程中，如果能将行为与思维联系起来，将有助于个体对照周围世界对他们的社会性要求，理解自己的行为。彼得·多布森（Peter Dobson, 2001）倡导的理念在很大程度上构成了目前认知行为法的基础，他认为所有认知干预都有三大基本前提：

1. 思维影响行为。
2. 认知活动可以调节和改变。
3. 改变人的思维模式（认知）可以实现期望的行为变化。

天宝赞同这一观点：

在我 20 多岁时，安妮姨妈将认知疗法成功地运用到了我身上。当我沮丧、抱怨时，她会给我列举各种应该高兴的客观理由——都是在我生活中比较积极的因素。比如她会说："你的车又新又好，我那台可是又破又旧的。"当我在脑海中对比这两辆车时，心情果然好转了。这种方法让我非常具体地意识到，自己的某些想法是没有事实依据的，是不理性的。情绪就是有这样的力量，它会搅乱人的思想。

值得注意的是，在本书接下来将要讨论的十条核心潜规则中，你都能看到这三大前提的影子。

天宝继续说：

我们对大脑的认识在不断发展。也许有一天，我们会发现其实每一个人都独具禀赋，只不过由于语言的屏蔽作用，我们现在还无法深入那些相关的大脑区域。布鲁斯·米勒（Bruce Miller）博士通过研究发现，老年痴呆症的病人在大脑额叶皮层和语言区受损以后，会显露出艺术和音乐方面的才能。或许，这样的认识会让大家更宽容地接纳那些缺乏社会性技能，却同样可以为社会贡献力量的人们。

与孤独症谱系人士共处的家长和老师应该明白，你不可能把一个非社交型的动物变成社交型动物。要注意区分社会适应技能和情感联系，社会适应技能是每一位谱系个体都必须学习掌握的，但情感联系则无法学习，更不能强迫。不管情感上多么无法接受，你都必须承认，并非所有谱系人士都是社交型动物。我们中的一些人，最终会成为生活舞台的演技派，但我们永远只是在扮演一个角色，年岁越长，演技越好。我们真正的幸福感来源于我们所做的事，而非与他人的情感联结。

也有另外一部分人，真正的情感联系就像种子，深埋在感觉问题和未被满足的生理需要之下。终有一天，这颗种子会开出别样的甜蜜之花。所谓成功，是帮助谱系人士学会适应周围的社交世界，并且保持他们的本色，甚至尊重谱系障碍本身。孤独症并非一无是处，请帮助谱系人士充分发掘天赋，补偿缺陷，让所有人都能体验到生活的幸福和圆满！

2017 年天宝反思

我想再次强调感觉过敏对谱系人士的影响。我认识好几位谱系个体，由于对声音特别敏感，他们甚至无法在喧闹的餐厅就餐。无法忍受社交场所的感觉环境，正常的社交活动当然无从谈起。至于我自己，我可以忍受吵闹的环境，但自从本书第一版出版以后，我的一只耳朵聋了，所以周围如果很吵的话，我会听不清对方在讲什么。我需要经常跟对方说："这只耳朵不行了，这只好，对着这只讲吧。"为了听清对方的话，我还得把好耳转向对方，以至于无法直视他们。我快 70 了，衰老真的带来很多问题。现在的我，就像一台老破车，很多部件都失灵了，虽然头脑依然清晰，但身体真的大不如前了。

经常有人问我："你认为什么才是孤独症研究的第一要务？"我的答案是，希望研究者们能早日找到治疗感觉过敏的方法。对于幼童，可以采取一些隔音措施减少声音刺激，比如佩戴耳机或耳塞。耳机、耳塞可以随身携带，以备不时之需。不过，如果孩子养成了这样的习惯，记得要告诫他们只在非用不可的时候才加以使用。如果平时一直佩戴耳机，声音过敏问题会更加严重。如果孩子难以忍受超市的噪音，可以让他自己衡量控制购物的时间。

受到过度保护的孩子

本书第一版出版以来，我发现家长和专业人士过度保护孩子的现象越来越突出，以至于孩子连与人握手之类的基本社会技能都不会。家长往往会想：可怜的小汤米得了孤独症，得让他轻松点，我们帮他点汉堡吧。可是，小汤米需要学着自己去点汉堡。再大一点，他还要学习自己付账。又比如，一个语言正常的 15 岁小伙子正在变成宅男，他母亲让他待在家里帮附近的教堂编辑视频资料。当我建议让他去教堂办公室做这些活时，这位母亲很是沮丧，承认自己放不开手。我 7 岁就自己去商店买东西，15 岁时就每天清理马厩。学习独立不是一蹴而就的，家长要将这些生活技能融入家庭日常之中，从简单的技能开始，一步步提高他们的能力。

教授基本技能的几点建议

如果是七八岁的孩子，可以让他们充当父母派对上的小主人，去迎接客人并与客人握手寒暄；也可以让他们去参加教堂或社区的活动，选择那些必须要他们问候来宾并与之握手的活动。如果孩子已经成长为青少年或者 20 出头的青年，却还从未做过这些事，那么必须马上开始练习起来。其他必须掌握的技能还包括在餐厅点餐和购物。我小时候还有一件事必须要学，即不要反复述说同一件事，这里我也有一条规则要告诉你：同一件事，最多只能说两遍。最后，还是那句话，只要开始学习，任何时候都不算晚。

中场休息

让我们暂时休息一下。在戏剧或长篇电影的中场休息时间，我们可以起身伸展一下肌肉筋骨。同样，本书前半部分已经结束，我们也来放松一下精神，让前面我们分享的那些想法和观点沉淀下来，并在你心中扎根，让理解的种子开始发芽。

到此为止，读者对本书的内容可能已经有了不同的感受，惊讶、欣喜、沮丧，都有可能，我们完全理解。老实说，我们在编辑过程中也经历了同样的感受。肖恩就惊讶于天宝的思维方式，有时连他都很难想象用图像思考是怎么回事。反过来，天宝也觉得肖恩浸透着情感的思维方式与她的思维方式很不相同。这种差异进一步佐证了她在本书中多次论及的"视觉型"和"语言型"的思维分类理论。

天宝和肖恩从个人角度出发的深刻论述是本书的真正价值所在。市面上以社会技能和社会意识为主题的书越来越多，但都主要集中于探讨方法和手段。这些书当然都很有价值，也很有必要，因为幸福和独立的生活离不开对社会的适应。但本书却深入了其他书很少涉及（如果有的话）的领域：两个人的思维深处，不仅分享了两人的想法，更剖析了两个人的思维方式。它打开了一扇门，让我们看到孤独症思维是如何影响社会行为的，为什么孤独症人士获得社会意识的过程如此艰难。有了这样的基础，我们才能更深刻地理解本书后半部分将要论述的"十条社交潜规则"的核心本质。如果不理解孤独症人士看世界的独特视角，这十条规则就会显得平淡无奇，简单到几乎没有实质的意义。但如果你开始"像孤独症人士那样思考"，这些规则就能引领你踏上新的征途，你将为孤独症人士开启社交世界的大门。那么，你们都准备好了吗？

刚开始写作本书时，肖恩和天宝都几乎不知道（甚至怀疑）自己能给他人理解孤独症人士带来什么新的启示。而到本书终稿时，两人一致同意：人们对孤独症大脑的理解还真的处在婴儿期。

启示一：

用图像思考的孤独症谱系儿童或成人看世界的视角如此不同，以至于很多人觉得很难甚至不可能理解这种方式。与这一部分孤独症人士相处的家长和专业人士，要注意采用符合这一思维模式的教学方式，要认识到这种思维方式会影响到谱系人士的行为以及建立情感联系的能力。

启示二：

普通人中存在这样一种价值判断，即认为情感联系是实现幸福和成功的必要条件。三位作者在此特别提醒：事实上，部分谱系儿童之所以不能成长为幸福的社会人，可能恰恰就是这种观点在作梗。

启示三：

能否成功适应社会，取决于谱系人士是否拥有以下几个核心品质，我们称其为"社会意识四大基石"：

（1）换位思考能力："用别人的眼睛看世界"的能力，认识到别人会有与自己不同的观点、情感和反应。最起码，要能够承认他人的存在，承认他人是我们理解周围世界的信息之源。

（2）灵活思维能力：接受变化的能力，对不断变化的情况和环境能快速做出反应；除了关注具体可见的事物，大脑也能注意并处理较为抽象的事物。

（3）积极自尊：从以往成功经验中培养起来的"我能行"的态度，是谱系人士勇敢探索世界的基础。自尊来源于不断的成功，从完成很小、很具体的事，到取得较为抽象、复杂的成就。但是，只做了应该做的事（如说"请"或"谢谢"，而不是什么特别的成就），就得到过多的表扬，则无益于自尊的树立。

（4）积极性：对探索世界有着持久的兴趣，能不惧挫折困难，朝着既定目标（内在或外在的）坚持努力。最能激发儿童积极性的，当属他们的刻板兴趣，可以将这种兴趣拓展到其他活动中去。如果儿童喜欢火车，就采用火车相关的书籍、事例和活动来进行阅读、数学和写作的教学，用火车主题游戏来激励他对社会交往活动的参与。

基于我们自己在生活中积累的社会性理解，我们一致认为：**换位思考，能跳脱自我的窠臼向外看，能读懂他人的心理，是决定孤独症谱系人士能在多大程度上适应社会的最为重要的因素。**通过换位思考，我们知道自己的行为会给他人带来积极或消极的影响；我们会联系从情境中接收到的信息，反思自己的想法，修正自己的反应，从而促进而不是阻碍社交互动的进行。

米歇尔·加西亚·温纳（Michelle Garcia Winner）在《深度解析：社会认知缺陷者的行为动因》（*Inside Out: What Makes the Person with Social Cognitive Deficits Tick?*）一书中概括了换位思考能力的几个特征。这些特征揭示了上文所述的"社会意识四大基石"之间的关联程度，共同构成了个体社会性理解的基础，让个体能接受不同的立场并做出回应，感受到情感联系，也理解学习社会适应技能的必要性：

1. 能意识到他人有自己的想法。
2. 能意识到他人是独立的存在。

3. 能意识到他人有自己的情绪情感。

4. 能认清他人有自己的需求和动机这一现实并做出回应。

5. 能意识到他人有自己的个性。

6. 对他人的兴趣爱好和个人经历有本能的好奇。

7. 能建立对他人的记忆，据此促进并保持与对方的人际关系，以及判断对方接下来可能采取的行动。

8. 能组织语言询问他人的兴趣爱好。

9. 能理解某些特定环境的社会规范。

10. 能理解某些特定社交场合的社会规范。

11. 能通过眼神交流，随时留意交往对象的内心变化。

换位思考能力与灵活思维能力密不可分，它能让个体在社会交往中获得更多的成功体验，并反过来促进自尊的积极发展。换位思考能力还是激发个体内在积极性的源泉，尤其是当儿童长大成人，社会交往种类更丰富、层次更高的时候。

我们的社会生活中可能存在数以亿计的潜规则。这么说可能谁都难以置信，对社会性理解存在障碍的人来说，更是无法想象。你可能会说，太夸张了，哪有那么多？那么请认真想一下：用到社会规则的场合，可以是个体的独立活动，也可以是两个人的交往，还可以是小的、大的甚至庞大的社会群体活动；群体成员所处的文化或亚文化环境不同，所适用的规则也会不同，比如，极度内敛的日本人与自由奔放的北欧土著，这两个族群的社会潜规则会有天壤之别；还有不同年龄段、公共或私密的不同场合、生活或职场的不同环境，每一个变量都牵涉到社会规则的细微差别，也加大了理解的复杂程度和难度。培养社会意识和社会联结的过程显然就像是乘上了一趟没有终点的火车，旅途每一站都有人下车，有人上车，遇到的每个人都是一次机会，让我们磨练已有的技能，同时学习新技能，让我们的社会性肌肉得到全方位的拉伸。

在讨论诸多的社会潜规则时，我们发现，许多规则彼此靠拢，而有一些显得尤为关键，也就是说，它们是中心，其他规则都围着它们转。我们谈论越多，就越发现它们的意义。从某种程度上说，它们改变了我们对社会潜规则的部分认识，而这种认识又启发了新的理解。这些关键性的规则正是本书后半部分的基础。

我们挑选出来的十条规则是每一位孤独症谱系儿童或成人都应该学习的。这些规则的教学是一个长期的过程，可随着儿童的成长及其社会性理解能力的形成而不断深入。这些规则广泛适用于各个年龄阶段、各种社会性领域以及个人和集体两种场合，可以说，它们是社会性理解的"黄金法则"，是支配我们社会行为的重要指导性原则。

至于如何教授这十条潜规则，则不论儿童、青少年还是成人，都要因人而异，具体要看每个人占主导地位的思维方式（是视觉型还是语言型），同时还要细致、综合地考虑个体在大脑和身体上存在的其他问题。就像我们之前多次提到过的，在阻碍而非呵护成长的条件下，社会意识的种子很难发芽和茂盛。不同的孩子需要不同的营养配比，才能促成社会意识的成熟。所以，请密切关注孩子的感觉问题，塑造他们的积极自尊，培养他们换位思考的能力，发现他们的兴趣和动力所在。有了这样肥沃的土壤，社会意识终将茁壮成长。

第三章　十条社交潜规则

规则

规则一　规则不是绝对的，要看具体的情境和对象

规则二　从整体上看，并非所有事物都同等重要

规则三　每个人都会犯错，不必因此毁掉你的生活

规则四　能诚实，也要会客套

规则五　礼貌适用于一切场合

规则六　对我友善的人不一定是我的朋友

规则七　人们在公共场合与私底下的行为是不同的

规则八　知道自己何时惹人讨厌

规则九　"融入"往往意味着"看起来""听起来"融入

规则十　人要为自己的行为负责

规则一　规则不是绝对的，要看具体的情境和对象

你应该永远记得，绝不使用"永远"和"决不"这两个词。

——文德尔·约翰逊（Wendell Johnson）

韦氏词典给"规则"一词的定义包括："对举止或行为的规定性指导"，"通常为有效的归纳"，"判断的标准"，"规范性原则"。从这些界定中可以看出：规则影响行为，不论是内在行为（我们看待自己与他人的方式），还是外在行为（我们的行为与交流）。同时，这些界定中没有任何暗示表明规则是绝对的、不可更改的，恰恰相反，"指

导""通常"这些字眼正意味着它是可以变通的。

很多规则被记录下来，在人们之间口耳相传。"吃饭时胳膊肘不要撑在桌上"，"盯着人看不礼貌"，这些话挂在父母、祖父母、姑姑姨妈的嘴边，代代相传。然而，绝大多数社会规则是不成文的，很多情况下还是不言明的，人们扬起眉毛，或板起脸一言不发，就清楚地表明了态度。或者应该说，对所有人来说都很清楚，除了孤独症谱系障碍儿童。谱系儿童的神经系统无法处理这类信息，他们甚至都意识不到这些无声信息的存在。

普通个体天生就对这类规则具有察觉力，从婴儿期就开始通过观察来学习这些规则。早期的规则只在家中以及家庭成员之间发生作用；随着社会圈子的不断扩大，他们有了更多试误的机会，社会技能也由此得到了磨练，4岁左右，他们就能意识到：不同场合适用不同的规则，违反规则的结果也不一定每次都一样。

然而，在谱系儿童和谱系成人的刻板思维中，规则就是刻在石头上的行为准则和社交戒律，无论任何场合都应该严格遵守。非黑即白的思维方式让他们很难意识到他人对规则的解读可能与自己不同（因为每个人都有自己独特的思维）；他们也很难理解规则有轻重之分，有些小规则即使打破也无妨。对他们而言，规则就像刻录在 CD 上的歌曲，无论何时何地播放，歌词和旋律永远不变——他们的大脑永远一根筋地循环着完全相同的曲子。

一些孤独症谱系人士之所以坚守规则，是因为规则能带来可预知性，让他们对世界有一点掌控的感觉。在下文中，天宝指出，大多数儿童死守规矩的根源，在于思维狭隘、不够灵活。他们对自己能否在不断变化的社会交往中做出恰当反应缺乏自信，担心变化会给他们内心带来恐慌。等社会技能较为熟练以后，他们会比较能够接受规则在不同场合、不同人群中发生适当的调整和变化。

天宝说：

一般来说，孤独症个体是能够学会规则的，尤其是属于社会适应范畴之内的规则。大多数儿童能学会排队，学会说"请"和"谢谢"；大多数成人能学会基本的社交会话，能在上班或会面即将迟到时，提前告知对方（操作性社交技能）。谱系儿童和成人的真正困难，在于不会将规则灵活运用到不同场合、不同人群中去，不明白背景（情境以及情境中的人们）不同，对规则的认识和理解也应该不同——难在灵活地思考，而不是学习规则本身。当然，这两方面都需要教，而且都应该从小教起，尤其是灵活的思维方式，它能让孩子走得更远，发展出更高水平的社会意识。但现实中，我们往往更重视机械的社交技能，可能是这些东西教起来相对容易吧，对此我们表示理解。但如果我们的目标是培养个体的社会意识，这种做法就不那么有效了。

刻板行为与刻板思维，是孤独症谱系障碍人士的一个主要特征。他们很难理解，为什么同一个规则，在某个情境中适用，在另一个情境中却不再适用；他们也不明白，有时候规则居然还可以被打破。我听说过这样一件事：有位孤独症男孩受了重伤，但他没有向旁人寻求急救，而是一直守在校车停靠站边，因为他接受的教育是，一定要在车站等着，否则会错过班车。对他来说，这是一条不能违背的规则。多数人都知道，在伤势严重的情况下，急救比班车更重要。这听起来好像很简单，其实是一个相当复杂的思维过程，其中牵涉到许多的社会性解读。对孤独症大脑而言，规则就是绝对的。

教授灵活思维有一个好方法，那就是借用视觉化的比喻，比如调色。为了理解某些较为复杂的状况，比如某位好友偶尔做了让我讨厌的事情，我会想象在白色中调入黑色颜料。如果朋友大部分时候都很友好，调出来的就是浅灰色；如果他实在不够朋友，调出来的则是深灰色。

教授灵活思维还有一个办法——让孤独症儿童看到物品的分类是可变的。物品的分类可以有多种标准，比如颜色、功能、制作材料等。为检验这一观点，我从办公室抓了一堆物品放到地板上，物品共有红、黑、黄三种颜色，具体有订书机、胶带、球、磁带、工具箱、帽子和笔。根据情境不同，这些物品既可以用在工作上，也可以用到游戏中。在教学中，可以要求儿童用具体的实例说明，比如订书机，在工作中怎么用，在游戏中怎么用（工作时可装订文件，游戏时可用来固定风筝）。类似这样简单的场景，生活中每天都会自然发生无数次，可以利用起来训练孩子的灵活思维能力。

这样的训练可以为孩子日后发展更加复杂的灵活思维能力、应对形形色色的人与社交情境奠定基础。

儿童有必要知道，有些规则适用于一切情况，无论怎样都不应该违背。为了让孤独症儿童懂得这一点，比如不跑着横穿马路，需要在不同地点、多种场景中反复练习，在对所有经验归纳泛化以后，儿童才能真正理解规则的不可违背性。当然，有时绝对地遵守规则也会带来危害。儿童也应该学习，在特殊情况下，有些规则可以变化，比如出现紧急情况时，规则是允许打破的。

家长、老师和治疗师可以持续训练和强化孤独症谱系障碍儿童的灵活思维模式，而教育训练的诀窍在于顺应个体视觉化的思维特点，因为语言逻辑对许多孩子而言是无法理解的。孩子的思维越不灵活，理解规则时越绝对化。而当思维变得灵活时，他们会开始理解，规则会随着情境和对象的变化而变化。但到了这个时候，家长和老师在行为和社交干预中需要开始谨慎地使用规则了。要经常使用"在这种情况下，……""在另一种情况下，……"这样的表达方式，让儿童知道规则的具体运用。

灵活思维是一种非常重要的能力，是儿童理解社会规则和社会习俗的前提。它会影响到孩子现在和未来生活的方方面面，包括学校、家庭、人际关系、就业、娱乐等等。遗憾的是，灵活思维并没有被当作一项可以被教育的技能纳入儿童的个别化教育计划之中。对此，家长和老师应该给予更多的关注。

灵活思维到底有多重要呢？肖恩接下来将用亲身经历告诉你，刻板思维是如何妨碍他理解父母和老师教他的规则的。对规则非黑即白式的解读，使他无法理解规则的情境性，无法理解某个场合（例如在家）可做的事、可说的话，到另一场合（例如在学校）就不被接受了。对肖恩和大多数孤独症人士来说，规则就是规则，没什么好说的。

肖恩说：

对于小学一二年级，我没有太多的印象，只记得曾经让两位年级老师头痛不已。不过，刚入学时那种茫然无措的感觉却还记忆犹新——我觉得教室太大、同学太多了。幼儿园只有 10 位同学，现在却有 25 位！和这么多孩子每天 7 小时待在同一个教室里，我的焦虑水平直线上升。我时刻感觉自己仿佛一个正在被展览的动物。而且，我本来就是个特别容易局促不安的人。这一切凑一起就成了灾难。

很多年后我才逐渐适应学校环境，但在头两年真的处处碰壁，甚至连最简单的常规活动转换和调整都不能适应。我家离学校不到一公里，这意味着我可以每天步行上下学。这 10 到 15 分钟的上学路上，会经过一片广阔连绵的田野，但我很快就习惯了。而八点上课铃一响，麻烦才开始。

那一段时间，因为完全没有情境的概念，我着实给老师制造了很多麻烦。我掌握了一些规则，但对更多的规则没有头绪——尤其是那些只与学校活动相关的潜规则，比如，食堂午餐和课间休息的行为规定。有一条潜规则我无法理解：**有些行为在家里没问题，但在学校却不行。**对我而言，这简直就是科幻作家阿西莫夫（Issac Asimov）的悖论："无法移动的物体碰到了不可阻挡的力量。"这两种情况根本无法同时存在，因为两者彼此矛盾，既然要遵守教室的规则，就不可能在其他地方继续表现出违反这些规则的行为。于是，我依然我行我素。当时的我，看待事物的角度仍然十分以自我为中心，还不能理解社会互动的微妙之处。

在接下来的几年中，肖恩一直秉持着这样的思维模式，他对自我以及周围人的认知也遭到接二连三的打击。思维僵化的他无法认识到，规则不是绝对的行为准则，而违反规则会有什么样的后果，要看具体是什么规则、违反者是谁、违规的频次、对他人产生的影响等等。此外，成人有时不能一以贯之地执行规则，也会影响到谱系儿童的社会性理解。

肖恩继续说：

九年级时，有一次我去男厕所，发现烟雾缭绕，吓了一跳。原来，三四个男生趁着课间休息，在里面偷偷吸烟。也许怕被抓到，或者担心上课迟到，他们有些慌里慌张的。我很想冲他们大吼一通，一是我向来讨厌吸烟，二是觉得他们如此自毁健康。我心想，这些人难道看不懂烟盒上的警告吗？

但我没有和他们正面对抗，因为多少还算懂一点算术——一个人对三四个人，等于自讨苦吃，于是决定以后再惩戒这种恶劣行径。

几天以后，我又在那里撞见这几个人，他们又在干着同样的勾当。但这次有位老师走了进来。好，我想，报应来了。可让我吃惊的是，老师只是训斥了几句，就让他们熄灭香烟"回教室"。这些"犯罪分子"鱼贯而出，有人脸上还带着得意的奸笑。那位老师跟在最后面。我不想显得太过好奇，便也回了教室。

但从那一刻起，我决意不再喜欢那位老师了，因为他没有严惩那些男生——实际上，除了口头训斥，根本没有任何惩罚。未成年人吸烟、自毁健康，难道不应该受更严厉的惩罚吗？为什么学校明明定了规矩，又让违规者轻易逃脱？什么样的老师会无视如此轻率的举动，任学生肆意践踏规矩？之后的几个星期，我又多次看到他逮到了他们，却始终没有拿出更加严厉的惩罚手段。我越来越鄙视他，因为我清楚地知道，在校吸烟是要被停学三到十天的。他为什么不能照章办事呢？

高中一年级的我，在同龄人中几乎没什么朋友，也不知道该如何建立和维持友谊。不过，我和学校老师以及办公人员却能轻松打成一片。毕竟，让我在学校那么痛苦、让我笃信自己是个坏人的，是其他孩子，而不是大人。

所以，我愿意扮演大人的角色也就不难理解了——我决定把那几个男生吸烟的事上报给学校的管理层。学校有三位副校长，其中两位主管男生纪律，一位负责女生事务。很快，我在午餐时遇到了其中一位，于是把几乎每天都发生在一楼厕所的可怕行为告诉了他。我觉得，规则就是规则，既然知道有人违规，向上报告就是我的责任。说禁止吸烟，就要真的禁止，绝无例外。既然老师无所作为，我绝不能袖手旁观。我还觉得，那些吸烟的学生应该感谢我，他们会因为我的行动而在未来免受许多健康问题的困扰。

我向桑普森先生——那位比较和善的副校长——报告了我的"发现"之后，内心充满了正义感。因为我不仅执行了学校的规章制度（在我看来这是一种相当积极的行为），而且对那些男生也做了一件大好事。我想，这简直是一举两得。

可是，一两周之后，其中一位男生明确表达了他的不同意见。他向我走来，我一眼认出了他，但他似乎没看见我一样。擦肩而过的时候，他突然转过身来，一把揪住我的衬衣："最好离桑普森先生远点！我知道是你告的密！"

衬衣上的揪痕过了许久才平复，这件事对我的影响则更为长久。尽管最初我很是震惊，但它留给我更多的是深深的困惑。明明做了一件好事，为什么他如此对我？他不知道吸烟有害健康吗？再说，制定规则不就是为了遵守的吗？如你所见，我满脑子只有自己的立场，完全不知道他人的想法竟与我如此不同。

多年以后，我才意识到，是孤独症和僵化的思维方式让我领会不到这一社交情境的微妙之处，规则是规则，但有些规则可以打破，有些则不能。我没有认识到一条基本的社交潜规则：**每个人都是独立的个体，人人都有自己的想法、认识以及优缺点。**一概而论、普遍适用于所有人并要求所有人绝对遵守的规则，实际上没有考虑到个体之间的差异。是，青少年在厕所吸烟固然违背了学校的禁令，吸入致癌物也无疑有害健康；没错，为了别人的福祉，我独行侠般挺身而出，堪称正直。但我没有搞懂一点，无论出发点多么高尚，都不应该充当一个权威者的角色。还有，这么做当然会招来同伴的忌恨。

也是过了很久，在与孤独症斗争多年以后，我才渐渐明白，很少有规则是绝对、放之四海而皆准的。的确有一些情况，是必须老老实实遵守规则并始终坚守规则的，比如从事与金钱相关工作的人（银行职员、装甲运钞车司机等），决不能因为任何原因偷拿一分钱，"几块钱而已，公司承受得起"，这样的辩解永远不会成为偷窃的正当理由。同样，触犯法律的人也总是应该诚实地面对自己的错误，投案自首，承担后果。在这些情况下，诚实永远是最好的选择，让你尽早摆脱麻烦。

有别于肖恩的感性，天宝从小就是一个社会科学家，在处理社交情境时，会更富于逻辑理性。她在高中时就发展了一套自己的规则系统，用来指导社交行为。在不断积累更多的直接体验和反复试误之后，她的大脑硬盘里的数据越来越丰富，她的规则体系也更趋完善。在下文的叙述中，你可以看到逻辑理性（而不是情感）是如何引导她思考社会规则的，同时你也将看到，思维方式变得灵活，为她理解规则可以在不同环境和不同人群之间变化这一现实提供了前提条件。

天宝解释：

孤独症谱系儿童和成人的思维通常都具体而刻板。我们很难理解那些逻辑解释不通或是涉及情感和社会关系的概念，更不用说将它们融入日常生活之中了。高中时，我最大的障碍就是理解"社会规则"。我不太善于发现社会交往中人们的行为与反应的相似性，因为人与人、情境与情境之间总有差异。但随着时间的推移，我观察发现，有些规则打破后影响很小，有些却会招致严重的后果。而且，不知道为什么，别的小孩似乎都知道哪些规则可以逾越和通融，哪些规则绝不能违背。他们天生就有一定程度的灵活思考的能力，而我却没有。

尽管如此，我知道，要适应社会就必须掌握这些社会规则。如果必须要学，那么它们肯定要**以某种方式对我产生意义，让我可以用自己的思维和看世界的方式去理解它们**。我开始像科学家那样观察社会交往，我发现，我可以将这些社会规则有条理地分门别类，那样更便于理解。在高中毕业那一年，我建立起了一整套社会规则分类系统，并沿用至今。该系统由四大规则类型组成，囊括了生活中所有的（真的是所有的）规则。

（1）危害社会的事。为了维持文明社会的正常运转，必须明令禁止那些具有高度毁坏性以及会造成人身伤害的行为，比如谋杀、纵火、强暴、伪证、偷盗、抢劫、伤人等等。这样的禁令普遍存在于各种文化中，否则文明社会就会崩塌。儿童应该知道，欺骗——任何形式的欺骗，不仅限于考试作弊——都是不好的。从小就被教导"公平竞争"的孩子，长大后才不至于做出危害社会的事来。

（2）礼貌规矩。所有文明社会都存在礼貌规矩，如说"请"和"谢谢"、看电影或候机时不插队、不对别人吐口水等等。礼貌规矩很重要，它们会让你身边的人愉悦舒适，能表达你对他们的尊重，也能化解冲突，避免严重的后果。我不喜欢别人用餐时过于随便，所以自己尽量得体；我讨厌被人插队，所以也从不去插队。不同社会有不同的礼貌规矩，但它们的功能是相通的。多数国家通行的礼貌规矩包括：排队等候、文明用餐、仪容整洁、公交上给老人让座、上课时举手发言等等。

（3）违规但不危害社会的事。此类规则，不同社会之间、同一社会的不同群体之间甚至不同家庭之间，都存在极大的差异。道德观以及个人信念影响着个体对这类规则的界定。在特定条件下，这些规则允许被打破，但必须慎之又慎，因为违规必有后果，有时后果微乎其微，有时会相当严重，比如，要受法律惩罚、被处罚金等等。轻微的超速驾驶、违章停车均在此类之下。占用残障人士专用道停车会更严重些，因为它同时违背了礼貌规则。而闯红灯则完全不属于这一类别，因为有可能伤人性命，它属于第一类"危害社会的事"。

我判断一个规则属于哪种类别，主要是考察这个规则的出发点是什么。比如，公路上限速是为了防止交通事故，所以有时我会稍微超一点点速，因为那还不足以危险到造成车祸的地步。同样的逻辑，我绝对不会去闯红灯，因为闯红灯极易造成交通事故。在判断某个情况属于哪个规则类别时，我还会对发生后果的可能性作概率或百分比推断，这比较符合我逻辑化和视觉化的思维模式。回到上面的例子，在高速路上轻微超速（比如5迈），导致交通事故的可能性约为0.01%，而闯红灯导致交通事故的概率可能高达10%～20%，甚至更高，而且我还极有可能因此而违背第一类规则——损坏财物、伤及无辜，这都是"危害社会的事"。

但是有一条规则，我一直极力坚持要打破，那就是进入社区大学的年龄限制。我一直建议家长尽早送孩子去上社区大学，这样既可以避免孩子在高中受人欺负，也有助于发展他们某一方面的特殊才能，为未来就业做准备。不过，家长也必须让孩子牢记，社区大学原本是成人的专利，所以他们在里面必须遵守所有的礼貌规矩。

（4）不道德的事。还有一些规则绝不能违背，虽然这些规则看起来几乎没有甚至完全没有逻辑，但一旦违背，惩罚极重，甚至可能改变人的一生。国家、文化不同，不道德行为也不同，在美国，主要有两种：淫乱和涉毒。一次小的性侵犯可能让一个美国人永远戴上性犯罪的恶名，但在别的国家，这样的事很可能无足轻重，影响甚微；在美国吸食大麻被逮住，会被判多年的牢狱之刑，而在其他国家，可能只需交点罚款就行。对于这一类行为，我选择敬而远之，这让我避开了许多对我来说太过复杂的社会性问题。我之所以选择独身，也有这样的原因：我大部分的社会联系都来自工作，而与同事谈恋爱对我来说实在是一件太过复杂的事了。

在成长过程中，我之所以分得清第一、第二类行为，要归功于母亲、保姆、邻居们的不懈教导。日复一日、月复一月、年复一年，相关的例证每天都在生活中发生，也随时存储到了我的大脑硬盘中。尤其是礼貌规矩，在我孩童时期就已经内化为我的一部分，对我而言，它们早已不是规矩，而是举手投足的自然流露。所以，在建立规则系统之初，其实只有三大类别，礼貌规矩并不在其中。只是长大以后，当我接触到新的社交情境，学到很多成人的礼节规矩时，才有了这样一个分类。

第四大类别的存在，起源于我的高中寄宿生活。当时正是我热衷于当社交侦探的时期，每遇到看不懂的事，比如，室友一见甲壳虫乐队就兴奋过头，在地上直打滚，我就暗想："嗯，又一个有趣的社会学现象。"然后，我会试图搞清楚她这样做的理由。我对此事的关注更接近于调查研究而无关情感。

那时被当成不道德的事有两件：性和抽烟。但我发现，只要老师信任我，知道我不会跑到灌木丛中与男生发生关系或在背地里偷着抽烟，他们会特许我做些其他同学不准做的事，比如独自上山玩、放风筝等。我还留心观察过其他同学每次违规的后果，关于什么样的行为会惹祸上身，我在头脑中渐渐有了一张清单，分类也开始生成。我又去反复试误，验证什么样的行为可以逃过惩罚。我发现，只要没有不道德行为，只要不产生危害，就算违规，也不会受到惩罚。我继续测试这个规则系统，不断将新信息存入大脑。我越来越清楚哪些时候必须遵守规则，哪些时候可以有所放松。对我而言，这就是一个解逻辑题的过程——之所以去做某件事，就是为了试探这件事能不能做。

上大学后，我突发奇想：能不能将一把普通钥匙改造成万能钥匙，打开校园里所有的锁？为此，我专门邮购了一本讲锁钥制造的书，果真做出了这样一把钥匙。我还用百威啤酒罐自制过一把万能钥匙。我确实相当聪明，总是愿意挑战自己的能力，想做什么就试着去做了。不过，我从没用万能钥匙做过任何有害、违法的事。某个星期天，我甚至用钥匙打开了院长办公室的门锁，只不过我没有开门进去，因为我只想检验我的钥匙是否可以转动锁芯（的确可以）。我的天性中就是有这份好奇——既然山在那里，总要去爬爬看。这样的个性品质对我不无益处，我成了一个更加厉害的社交侦探。

年龄渐长，阅历渐增，我的思维模式也更加灵活，四大规则类别下开始发展出子类。例如，杀人和砸坏别人的电脑曾经都属于第一大类，但显然，谋杀比损坏财物严重得多，受到的惩罚也不一样。于是，依据严重性和重要程度，我又对四大类别进行了各种次级分类。

那些年我一直很焦虑，因为很多社会性现象我都无法理解。也正因如此，很长一段时间，我都以为自己的焦虑源于无力理解生活的意义。直到 30 多岁才发现，原来是我体内的生化因素在作怪，用药物干预就可以解决问题。如果早知道每天早晨一颗药就可以摆脱压力的纠缠，我的生活不知道会轻松多少！调理身体的内在环境，是有助于提高个体的社会理解能力的。

经过这么多年反复练习，也经过成千上万次甚至上百万次的社交历练，今天的我面对新的情境，准备查阅分类系统以做出应对的时候，几乎依旧是在扮演角色。我似乎总是不时地从互动现场抽离出来，告诉自己要注意这些那些社会规则，应该这样那样做。比如我现在学会了在商务会议开始时如何寒暄，和商务伙伴喝咖啡时如何闲聊。我会对自己说："好，现在必须友好一点，迈进会议室，跟大家握手，注意礼貌。"这是一个习得性行为，要经过大量练习才能达到这种程度。

事实上，并不是所有孤独症谱系个体都愿意为了成为社交高手而付出大量的心力。那我们是否应该强迫他们？当然不。有些谱系成人天生缺乏发展社会性理解的生理基础，也有些人倒是有这样的生理基础，也十分努力地融入社会，但一次次失败之后，他们会愤怒，会退缩，会失去前进的动力。此外，还有一小部分人非常厌弃自己的孤独症特征，但其实，他们的能力缺陷并不一定是孤独症特征导致的，很可能是他们的基础个性使然。某些孤独症个体需要知道并接受这一事实——某些行为是不容于他人的，会产生很多负面后果，大大地影响他们的生活和独立生存的能力。例如，不管工作能力多强，只要在工作中触犯"不道德"类行为规则，你一定会被解雇。想要保住工作就要接受这样的规则。这是身在职场的人都应该遵守的规则，谱系人士也不例外。但总有人要挑战规则，一错再错，还觉得自己没错，错在别人。其根源，就在于缺乏灵活思维和换位思考的能力，只从自己的角度看事情。这样肯定会限制他们成功的可能性，而这，也再一次证明了培养灵活思维的重要性。

大部分普通人在进行日常社会交往时，不需要停下来思考如何行事，也不需要判断适用于彼情境的规则是不是适用于此情境，但谱系人士却常常如此。想知道这个过程对于我们有多么费劲，我来打个比方。请想象你去国外参加一个专业研讨会：对该国的社会规则你只略知一二，你的外语水平似乎也不太够，不论说话还是行动，你都处处留心，唯恐冒犯别人或闹出笑话，所以，你时时处在焦虑之中。你想融入其中，与他人保持互动，但即便一个简单的自我介绍都让你惴惴不安。好了，请再想象这样的场景每天出现成百上千次，一年 365 天，天天如此……是的，这是我们社交障碍者的一种常态，哪怕看似最最"简单"的互动，都要付出巨大的努力才能做到毫不违和。

当儿童或青年比较熟练地掌握了社会性技能时，老师们会觉得，他们的行为变得这么"自如"，一定是天性中的社会性感觉终于"苏醒"了，但事实也许并非如此。对许多孤独症成人来说，社会性行为是一种"用进废退"的能力，需要经常练习，有时甚至需要每天练习。社会性技能可能永远不会成为我们的"第二天性"，而是需要不断努力才能保持的一种能力。

上述的社会规则分类法我一直在用，效果很好。不过，每一位孤独症谱系个体对世界的理解都不尽相同，所以，每个人都应该找到适合自己的分类方法——个人可以理解且能长期发挥作用的方法。

几乎所有规则都有例外，这是孤独症谱系障碍儿童最难理解的一条社会关系潜规则。有些规则具体而明确，家长和老师可以一一列举各种例外情况。但大多数情况下，要讲清楚例外情况不仅费事，还可能弄巧成拙。与其如此，倒不如将有限的时间和精力集中到训练孩子的灵活思维上来。关于不同年龄段的儿童如何训练换位思考和灵活思维能力，可参考米歇尔·加西亚·温纳的"社交思维方法论"（Social

Thinking Methodology）。既然孤独症谱系障碍儿童可以有百科全书式的记忆能力，能构建起包含规则、子规则、规则例外情况等内容的高度逻辑化的数据系统，那么转变他们非黑即白的刻板思维模式，让他们的大脑更加灵活地处理信息，从长远来看，更有利于提高他们的社会意识。

最后还要提醒家长和老师：你们的思维首先要灵活，要注意经常改变或打破既定规则，对事物的反应要灵活变通。正所谓"言传身教"，你们要成为孩子学习模仿的榜样。

僵化思维并非孤独症谱系障碍人士所独有。家长和老师在考虑谱系儿童的干预计划和课程计划时，也很容易陷入刻板性思维，坚持己见，对谱系儿童在沟通和理解中出现的实际问题视而不见。有时候，儿童挫败、焦虑和不恰当行为的根源往往不在儿童自身，而在大人的言行。所以，在对儿童进行行为或社会性技能训练时，要谨慎地使用规则。如果你确知儿童已经理解了某条规则，却见他反其道而行之，那么就要回到情境中去寻找原因。可能他完全是按照你的要求在做，只不过是你对规则的解释不够灵活而已。

在瑞贝卡·A. 莫伊斯（Rebecca A. Moyes）《将社会性目标融入课堂教学》（*Incorporating Social Goals in the Classroom*）一书中，有一个生动的例子可以反映谱系儿童在理解规则时的刻板方式。原文是这样的：

> "一位妈妈讲到这样一个故事：她屡次要求儿子不要将鞋上的泥巴带进屋里，每次都跟他说：'进屋之前先擦干净鞋子。'但他仍旧每天咚咚跑进屋里，在地板上留下一串泥印。最后她感觉非常挫败，除了继续三令五申，她开始使用惩罚手段，甚至'隔离法'（time-outs），但都没效果。最后，她发现问题竟然出在

自己身上。那是一个雨天，她碰巧在门口遇上刚回家的儿子，看着他弯下腰仔仔细细、彻彻底底地把鞋面擦得干干净净才准备进屋，她恍然大悟，原来儿子一直按照他的理解执行着她的规定。当她向儿子解释清楚需要擦掉鞋底的泥巴时，问题解决了！"

珍妮弗·麦基尔维·迈尔斯（Jennifer McIlwee Myers）是一位很善于社交的高功能孤独症女士，她对孤独症状况的描述非常清晰，可谓一针见血。关于规则与违反规则这两点，她是这样看的：

"我最讨厌那些与公开宣扬的规则完全相悖的社会潜规则了。比如，有些老师反复强调同学不能在课上讲话，可事实上却又允许轻声讲话或者悄悄传递纸条，只要不打扰别人就行。这样说一套做一套，简直不可理喻。

"有一条让我很抓狂的潜规则是关于运动服的。年年开学，我们都会拿到一份宣传册页，上面规定女生进入体育场馆必须身穿纯色且不带任何印字或标识的T恤，配穿有松紧带的短裤，短裤不能有口袋、按扣、纽扣或拉链。但每年除了我，几乎所有女生都穿了印有标识的T恤、带口袋的短裤或其他不合规定的服装。真正的规则是：运动时穿任何样式的T恤和短裤都没关系，只要别太暴露、不妨碍运动就可以。

"一周又一周，看着女生们个个无视规定却安然无恙，我气恼至极，对老师的尊敬也降到了极点。对于一个连自己定下的规矩都搞不清楚、任由学生公然违规的笨蛋，我对他还有什么信任可言？由此我更加相信，老师跟我不是一边的，他们是不值得信任的。"

珍妮弗也谈到，规则也有助于增强自信，让儿童身陷逆境无法自拔的时候，还能坚持不放弃。她说：

"母亲花了很多心血，教会了我一条最重要的潜规则，这条潜规则一次次拯救了我的理智，让我顺利走出了童年的阴霾。

"她经常跟我说，**人在童年时需要的技能和长大后需要的技能是完全不同的**。她说，我当小孩可能不那么出色，因为我天生缺乏那样的特质，尤其是在社交生活方面，但我有许多其他方面的优点，这些优点会让我成为一个优秀的成年人。她说许多孩子在小时候可能很受欢迎，看起来样样都行，但高中毕业或上大学以后，往往会走偏，以致自毁前程，比如酗酒、吸毒、自虐性减肥、为赢得体育比赛不惜永久地损伤自己的身体，诸如此类。还有很多孩子会发现，在学生时代苦心修炼的能力到了社会上一无用处。她说，当这些人到了 40 岁，只能无所事事地喝着酒回忆当年的荣耀，而我却正过得有声有色。

"总之，母亲常常提醒我，童年时期的状态只是暂时的。她和父亲都认为，每个人的童年时代都是艰难的，但童年期被人看重的能力，大部分都和成年后能否成功没什么关系。要不是他们反复向我灌输这个小秘密，我可能都坚持不到高中毕业。"

让我们回到第一条潜规则：**规则不是绝对的**。最后这一部分内容中，肖恩将告诉我们，前途是光明的：孤独症谱系障碍人士能学会灵活地思考，能明白规则为什么存在，以及规则有哪些实际的用途。只要我们在教授规则时注意方式方法，随时指出规则的例外情况，他们的社会性意识和社会性理解就可以不断发展成长。

肖恩说：

爱因斯坦有一个貌似谁也不得罪的论断——万物都是相对的。虽然他的"万物"是主宰物质和思想生成的科学法则，但这一论断早已从科学领域拓展到了生活的几乎所有方面（走出孤独症之后的我方能理解和领会这一点）——它既适用于物质，区分"绝对"真理和"相对"真理，也适用于各种生活事件，甚至包括吃沙拉这样的小事。

十七八岁的某个晚上，我跟父母一起去参加一位音乐界朋友的家庭聚会。主人兴致勃勃地带我们参观了他家的豪宅，那里有大大小小许多花园，从花园可以俯瞰整个洛杉矶盆地。参观完毕，主人留饭，于是大家坐下来聊天。而我，则在一扇飘窗前驻足，深深陶醉于眼前的美景。大约半小时后，当主人热情招呼我们到餐厅就餐时，我还望着窗外发呆。

食物陆续搬上餐桌，空气中香气弥漫。主菜还没上，每个人的面前都已经摆满了饮料、沙拉和各种开胃小菜。多年来，我只吃富含淀粉和碳水化合物的食品，很少会碰蔬菜和新鲜水果。但那个晚上，我决定至少要尝一尝沙拉。沙拉的主材不是卷心生菜而是有机生菜，另有黄瓜、西红柿片以及圆白菜丝。趁主人回厨房端菜的当口，我叉起满满一餐叉沙拉放进嘴里，却发现根本难以下咽。

主妇返回餐厅第一眼就看到了我，顺口便问："怎么样，好吃吗？"

"很难吃，"我实事求是地回答："我讨厌杂菜沙拉。"

有那么一瞬，整个餐厅的气氛尴尬至极，爸妈向我投来严厉的目光。结果，这盘沙拉没能给我补充到维生素 A，倒给我引来了一场谈话。

"肖恩，你不能那样跟人讲话……"，开车回家的路上，母亲开始向我解释。她和父亲都努力让我明白：没错，你可能不喜欢那盘沙拉，但那是主人的一片心意，你不能这么直截了当地回复她。30 分钟后，我们回到圣费尔南多市的家里，这场谈话仍在继续。

那天晚上，直到上床睡觉我都想不通，为什么他们一边教我要诚实，一边却因为我说了实话而责备我。这样前后矛盾，根本没有道理！几年以后，我才能明白规则是相对的，**因时因地因人而异**，这两种情况既不矛盾，也无绝对。

无论有没有孤独症，大多数孩子从小就会从大人那里学到一些绝对的规则，比如，无论何时都不应该说谎。等他们成长为青少年或者成年以后，生活视野越来越宽，这些规则会变得相对灵活，不再那么生硬。他们会知道，每一次社会交往都包含着无数复杂的因素，会掺杂不同的立场、想法和情感，一种行为是否恰当不是简单就能说清楚的。当儿童的社会能力逐渐成熟，他们会意识到，比如说，如果真话会伤害他人感情，那么"永远讲真话"就不再适用了。因为孤独症，我直到 20 多岁才完全明白这些道理。

明白了这些道理，我也终于能想通，为什么在我对那位主妇说沙拉难吃以后，气氛会突然那么尴尬了。我太直率了，当她问我沙拉怎么样时，我就实话实说了。在那一次以及其他无数次类似的情况下，孤独症蒙蔽了我的双眼，让我看不到基本的逻辑：他们没有和我一起吃过饭，怎么可能知道我不吃沙拉？实话实说，不可谓不诚实，却也让我失去了朋友。朋友之道，贵在彼此相处的乐趣，而非绝对的真实。

直到今天，我依然偏爱单品沙拉。但关于永远讲真话这件事，我也有了自己的心得，能学会这条潜规则着实不易：**与其真话伤人，还不如说一点违心话**。我走了很长的路才明白（终究是明白了）这条唯一绝对的生活法则：万事几乎没有绝对。在鱼龙混杂的社会关系中，不懂这条规则简直无法生存。

2017 年肖恩感悟

在最近参加的一次孤独症大会上，我跟台下的听众分享了多年前亲身经历的一次超速驾驶事件：因为超速，我被地方治安警官拦在路边，我跟他解释我有急事，他很友好很客气地听完，然后告诉我，那一带标明的限定时速是 40 公里，而我的时速超过了 70 公里。事实确凿，我不想抗辩，因为自己确实违反了法律，内心很是愧疚，并决心承担全部的责任。

"我确实超速了，真的很不应该，都是我的错，非常抱歉。"听完这些话，警官回到巡逻车上，例行检查我是否属于通缉在逃人员。

当他再次向我走来，我深吸了几口气，强作镇定。毫无疑问，等着我的将是一张巨额罚单，另加严厉警告，甚至也许还有一张法庭通知。让我吃惊的是，他给我的并不是罚单，而是一份书面警告，他还很温和地劝告我，以后经过这个镇区路段都要注意减速。

怎么回事？明明在劫难逃，怎么就这么轻易躲过了呢？我的时速可是超了整整30公里！莫非此地有一两位大佬认识我，帮我打过招呼了？抑或某位朋友的朋友帮了我？还是我名声在外，他要对我另眼相待？都不可能啊！那我到底为什么这么走运呢？答案在我心里。

多年来我一直奉行一个观点：社会规则和法律的执行是要看具体的情境和对象的。换句话说，一旦规则的效力和权威受到挑战并被打破，当事各方的互动关系会决定结果的最终走向。这几乎适用于一切情况，甚至是那些极端恶劣的情形。比如同样是谋杀，两个案情相似的人可能会得到不同的判决，而起决定作用的是一些无形的因素，比如悔罪程度、担责表现等等。比起冷酷无情、不知悔改的被告，那个能真诚悔罪的被告，在一定程度上更可能得到法律的宽大处理。

回到超速事件。在我还远未学会开车的小时候，我觉得自己做人的价值在于做好每一件事，做不好就证明我是个失败者。所以很多年里，我一犯错就使劲否认或遮掩，丝毫不讲理性，也不管事情的严重程度。所以，我越刻意隐瞒，问题最后往往变得越加严重。

联系当时的情境，不难发现，如果我和那位警官发生冲突，罚单是逃不掉的，也许还有高额罚金，甚至还可能会被强制出庭受审。

我觉得这件事可以给谱系人士一个很好的教育：就像公路上的路程标记和标牌能给长途开车的人指明路途、让旅程更加顺利，规则就是我们人生旅程的一个个路标，让我们的生活更加轻松，便于掌握。换言之，可以让谱系个体知道，灵活的思考理解能力与看似僵化死板的规则之间，其实并不矛盾，两者恰恰是相辅相成的。也就是说，要让他们看到，规则和法律包含密不可分的两个部分：文字规定的部分和精神层面的部分。前者规定了人们应有的行为举止，以及违背这些规定会产生的后果；而后者，则暗示了规则的执行和对违规行为的处罚存在差异。理解这一点非常关键。

要点牢记：

· 社会规则随着时代变化而变化；20 世纪 60 年代初的社会规则相对于今天的社会文化来说可能太过严苛了。

· 在教孤独症谱系障碍儿童时，考虑用其他词语，比如用"原则"来代替"规则"一词，让规则听起来不那么绝对化。

· 解释规则时，避免使用"永远""决不"这样的字眼。

· 社会规则反映着一个社会的态度、价值观、偏见和敬畏。老师们尤其应该考察儿童 / 家长所处的社会文化背景，看它们是否与学校的社会行为规范相冲突。

· 社会规则既是一种束缚，也能安定人心；当儿童在特定场合不确定或不知道如何行动时，规则可以帮助他们组织想法、减轻焦虑。所以，请善用规则。

· 社会行为规范随着儿童年龄的变化而变化，在教授规则时，请选择那些广泛适用于多种情境、多个年龄阶段的规则。5岁时适用、10岁就不再适用需要抛弃的规则，只会让儿童无所适从。在引入某条规则之前，请提前考虑这一点。

· 准备在教室张贴正式的规则时，要考虑到谱系儿童的刻板思维模式。有些学生可能"理解"不了：很多没有张贴出来的规则同样是有效的、需要遵守的，或者，张贴出来的规则不仅在课堂内有效，在课堂外同样适用。"禁止打人、禁止咬人、禁止推搡"是常见的教室规则，那么绊倒别人是合理的？用东西砸人也没问题？它们可都不在禁止清单上！一定要向他们说明，还有没有明确列出来的规则，也是需要遵守的，要明确哪些行为可以，哪些行为不可以。还要让他们明白，有些规则通用于校内的所有场合，有些规则却只适用于特定场合。比如，"禁止打人"的规则在艺术课、音乐课上同等适用，但"禁止脱掉鞋袜"的规则却不适用于体育课，因为体育课恰恰需要换上运动鞋。

· 为了帮助孩子学会灵活的思维，要养成经常在他们耳边念叨"社交金句"的习惯。简单一句"所有规则都有例外"，就能提醒孩子从不同的视角看待自己所处的情境。

· 在执行规则以及处理违规行为时，家庭成员之间、家庭和学校之间、不同老师之间要保持一致。乔伊叔叔在孩子犯错时说："好吧，这一次就算了。"自以为是帮助了孩子，实际上却给孩子带来了困扰，不仅无助于规则的学习，更会导致挫败和焦虑情绪。有时老师们会不自觉地"说一套做一套",这也会让谱系儿童感到困惑,尤其是当他们的做法与开学时"正式"宣告的规则不一致的时候。"铃声一响,归位坐好",这是老师们经常挂在嘴边的规则,但是不及时回座位的情况每天都在发生,很多老师往往视而不见。这种做法是滋生不信任感的温床。一以贯之地执行规则,能够强化儿童对规则的学习,促进社会行为的发展,否则,只会起到阻碍的作用。

规则二 从整体上看,并非所有事物都同等重要

不妨停下来想象一下,如果你的思维和情感只有黑与白两个极端,世界会是什么样子。孤独症之外的世界绝非如此单调,所以,难为你们了,但请尽量试试看。早上醒来,你发现厨房里的宝贝菜谱被四月大的爱狗啃了个遍,那些你对姐姐都不肯透露的经典菜式无一幸免。你的反应只有两个:无动于衷,或者勃然大怒、咆哮不止。上班路上,你打算取点钱,却发现 ATM 机里没有现金,你又突然想起你把午餐连同雨伞忘在了家里的柜台上。果然下起瓢泼大雨,从停车场到办公室 6 米的距离,你被浇了个透……任何一种情况,你的脑子都不会拐一下弯,你的情感在"全有"或"全无"这两极剧烈摇摆,要么这样,要么那样,没有中间地带。对于生活中的大事小事,你都不会退而求其次,你不会觉得"没关系","没什么大不了,中午可以去楼下熟食店随便买个三明治"。甚至于你的想法也很绝对。你很可能觉得自己一无是处:"居然忘记带伞,我肯定是地球上最愚蠢的人"——与其说觉得,不如说你坚信这一点。现在,将这样的情形在脑中反复播放一百遍,每一遍都用非此即彼的方式做出反应。扪心自问,感觉如何?事实上,你很可能想象不出这样度过一整天会怎样,这种困住了孤独症

谱系人士的思维方式对你来说如此陌生。那么，欢迎来到非黑即白的二元思维世界！

肖恩生动地忆起了自己把一切都"小题大做"的年代。

肖恩回忆：

记忆中，有很多次，我曾为了某个事件、某个场所或某种场合而倍感压力、情绪失控，但那些因素在常人眼里再普通不过，根本没必要有那么大的反应。

比如，从游泳馆回家的路上，我们常常光顾一家乳品店。而我从来只点一份巧克力冰淇淋，或一杯巧克力奶昔。一切正常，直到那杯奶昔到我手里。原来，我有一个神圣不可侵犯的原则——饮料必须满杯。

我看到杯子三分之二的高度有一条横线，横线下印着骇人的"加至此处"，意思是一杯到此为止。那不是空了整整三分之一吗！我整个人都愤怒了。没错，就是愤怒。不是失望，不是不快，也不是一般的生气，而是怒火中烧。接下来我会这么办：不断搅动奶昔，假装在喝，回家处理掉，或者，不想再碰，见机倒掉，眼不见为净。

我愤怒的是，明明卖饮料的，却连杯子都不给装满，杯子天生就该装满的好吗！要不它干吗做这么大呢？即使到家倒掉了奶昔，我仍然忿意难平。直到把杯子撕烂踩扁，我的怒气才有所缓和。

奶昔事件只是众多事件中的一个，我的二元思维方式从中可见一斑。没错，我的孤独症大脑就是这样运行的。周围世界的刺激太多太乱，为了有所掌控，我自创了一套规则，它们就像恪尽职守的卫兵一样，将经验中的恐惧和焦虑阻挡在外。在我的大脑中，这些规则合情合理，每个人都应该遵守；我根本意识不到，这些规则除了自己，根本无人知晓。要意识到这一点，首先要能理解他人的立场，而当时我只知道自己的想法，以为所有人都那样想。当别人没有遵循这些规则，比如，杯子里只装了 60% 而不是 100% 的饮料时，愤怒和焦虑就会爆发。

对我而言，那些自创出来希望别人遵守的规则不分先后、没有主次，是同等重要的。因为，**只要人们遵守规则，不管什么规则，不管什么情境，我都能获得一定程度的掌控感和安全感**。重要的不是规则本身，而是规则有没有被执行。我既没有能力跳脱情境背景思考规则本身，也无法权衡它们与其他事物之间的轻重关系。所以，当父母告诉我，比如，为了杯子没装满这点小事大动肝火实在有违常理时，这样的劝解对我毫无作用。我的思维完全非黑即白，直来直去，除了极端还是极端，不可能有任何中间状态。

多年以后我才知道，在人与人的社会互动中，在理解这些互动经验与自己的关系时，有这样一条人尽皆知的潜规则：**并非所有事物都同等重要，我需要掂量它们彼此之间的轻重关系**。现在看来，我在这方面的能力是在克服孤独症的过程中逐渐提升的。从十七八岁到二十四五岁，我试着尽量超越个人的需要去看问题，承认别人会有不同的想法，也渐渐学会了体察他人的立场。当思维向着自身以外的地方不断拓展时，我越发清楚地看到万事万物在本质上的主次之别。

但这一过程绝非易事，我经常将其比作从昏迷中苏醒，要历经一番挣扎，重新学习走路、说话、适应生活。只不过我的昏迷是一种情感上的昏迷。当一切好转，学习变得相对轻松的时候，我还是必须强迫自己去克服那些给我不适感的东西，以便更好地适应社会。当眼界突破一己之私时，我的想法、对事物的反应以及理解世界的方式也随之变化和提升。

规则二在本质上认为，我们的世界是"灰色调"而不是黑白的，世间万物是有主次之分的。它的核心是以下两个假设：

1. 个体能将经历过的海量细节分门别类。
2. 个体能理解不同类别的事物具有不同的重要程度。

孤独症谱系障碍人士天生不擅长这样的分类式思维，但它是可教的，而且可以从小开始教。好消息是，我们可以借助日常生活的具体事例，在各种不同场合，以一种相对随意的方式进行教学。教学的过程可以结合儿童的个人兴趣爱好，不仅调动他们的积极性，也能让课程内容更为有趣。

天宝指出：

小时候，几乎所有事物都会引起我同等程度的不安情绪。我的思维模式比较刻板，对事物的认识是非黑即白的，极少灰色调。值得庆幸的是，我的家庭生活非常结构化，母亲和保姆对我的要求始终如一，奖惩方法也一以贯之。这种一贯性在一定程度上起到了稳定情绪的作用，让我体验到了秩序感和掌控感。尽管如此，我还是常常陷入焦虑之中。

我会为了一些其他孩子根本不会在意的事情惴惴不安。一天晚上，雨下得特别大，家里的屋顶漏雨了，雨水在卧室的天花板上留下了一个小小的渍痕。我很惶恐，担心天花板会塌下来，脑中不断浮现出楼上的家具纷纷掉落砸到身上的画面。

就算上了高中，我还会因为一些细微小事倍感焦虑，反应夸张。有一次，学校计划调整作息时间。往常是课程三点结束，然后体育活动，现在要把某些体育活动提前，课程推后。我为此焦虑万分。现在回想这样的反应着实可笑，但当时这样的调整对我真是一件大事，因为我的思维还非常刻板，不知变通，我的大脑中也还没有足够的信息用来衡量比照，就像一台电脑在某个图像上卡壳了，没有发现硬盘上还有其他可以关联的图像。

概念思维有三个基本层次：①学习规则；②分门别类；③创造新类别。为了测试个体的分类能力，可以在桌子上摆上各种物品：铅笔、记事本、杯子、指甲锉、回形针、餐巾纸、瓶子、CD和其他常见物品。孤独症成人很容易把其中的铅笔或瓶子都挑出来，也能轻松地对物体进行简单的归类，比如，所有绿色物品为一类，或者，所有铁质物品为一类。这个水平的概念思维一般都不成问题。绝大多数孤独症干预项目在这一点上都做得相当不错，而且都能从儿童幼龄期就开始训练。教孩子识别颜色、形状、动物的叫声，其实是在为孩子发展概念思维奠定基础。目前市面上有很多这种类型的教育视频或DVD产品，质量都不错，家长可以利用起来，在家训练孩子。这个层次的归类技能教起来一般不成问题。

孤独症人士最大的困难在于创造新的类别，它是真正形成概念的第一步。例如上文提到的各式物品，还可以按照用途（如办公用品）或形状（圆形、非圆形）来分类。对我来说，杯子、瓶子和铅笔明显都是圆形的。多数人会觉得带方形塑料外壳的CD不是圆形的，但我会归到圆形里，因为CD本身是圆形。我的联想思维能力很强，很多谱系人士也一样，我们会看到事物之间普通人容易忽略的关联之处，有些关联以普通人的思维来看甚至可能是"错"的。

教孩子形成概念最简便的方法是和孩子一起玩归类游戏。例如，杯子可以用来喝水，也可以收纳笔或回形针；便签本可用来记事、画画，也可以用来当镇纸或杯垫。这样的活动必须大量地重复，因为孤独症人士需要花更多时间才能学会从不同角度思考问题；但只要坚持不懈，一定会有成果。练习是关键，可以在结构化的课程中练习，也可以在自然状态下练习。只要有心，成人永远能在环境中发现锻炼儿童归类能力的机会。想想超市的食品柜台，多么天然的学习环境！一开始，成人只需用语言简单描述自己看到的东西："我看到一个红红的西红柿，一个红红的萝卜，还有一个红红的洋葱，它们都是红色的，它们都是蔬菜……它们都是圆形的……它们都可以吃。"最好从具体有形的物体开始，让年幼的儿童去看、去触摸、用多种感觉同时感受物体。即使儿童自己还不能独立进行各种分类，也可以为其指出来，让他们知道可以有这些分类的方法。我喜欢玩"二十问"这个游戏，它有助于我构建新的分类法：一个人先在心里设想一个物品，如餐叉，让另一个人来猜，猜的人通过不断提问缩小答案范围，但提问次数限于二十次。第一个问题通常可以这样问："它是动物、植物还是矿物？"一开始，由于孩子的思维比较刻板，家长可以启发和引导他们问问题。采用这样有趣的学习方式，加上足够的练习，儿童的脑中就会慢慢形成各种类别概念。

帮助儿童在头脑中构建多种多样的物品分类法，是培养灵活思维的第一步。与此同时，要让儿童从小就多接触各种变化的事物。对孤独症儿童来说，结构化是一件好事，但有时可以、也需要对计划做些改变。小时候，保姆会带我和妹妹进行各种丰富多样的活动，多样化可以有效地避免刻板行为模式的生成，也使我能更容易适应每日、每周常规活动的变化，知道就算发生变化，我也依然可以掌控。没有这些多样化的活动，我的思维可能就刻板化了。这里有一条社会关系的潜规则，也是人生的潜规则：**变化是不可避免的。**

母亲还会用很具体的方式向我们灌输"妥协"的观念。有时，我要听妹妹的，我和她一起做她想做的事；有时，我说了算，她跟我一起做我想做的事。母亲绝不允许我罔顾大家的意愿一意孤行，或为此又哭又闹、撒泼要横，除非我疲劳过度或者遇到了感觉刺激问题。从概念层面上说，我们讨论的是如何让儿童学会妥协，知道何谓公平与不公平。其实这并没有某些家长或专业人士认为的那样复杂。比如，你可以当着两个孩子的面分果汁，一个分到很多，一个分到很少，孩子看得懂是怎么回事，也知道自己内心的感受，下次分的时候，再反过来。多次重复之后，孤独症儿童就能领会其中的意思了。不断重复是关键。正是在不断的重复中，我明白了一点：**不可能事事如我所愿，有时必须按照别人的想法行事。**这条潜规则对任何人都适用；我懂了，也就学会了妥协。

为了理解这一点，我还是要用到那个比喻——调色。一罐黑色颜料，一罐白色颜料，它们完全相反，妥协就是两者的混合。就我而言，我需要黑色多一点，白色少一点，最后调和出很深的灰色。我会从逻辑上进行判断：如果调和以后的颜色中还有 80% 的黑色，这样的妥协就值得一试，我尽力达成。与人相处，有时妥协是唯一的选择，这是我从自己青年时期的经历中总结出来的经验。对于儿童，直接要求这样做就行了。

我从小就有较强的问题解决能力，这也有助于我学习更加灵活地思考问题。所有的搭建活动也都强化了这方面的能力。从制作简易的硬纸板房，到堆搭复杂的雪堡，所有活动都在锻炼我的系统化思维，让我将细节与整体大局联系到一起。比如，我必须知道先搭墙才能装屋顶。这听起来很简单，却是学习安排动作优先顺序的第一步，从中我认识到有的动作会比其他动作更重要。儿童当然不会意识到自己正在学习安排动作的优先顺序，也不觉得是在学习有利于情感和社会关系发展的思维方式，对他而言，他只是学到了搭建房屋的方法而已。家长一定不要低估儿童游戏的价值，尤其是与一两个同伴共同进行的互动游戏。这些游戏可以锻炼儿童的基本社交能力，为发展更高级的社会性思维能力奠定坚实的基础。

我发现，有些成年阿斯伯格综合征人士的思维仍然相当僵化，社交活动是他们的大难题。他们大脑中的事物似乎只有一个笼统的大类，全部经验只存储在一个盒子里，或者，最多也就两三个盒子里。他们还不会对数据进行更细致的分类，所以很容易误判自己的经验，或曲解他人的意图。说到底，这还是因为非黑即白的思维方式，以及经验不足，大脑硬盘中的信息不够充分，无法形成有意义的类别层级系统。

因为已经成年，他们希望有一个能从根本上解决问题的办法，让他们拨云见日，找到生活的意义。然而这样的方法并不存在。于是他们更加困惑，对自己的看法更加负面，把自己压得喘不过气来。

我想再次重申的是，灵活思维需要通过大量的训练才能习得。一周两次、每次 30 分钟的课程是远远不够的。儿童接触的事例越多，思维会变得越加灵活；思维越灵活，就越容易发展出新的分类方法、形成新的概念。

所有这些能力都是理解社会关系的基础。一旦儿童通过具体的物体掌握了一定的灵活思维能力，家长和老师就可以将他们的概念性思维扩展到不那么具体的领域，让他们对感受、情绪情感、面部表情等内容进行分类。所有这些，都是在发展儿童的社会性意识和社会性问题的解决能力。

全是细节！孤独症儿童"小教授"式的大脑中各种细节堆积如山。每一个情境、每一次遭遇都被拆分成许多小碎片存储了起来，所有碎片都同等重要。这些数据该如何处理呢？答案是，通过类别系统构建起大脑内部的逻辑结构。如果你每天用电脑，不妨设想一下，你的硬盘里只有一个文件夹，整整一年，你的文件全都存到这个文件夹中。每次查找某一条信息，你都不得不筛查上千个文件。年复一年，这个文件夹里又添加了几千个新文件，当然，有可能你又新建了几个文件夹，但数据量依然巨大，而且依然没有主次之分。怎么样，是不是觉得必须从小教儿童学习分类、提高灵活思维能力了？有没有开始理解孤独症儿童的某些行为了？比如反应迟钝（为了回答一个问题，需要搜索海量信息），比如走神（时刻处理海量信息，难免断电）。现在，你是否比较能理解区分信息重要程度的重要性了？

好消息是，在教授"规则二"涉及的第二个核心能力，即对大脑中存储的不同类别的信息区分不同的重要程度时，是有方法可循的。

这种方法与教授分类的方法类似：从具体有形的事物开始，逐渐拓展到比较抽象的领域，比如情绪情感等。为方便谱系儿童理解事物的程度差别，我们可以借助视觉化的表现形式，如图表、饼图、分数量表、温度计等等。举例来说，假如用五分量表法表示重要程度，那么，在行驶的公交车中坐稳坐好，可以记5分，表示非常重要；而在家看电影时安静坐好，可能只得1分。同样地，在父母面前长篇大论自己感兴趣的话题可能得5分，表示可以；而对老师或保姆这样做，只能得3分，对学校同学的话，可能就只得1分。

有些书中也详细介绍了很多非常实用的视觉化工具，比如《成功应对社交世界》（*Navigating the Social World*, Jeanette McAfee, 2003）、《神奇的五级量表》（*The Incredible 5-Point Scale*, Kari Dunn Buron & Mitzi Curtis, 2004），可以为我们教授孤独症谱系障碍儿童提供有益的启发和指导，帮助他们学会区分想法、行为尤其是情绪感受的不同重要程度。

对于偏社会型的个体来说，情绪情感与人际关系密不可分。但正如天宝先前所言，并非所有谱系人士的情况都是这样，那些用图像思考的人尤其不是这样。不过，是否能够理解明显的社会规则，进而理解更加微妙的社会规则，首先要看谱系个体是否能理解情绪情感的类别化本质：情绪情感是多种多样的，每一种情绪或情感在表达时又会有不同的强弱程度。这是一个更高水平的心理加工过程，不仅需要灵活思维，也需要换位思考，能理解由于个人、家庭、文化和社会准则的差异，不同人的大脑中会有不同的价值观念。儿童如果缺乏洞察能力、经验不足，在理解情绪情感时就会缺乏有效的参照系统。

如果普通人的情绪情感是一幅色彩斑斓、细节丰富的油画，那么孤独症谱系障碍儿童的画布上很可能是一片白色，没有油彩。谱系儿童在认识、表达和控制情绪情感方面存在困难。有些个体极少表现出情绪情感，也就是通常所谓的"情感淡漠"。天宝在描述自己时也说，她的情绪情感很有限。在一个未经训练的人看来，谱系儿童的情绪反应似乎是多样而复杂的。这一点可以理解，因为普通人的情绪情感天生就分强弱浓淡、喜怒哀乐，家长和老师会很自然地认为谱系儿童也是这样。实际上这种想法是错误的，谱系个体哪怕到了青春期甚至青年期，都可能没有那么丰富的情绪体验，他们对情绪情感的理解可能会一直停留在相当基础的阶段。

肖恩简短解释：

孤独症会影响个体的特征判断能力，所以，孤独症个体想要学会判断他人的心理比闭着眼睛复原魔方还要难。除非对方的表情非常明显，或者表达方式特别强烈，比如发怒了。我一般是很难读懂他人的情绪情感的。即使到了十三四岁，我仍然不知道人可以（而且事实上几乎总是）同时具有一种以上的情绪情感。我无法接受一个人会同时体验到两种"相互冲突"的感受，比如又悲又喜。我真的搞不明白，你要么生气，要么不生气，要么伤心，要么开心，要么不懂，要么了然，怎么可能同时兼而有之呢。

情绪表达和情绪控制对谱系儿童来说相当困难。他们的情绪只有两种状态：要么没有，要么强烈。由于情绪不稳定，他们中一些人不太愿意参与那些可能引起情绪爆发的活动，因为意外状况随时可能出现，他们随时可能情绪失控。前文也提到过，他们会为了一点小事大动肝火，所以，对很多不善于控制情绪的儿童来说，情绪就是可怕的洪水猛兽。

天宝说：

我很难调节情绪，无论生气或悲伤，哭或笑，都是"全开"或"全关"的状态。比如有一次，我在飞机上看电影，其中有一幕是舞厅华丽的桌子下盘着一条巨蛇，我失声大笑，一飞机的乘客都向我投来了异样的目光。这种不合时宜的反应给我惹过不少麻烦，比如遇见胖人，我哈哈大笑，就会被母亲训斥一番。我现在的情绪控制力比过去好多了，不再那样大开大合。

经验告诉我，必须控制好情绪，不能耍性子，尤其不能总是发怒，易怒是我最大的问题。该如何解决这个问题，我的逻辑性思维帮了大忙。我的情绪来得快也去得快，但我渐渐知道，它们一定会留下某种影响——**行为总会产生后果**，这也是一条潜规则。小时候，每当遭到同伴的戏弄，我往往会猛烈回击。有一次，我把书砸向了欺负我的女孩，因此被逐出校门。到了高中，我曾经因为发脾气，被罚一周不能骑马。骑马是我的最爱，也是校方给我的特殊待遇，为了保持这一待遇，我逼着自己寻找不生气的方法。也就是从那时起，我学会了将愤怒转化为哭泣。

工作以后，我更加知道要控制愤怒情绪，决不能在工厂撒野，否则就会丢掉工作。很多次，感觉火气升腾的时候，我会跑到牛场上哭。这样发泄一通，情绪也就过去了。

对我来说，控制愤怒的办法只有一个，就是将怒气转化成另一种情绪。因为愤怒一旦起来就无法摆脱，我只能改变自己的反应，而这种反应又不至于让我被开除。不过，用哭泣代替愤怒的方法也不是什么时候都好用的。有一次在安装设备时，机器出了点故障，工厂经理不分青红皂白地冲我咆哮了一通。我必须当场想出一个发散怒气的方法——我必须换个角度看待眼前的状况。鉴于当时的局面已经不可能用通情达理的办法来解决，于是，为了控制自己的脾气，我把他想象成一个 2 岁的小孩在耍性子。结果，我居然没有生气，不仅不生气，甚至一度还想大笑，还好忍住了，不然对方可要气疯了。

我至今都还很难理解太过复杂的情绪和情感，所以尽量避免掺和其中。虽然我用哭代替了愤怒，但也会有哭得收不住的时候。跟其他情绪一样，要么不哭，要么哭得彻底，很多次我都哭到虚脱了。现在，我会留心周围的状况，一旦发现不妙，就会避开锋芒，甚至从那个情境中完全跳脱出来。我会尽量避开复杂的情绪纠缠。当然总有一些事是无法躲开的，但我现在也知道了如何应对。如果工厂经理认为机器故障是我的错，对我大发雷霆，我会任他把火发完，再跟他讲道理。等他情绪稳定下来，我可以请他去会议室，跟他解释，真的不是我弄坏了机器，而是机器才刚安装，有一个调试的过程，最初能有这样的表现已经相当不错，才五分钟就要求它们 100% 投入生产是不现实的。普通人在社会交往和职场互动中总是掺入太多的心理活动，让情绪凌驾于理性之上，于是滋生出很多问题来。其实，这些问题原本只需一点点逻辑和常识就可以轻松避免。与此相反，高智商阿斯伯格综合征人士却很善于将情绪与思想分离，面对那些足以让普通人焦头烂额的局面，他们能始终保持冷静和专注。如果引导得当，这其实是一个很好的优点。

虽然肖恩和天宝的情绪反应都很强烈，但他们感知自身情绪的方式却很不相同，情绪爆发后的影响也很不一样。天宝的情绪一旦爆发，会很快消失在记忆之中，而肖恩的情绪后效则会持续数小时、几天甚至几年。

肖恩说：

六、七、八年级时，我对校车产生了刻板性兴趣。每天放学时，我都会看着它们在学校后院的停车场排成一排。我会注意看哪几辆车来得早，哪几辆车来得晚，还喜欢看它们停在车场上的角度。不久之后，我还发明了一种名叫"校车"的纸牌游戏：把卧室的长方形地毯当作停车场，用纸牌在上面模拟校车抵达和离开的场景。我用了大概二十张纸牌（相当于校车的实际数量），将它们斜向摆在地毯上（模拟校车实际停驻时的角度）；大约 10 分钟以后，我把其中大部分纸牌"开出"地毯，再让其他一两张"到达"（与校车开进开出的情形完全一致）。

过了一段时间，我又更新了玩法。我将卡片车升级成了真人车，确切地说，由我自己、父母和妹妹梅根一起来玩这个游戏。每个工作日的早晨，在我和妹妹上学、父母上班之前，我们会在厨房一起吃早餐。有一天我灵机一动，这个每天例行发生的场景与我最爱的校车游戏简直异曲同工。于是，我在心里为每个人"安排"了座次，以及下楼大致的时间和确切的先后顺序：我第一，父母第二、第三，梅根最后。我至今还记得很多个早晨，我在厨房聆听着楼上的动静，如果听到梅根不到预定时间就起床了，我就开始发愁。有时我会狼吞虎咽吃完早饭，在她进厨房前离开——就像有的校车会在其他车到达前驶出学校一样。

早上总是一切顺利，除非有人违背这个重要的家庭规则。不幸的是，这样的事常常发生。我当然接受不了，于是整个早上就全毁了。如果梅根下楼早了，或坐了别人的座位，或者时间座位全错了，我就会很生气，直到出门都带着暴躁的情绪，有时甚至好几个小时都难以平息。家人知道我的脾气，看我这么怒不可遏，肯定是某件事没有按照我的规则来，只是他们完全不知就里，当然也无从帮忙，而我也不知该如何解释自己何以愤怒至此。其实，我内心强烈想要掌控环境（及环境中的一切）的愿望，恰恰来源于对周围世界的无力，只是当时还不能自知。那时候的我，为了达到目的，完全不讲究手段，我对人对事的反应是如此简单而又直接：如果大家都按我希望的顺序下楼，满足我对秩序的渴求，我会浑身充满力量，否则，我只能无力、愤怒、无助地走出家门。

但是最终，就像天宝找到了控制怒气和情绪的方法，肖恩也掌握了情绪的舵把，让生活和情感更加自如地朝着自己想要的方向行进。不过这个过程很是艰辛，不论是对他的父母，还是对他个人自尊的发展，都产生了长久的影响。

当生活中出现各种疏漏或错误时，在非黑即白的二元思维作用下，我只会做出两种极端的反应：要么拒不承认，要么大发脾气——这种脾气与事件本身的重要程度完全不相称。因为孤独症，我很不善于衡量事物的轻重关系，所以无论大事小事（99.9% 都是小事），一概让我怒不可遏。对我而言，任何错误都一样，都说明我很"坏"、我很"蠢"。为了弥补这种"坏"，我力求完美，给自己设下很多不可能达到的目标。而当真达不到时（当然达不到），自我感觉会更糟。就这样，我陷入了无止境的恶性循环之中。

不管是掩饰否认，还是怒气冲冲，结果都一样：小事变大事，让自己和别人都感觉很糟糕。

十几岁时是这样，成年以后的我依然如此。

二十四五岁的一天，母亲来看望我，我们一起出门办事。在车上闲聊时，我把"合群"一词用错了。这个词的本义是爱社交、喜欢和别人待在一起，但我把它当成了另外的意思，母亲听完就给我指了出来。

"肖恩，你想说的应该不是这个词吧。"

"我果然是个笨蛋！我小时候一定被摔过、脑子缺过氧吧？"

"哦，得了，你这话才傻呢。"她的言语中有了几分怒气。

"人傻，没办法。"

"别可怜自己了！"母亲也不依不饶。我的怒气顿时飙升了好几个刻度。

我们剑拔弩张，气话连篇，愤怒情绪持续升级。到家的时候，两人都已经怒火中烧，压根儿都不想再跟对方待在一起了。

事情至于这样吗？只是别人给我指出了一点小小的错误，难道没有更好的处理办法了吗？答案很肯定：不至于，有方法。

我可以用其他方法来处理，结果会完全不同，也会好很多。

· 一笑置之。是的，做错一点小事、用错一个词，一笑置之，反而会有意想不到的效果。老话说得好，"笑治百病"。笑可以让大脑分泌内啡肽，让你精神振奋，使你和周围人马上开心起来。最重要的是，笑还可以化解不愉快的局面。如果当时我谦虚一点，或开个玩笑自嘲一下，我们母子都会笑得很开心，我也会自我感觉良好，这事几秒钟就过去了。但由于孤独症思维，我想不到其他任何办法。结果气氛整个被破坏，郁结的心情几个小时都化不开。一切的根源，其实并不在于我用错了"合群"这个词，而是我一根筋式的思维和反应方式。

· 走中庸之道。20世纪70年代有一种说法叫"中间道路"（middle of the road），我在这里借用一下，基本意思是说，凡事采取中庸的立场。就上面那个例子，我完全可以这样说："哦，是吗，我都没发现用错了这个词。"这种反应不会锦上添花，给彼此任何幸福温馨的感觉，但起码可以让事件到此为止。这样做，任何坏情绪都会"见光死"。

· 甚至可以忍气吞声。点头表示赞同，或什么也不说，让事情就那么过去，强过好几个小时心情恶劣、食不下咽。这种方法可能不如前两种见效快，但比起让事态持续升级最后失去控制，要可取得多。

2017年肖恩感悟

我认为，规则二对于孤独症谱系个体来说是最难理解、最难内化和运用的规则，因为"并非所有事物都同等重要"这样的观念很容易与刻板、具体的思维模式相冲突。事物之间这种不均衡性，极大地挑战着很多谱系人士头脑中的均衡感，也会打破一部分人严格按照时间先后顺序做事的心理欲求。某位谱系学生可能会想："我肯定必须先完成第一节课的作业，才能开始第二节课的任务，因为第一节先上，第二节后上。"但如果第二节课的作业第二天就必须要交而第一节课的作业可以迟些再交呢？这样的情形必然会扰乱这个学生内在的时间秩序，也迫使他反思自己习惯的优先事项安排是否合理。

这一观念，即使普通人（以及各种机构）可能都极难遵循。最近我就目睹了媒体（正是本人所在的行业）以维护新闻业的均衡为由，有意无意地将同一问题的不同方面做了同化处理，在我看来，就是主次不分导致的恶果。

2016年，希拉里·克林顿与唐纳德·特朗普之间的美国总统大选争议不断。希拉里在担任国务卿期间处理邮件的方式引起了各方非议，而特朗普自吹自擂侵犯过女性的视频也让众人哗然。各大媒体在报道时一再将这两者相提并论。

希拉里这边，美国联邦调查局两次调查结果都认为，她确实判断不力，用私人服务器处理敏感保密信息实为草率，但其所作所为还不构成犯罪。而特朗普这边的侵犯行为却确凿无疑。

在我看来，刻意追求对两头的公正而在报道中力求公允，给公众造成的印象是，希拉里在"邮件门"中表现的判断力缺失与特朗普的行为不端，无论在程度、影响范围还是重要性上都是对等的。我认为这里的问题在于，在进行合理的新闻判断时，公允不应该成为唯一的决定性因素。

公正的态度能最大限度地保证结果的公允，但公允的态度却可能使结果有失公正。如果有人在沃尔玛超市偷了一件

T恤，同一天，另一个人实施枪击，疯狂杀害了10个人，这两件事能平等报道吗？能同等看待吗？当然不能。

因此，我们就很容易明白教授儿童——所有儿童，不仅是谱系儿童——鉴别事物主次的重要性了，要让他们知道，并不是所有的事情都在整体大局中占有同等重要的地位。

理解社会关系的潜规则，不仅要有将黑白调和成柔和的灰色的能力，还要能认识到世界上还有其他许多亮丽有趣的色彩。孤独症人士在社交生活中几乎没有情绪，仅有的情绪也处于极端不稳定的状态，这种状态对他们的人际关系往往起到阻碍而非提升的作用。这当然是一种很糟糕的经验方式。如果学习发展社会技能和情感联结让他们感觉更加糟糕，他们又怎会愿意继续？

在人生的大局上，并非所有事物都同等重要。这一表述对普通人来说非常简单，因为它早已渗透到了他们的思维方式之中；听说要把它正经说出来写下来，甚至当成规则教给学生，他们反倒会觉得不可思议。教儿童或成人学会分辨和创造事物的类别，将不同类别相互联系起来，理解各类别的不同价值，是发展社会意识的前提。这个环环相扣不断升级的能力体系不仅有助于谱系人士建立内在的逻辑结构，也会给他们一种激励：按照这个体系逐级发展，他们能够看到自己的进步，这些进步又反过来赋予他们自我激励的能量——这种内在的积极性正是成功发展社会关系的前提。

要点牢记：

- 尽管家长和专业人士很难理解，但孤独症谱系障碍儿童在所有（真的是所有的）场合中体验到的情绪强度可能都是相等的。在平时的生活和教学中，要经常停下来提醒自己这一点。

· 让儿童从小就积极参与各种分类活动，锻炼分类能力。

· 教儿童区分事物种类和情绪时，尽量通过视觉化的手段来呈现。"今天我感觉 ＿＿＿＿＿"的主题图表有助于孩子认识并分辨不同的情绪感受，而各种等级标示、温度计、颜色或编号方法等均有助于孩子直观而具体地认识情绪的不同强弱水平。

· 每天"大声说出"你的想法，让儿童认识到每个人都有不同的情绪，不同情境也会产生不同的情绪。比如："玛丽今天要和新老师见面，所以她很紧张。""下雨了，爸爸很失望，因为他很想和朋友一起去打高尔夫。"

· 学会识别儿童情绪过载或情绪爆发的前兆——一定会有这样的蛛丝马迹。

规则三　每个人都会犯错，不必因此毁掉你的生活

肖恩说：

我才 12 岁，但只要稍稍反省一下就知道，我的过去充满了错误。据我所知，我最大的错误有三个：我的行为都是错的，我不会和别人交朋友，除此以外的所有事也全都是错。我是一个彻头彻尾的失败者。心里装着这些念头，我最听不进去的就是，做任何事都难免会出错。我讨厌犯错，因为我觉得**我就是一个错误**。

肖恩的这段描写，让我们看到很多情感型孤独症谱系儿童的自我感受，以及犯错这件事对他们自尊的影响。要知道，做什么事都牵扯着情绪情感的人，往往在思维方式上也会更倾向于非黑即白。他们要么觉得自己无所不能，要么觉得自己一无是处，犯个错误，就是满盘

皆输。**错误有大有小，具体情况需要具体分析**，这个普通儿童很容易理解的概念，在他们头脑中是不存在的。他们要求自己凡事完美，但正如肖恩下文所述，这种完美是一种想当然的完美，真正的完美是需要花时间不断学习进步才能取得的。

肖恩继续说：

大约 12 岁时，我养成了每天晚上收听电台古典音乐的习惯，对于什么是好的钢琴演奏，渐渐有了自己的心得体会。我想象别人听着美妙的音乐时，会在心底对弹奏者生出怎样的赞叹，我想，为什么我不能成为一名伟大的音乐家呢？于是，我决定学钢琴，并把这个想法告诉了父母。父母找到祖母的好友西蒙夫人，给我报了每周一次、为期两年的钢琴课程。还记得最开始的几节课上，我用来练习手指力量的课本居然是带彩色标记的，实在太小儿科了。我认为这是对我的侮辱，什么半音音阶，什么热身练习，我要演奏"真正的音乐"！我很生气，为什么那些专业的钢琴师可以到处演奏，而我却不得不困在这里做简单几千倍的枯燥练习。我的目标是要达到极致的完美，并因此深受景仰，但现实却阻碍我去实现这种愿望，这让我大为懊恼。我的大脑很快又被一个新的念头占据：**他们随随便便就弹得这么好，为什么我就不能呢？**这个念头好多年都挥之不去。我还不懂**"熟能生巧"**这一生活潜规则。

换课本的时候，我的练习难度也相应提高了，但这并没有给我带来多大的成就感。我知道自己在进步，但懊恼也在累积，它遮蔽了进步的快乐。别人可以去演奏，我却必须做练习，这太不公平了。这种想法不仅让上课变得无精打采，也给等待上课的那六天蒙上了阴影。

结果，家里的琴声越来越少了。刚开始，我大约每天练琴半小时，渐渐减少到一周两三次，再后来一周一次，而且只有十来分钟。一周七天，我这里坐坐，那里坐坐，就是坐不到琴凳上。

终于，琴声沉默了，取而代之的是这样的对话：

妈妈："肖恩，今天练琴了吗？"

我：（一阵刺痛）"练了。"

妈妈："什么时候？我怎么没听到。"

我："就是练了。"

妈妈："肖恩，下楼来练琴。咱们花钱学的东西，你不练怎么弹得好呢！"

我："干吗老是练个没完？你看人家钢琴家演奏，从来都那么完美，他们能做到，我也能做到。"

妈妈："他们也是练了好多年的。没有人天生就会弹琴。只有每天练习，才能进步。一周练一次，哪能有进步呀。"

我："不可能。我不要练习，我要演奏。"

我最后痛苦地发现，能燃烧我的音乐理想、让我在音乐界大放异彩的唯一方法，就是苦练音阶、指法以及单调的曲子。我也终于明白，在能够正确地弹奏出每一个音符之前，我必然要经历一个弹错音符的过程。这是再自然不过的事了。

而"弹错音符"，恰恰就是症结所在。我才12岁，但只要稍稍反省一下就知道，我的过去充满了错误。据我所知，我最大的错误有三个：我的行为都是错的，我不会和别人交朋友，除此以外的所有事情全都错、错、错。我是一个彻头彻尾的失败者。心里装着这些念头，我最听不进去的就是，做任何事都难免会犯错。我讨厌犯错，因为我觉得我就是一个错误。

果然没有一次练习是不出错的。每个弹"坏"的音符，远不是听上去"不对"那么简单，它们声声刺耳，尖锐地提醒着我，又失败了。两年期满，我没有再续课。

学琴的不愉快经历过去之后，或者说我以为它过去之后，到80年代早期，我又萌发了对爵士乐的兴趣。这个时候的我比之前自信了些，我希望有朝一日能加入某个迪克西兰（Dixieland）爵士乐队。迪克西兰风格的爵士乐在我出生之前风靡一时，我畅想自己能在这样的乐队中演奏的场景。从 1982 年起，我开始学吹小号，并暗自发誓，不再犯八年前的错误，即使吹错音符也没关系。我比过去成熟多了，对自己的态度也发生了变化。我不再是当年那个 12 岁的小孩，我的生活状况也改善了许多。另外，我觉得小号比钢琴更容易掌握，因为它只有 3 个活塞，而钢琴有 88 个琴键。我没有意识到，这 3 个活塞需要奏出与钢琴同样多的音符组合，还以为可以随意吹奏，自由发挥。总之，我信心满满地学起了小号，准备重返音乐之路。

与之前最大的不同，是我对学乐器这件事的态度更加理智了，无论内在、外在都是。我告诉自己，不必名扬世界，只要能加入本地的爵士乐队就可以。我愿意从头学起，不辞辛苦，不论半音音阶还是其他，只希望把基础打扎实了。我心里一直想问问我的老师米勒先生："你是怎样即兴演奏的？"但我没有急于发问，而是静静等待时机成熟的那一天。大约一两个月以后，我才觉得差不多可以问出这个问题了。

但恶魔从不轻易善罢甘休。上课几周后，我遇到了意想不到的挑战，很快又被打回了原形，结果和当年学琴时如出一辙。我当然还是会吹错音，但我更关注的是其他方面的问题，比如因为总是控制不好小号的吹嘴而经常完不成哪怕是很简单的作业。显然，是我的吹奏习惯有问题，我总是将唇部死死地压在吹嘴上，压得太紧以至于血液循环不畅，口唇很快就又酸又痛。记得在米勒先生 1982 年的一场个人演奏会上，我独奏了一曲《当圣者行进时》（*When the Saints Go Marching In*）。当曲子接近终了，我的嘴唇完全麻木了，以致有两个中央 C 音上的 D 音没吹准。听众稀稀拉拉给了一点礼貌性的掌声。

就像八年前一样，我每周的练习量开始逐渐减少，但渴望不加练习就能像迪齐·吉莱斯皮（Dizzy Gillespie）一样演奏（并得到同样的赞美）的劲头倒是依然不减。有天晚上，我决定死磕猛吹，我要挑战一切生理上的极限，即使号角里出来的只剩下空气而没有乐音，也要一吹到底。结果，我得偿所愿：当嘴唇越来越酸时，我胸中的怒气也越来越盛；在将一个 E 降调吹成 E 调后，我终于忍无可忍，把小号狠狠摔到了地上，号口被摔歪，果然没法再吹了。想当年，我还没摔过钢琴呢（太重了，摔不动）。

几年过去，我没有收到任何迪克西兰乐队的邀请，最终还是洗手退出了音乐演奏界。以上这些经历，加上在学校参加各种运动、网球课等类似经历，让我将竞争和失败联系到了一起，好多年我都不敢参加这样的活动。即使现在，这种影响多多少少依然存在着。我偶尔会去打打排球和垒球，不过能够很快融入球队的氛围和战术。运动就是为了享受运动的乐趣，当它变成"不惜一切代价去赢"，也就失去它的本味了，这时我就会选择退出。

现在看来，那时候的我认为成功是线性的，能弹"对"的音符越多，就证明我越厉害。因此我更容易掉入这样的陷阱：在开始做一件事的时候，往往好高骛远，造成不可避免的失败，最终陷入失望和受伤的情绪无法自拔。我仍然希望扬名天下，俘获万千人心，受人景仰，因为我确信如此便不必再经历挣扎和痛苦，如此便可以摆脱孤独症的烦恼。得到众人的欢呼和赞美，在我看来，应该好过批评和责备，是一种更值得追求的生活。

人非圣贤孰能无过，犯错是生命的常态。即使非常非常年幼的儿童，不用教也能理解这一点。经过反复的试误，幼儿会逐渐累积起一个不断丰富的经验系统，认识到导致错误的原因千千万万，有些完全不是个人所能控制，而他人也会结合具体的情境衡量我们的行为反应。

将肖恩早年的思维方式与天宝的相互比照，你会发现他们理解自身缺点的方式完全不同。这种理解方式的影响是长期的，不可小觑。

天宝分享：

在我的记忆里，我不是那种事事追求完美的孩子，也不会因为犯错而情绪失控。我知道有些孤独症谱系障碍的孩子是这样的，但我不是。母亲让我们参加各种各样的活动，很多时候还会有其他家人或者其他孩子一起参加，在这样的环境中犯错太正常了。犯了错，没关系，我们该干嘛干嘛，不会因此而太过介意。这可能得益于我的逻辑思维和图像思维模式，因为我绝大多数的经验是不粘连情绪的。犯了错，我会认为，是我考虑不周，或者问题解决能力不够，而不会将犯错这件事与我的自我概念扯到一起，动不动就觉得自己毫无价值。当各种经验越来越丰富地存储到记忆之中，就算真的犯了错，我也有很多机会查漏补缺，并告诫自己下次要避免同样的错误。

参与丰富多彩的活动，使我的自尊以一种自然而积极的方式发展起来。这与时下结构化的培训项目中流行的"做得很好！"之类不自然的自尊强化方式完全不同。母亲和保姆会因为我的成就而称赞我。我特别喜欢制作东西，做出来的东西也的确很棒，所以经常能得到很多正向的鼓励。我的自尊来自我所取得的成就。当我完成一个漂亮的艺术作品时，大家都会赞不绝口。9岁时，我在大人的圣诞音乐会上演唱了一首《美丽的美利坚》（*America the Beautiful*），得到了大家的一致认可和热烈的掌声。我的自尊就这样自然地生长起来。当然，我的行为不够恰当时，母亲和保姆也会纠正我，但大多数时候，她们给我的还是发自内心的夸赞。记忆中，我从来没有因为犯错而觉得自己是一个坏孩子，因为我收获了足够多的正向鼓励，足以平衡犯错带来的不良影响。

当我做错事时，母亲一定会告诉我正确的做法。用今天的话说，这正合了"正向行为培养"的原则，这种方法对孤独症人群非常有效。在训练我的餐桌礼仪时，她也一直是这样做的。她不会责备我刀叉放回餐盘时位置不对，而是直接告诉我："天宝，把刀叉放在四点钟的位置。"每次她都这样要求我。于是，我就知道了正确的做法，而不是去纠结做错的事情。

初入职场，杂志社的工作给我提供了一个很好的学习环境，让我有机会参加各种会议，接触各种类型的人，从中学到了许多社会交往的知识。大多数有社交障碍的成年人都缺乏足够的、良好的社交经验，有的是因为对学习社交技能本身不感兴趣，有的则是因为惧怕社交情境而刻意回避。但是，为了更好地与人交往，你必须在硬盘上存储足够多的信息，这样，在搜索大脑的互联网时，才能找到最恰当的行为解决方案。社交障碍者的硬盘有点像早期的互联网，上面的信息还很有限。只有存储了海量的数据，社会关系才会开始突显出意义。

显然，我也在工作中犯错，但都是小错，并没有因此被解雇。我的思维还算灵活，虽然还不能完全控制住情绪，但足够区分小错和大错。而我之所以能保住工作，我觉得更重要的一个原因，在于我掌握了大部分最基础的社会适应技能。这涉及社会关系的另一条潜规则：**人们心头有一个"社交账本"，当你犯错时，他们会首先权衡你的优缺点，再决定做出何种反应。**我知道如何保持礼貌、如何聊天；我态度良好，能够听从指挥。这些都是我的优势。正因为我的社交技能还不错，别人能够容忍我偶尔犯错。加上我还算聪明，工作上手很快，不会再三重复同样的错误，所以给别人留下的总体印象也还不错。

当时我的行为也饱受焦虑情绪的影响，但那是因为生理上的问题，而不是我犯了错或是完美主义。在理解"人人都会犯错"这一点上，我的思维还是相当灵活的。

不过，我的"完美主义综合征"偶尔也会发作一下。参加工作之初，有那么一次，我差点因为客户对我不负责任的批评而放弃我热爱的保定栏设计工作。其实我的设计完全没有问题，今天看来，我会把这位客户归入"傻瓜"一类（没错，我脑子里的确有这么一个分类）。但在当时，如此大规模的工程，我要求自己做到绝对的完美，既然不能让客户百分百满意，我想我应该不适合这方面的工作。幸亏好友吉姆·尤尔（也是这个保定栏工程的承包商）及时开导我，我才没有放弃我的职业生涯。

吉姆说，每一项工作都应该有一个具体的质量标准，标准有高有低，某些类型的工作需要有更严苛的质量要求，比如桥梁建造，它的安全标准绝对高于制造一张咖啡桌的要求。吉姆用这样具体的方式给我解释这个概念，我完全明白了他的意思。面对错误时，我至今都还会用这样的方式进行权衡。比如我会容忍论文中出现一些语法错误，因为如果我在写作时没完没了地修改这种错误的话，整篇论文就永远无法完成了。但如果这样的错误太多，这个课题又只能被归入"凑合"一类中去了。

有这样一条社会潜规则：**无心之失有别于粗心大意**。这两者的区别，我深有体会。我对自己觉得重要的项目会比较苛刻，表现出十足的完美主义，但对不在乎的工作却马马虎虎，敷衍了事。这种方式在某些工作场合是很不受人欢迎的。12 岁时，我给别人洗过车，我洗得极为马虎，因为我并不在意；我也曾在一家建筑公司工作过，复印销售资料时，我也极其潦草应付，因为我不喜欢这样的工作。

苛求完美或者完全凑合，这两种极端都不适合出现在工作中。随着社会意识的增强，我明白了下面两条社会潜规则：

- 我需要尽力做好分内的工作，即使这项工作对我来说很不重要。
- 而对我来说很重要的工作，我也必须知道，完美有时是一种无法达到的状态。

从以上的叙述中，我们可以清晰地看到，孤独症谱系个体的不同思维方式和信息处理方式，决定了他们对规则三——每个人都会犯错，不必因此毁掉你的生活——有不同的理解。偏逻辑型思维的个体将错误归因为问题解决能力不够，而偏情感和言语型思维的个体则会将错误与个人价值的高低相挂钩。

天宝进一步指出：

有些孩子希望周围的世界完美无缺，完全依照他们心中的那套刻板计划运行，所以他们难以接受任何形式的错误，不管犯错的是自己还是旁人。我认为偏情感型的个体更容易有这样的倾向，因为他们的行为总是与情绪情感搅和在一起。加上换位思考能力普遍偏低，他们很容易将错误和社交问题归结为自己做了某件不应该的事，或者没有做某件应该要做的事。

他们追求自身的完美，而且，家长和老师要注意了，他们也期待**周围所有人**表现完美。所以，无论何时，无论何地，他们总感觉人们不能遵循他们头脑中那些不切实际也不可能实现的规则。求而不得的困惑如此深重，又如影随形，给他们平添了许多压力和焦虑。这也是为什么家长和老师一定要**经常**给孩子重复规则三的原因。可以把这条规则写到视觉化的日程表中、孩子的笔记本上或者作业提示中。一定要反复灌输这条规则，即使他们暂时还不能在情感层面把握其中的含义，至少可以先在理智上建立起这样的概念。

规则三由两部分内容组成，学习过程也可以分成两步。孩子们通过学习，最终能够理解第一部分的内容——每个人都会犯错，错误能在多大程度上被容忍，要看错误的具体情况。就算通过死记硬背的方式，他们也能学会这一概念，知道哪些错误无关紧要，哪些错误会招致严重的惩罚。

第二部分"不必因此毁掉你的生活"，学习起来就比较难了，因为它需要一定程度的换位思考能力和情绪觉察能力。他们往往不能理解这条规则不仅适用于他人，也适用于他们自己。这也要求他们能够理解情绪的强弱差别，也就是说，在学习这条规则的同时，也需要教他们情绪方面的社会技能。

在社会交往中处处碰壁的孩子，在大脑硬盘中刻录了太多的不良经验，他们很容易钻牛角尖，脑中一旦升起负面的想法，总是久久挥之不去。为了扭转这一局面，我们可以尝试简化他们的社交环境，也就是说，对他们硬盘中社交相关的内容进行格式化，然后重复引入新的、积极的社交经验，让他们在社交方面实现某种程度的心理平衡。这样的做法比较适合小学阶段，因为这个阶段的儿童可塑性比较强，周围的同伴也更乐于伸出援手。一旦进入中学，尤其是规模较大的中学，学生间的社会交往每天都发生快速的变化，到那时再想要创造一个比较简单的社交环境几乎就不可能了，除非家长选择在家教学。这也是为什么那么多谱系孩子在中学阶段会出现能力倒退、无法适应的现象。儿童的社交能力都在快速发展，只有谱系孩子明显跟不上趟。除非家长和老师能打破这种循环，帮助他们找到适应的方法，否则这种能力差距会越来越大，沮丧和抑郁也会成为他们的常态。

我生存的意义在于我所做的事。小时候，我对环境的控制感以及良好的自信都来自创作活动，而不是人。即使在艰难的青春期，饱受焦虑困扰和同学戏弄的我，依然从各种创作和研究项目中体验到自尊自信，它们给了我底气，让我保持了一定程度的平衡，没有彻底垮掉。

因此，虽然教授社会适应技能以及提供发展情感联系的机会非常重要，但如果不同时让他们体验到稳定感和成就感，从长远来看，不仅不能提高他们的社交能力，反而会让他们的社交能力发生倒退。正因如此，要将发展个体的才能和特长放到同等重要的位置。个体在进入初高中以后，在社会交往中会错误百出，遭遇各种打击，但只要有一技傍身，就总能找到前进的舵把，安全穿越人情世故的惊涛骇浪，并始终保持良好的自我价值感。

对那些一出错便耿耿于怀的孤独症谱系障碍学生来说，中学生活真的是一个极大的考验。为了抵御无法摆脱的挫败感，他们会发动对抗机制来保护自己。

肖恩说：

由于缺乏洞察能力，我总是将发生在自己身上的坏事归咎于自己：所有错误都是我不对，都源于我个性里的某种缺陷。于是我习惯于用否认来掩饰错误，"哦，我本来就想那样做的"，"我是故意这样做的"，"我只是开个玩笑"。这种张口就来的应对方式当然有害而无益，因为它不解决问题，只能雪上加霜，使原本很小的错误变得严重。

在我整个二字头的年纪里，父母一直试着让我明白，犯了错误就要承认，有些负面状况可以一笑置之，大可不必如此气恼。我总是为了一点小事就大发脾气。如果妈妈建议我说，做这件事用这个方法更好，我会理解为"你又错了"而瞬间爆发。我还不能明白，建议另一种做事方法并不一定意味着我的方法是错的。

20岁前后那几年我发过的脾气，在某种程度上都是由于这种简单的换算造成的。当我对周围世界的觉察力越来越强时，我开始意识到，我的反常行为影响到了别人。于是，我将愤怒、怨恨和指责全部转向了自身。我特别恐惧再犯错，因为我已然把两三辈子的错全都犯完了，我必须足够完美才能改写我的黑历史。任何的不完美都只能证实我内心的感觉：我是有缺陷的。

甚至到了二十五六岁时，我仍然分不清楚，哪些问题是孤独症引起的，哪些问题是大家普遍所共有的。妈妈会说："没有人不犯错就能学会东西。"似乎除了我，人人都理解这条潜规则。我仍然不懂，每个人都要经历很多学习的过程，**在一开始都会犯很多错，然后才逐渐完善自己的能力**。此时的我还远没有准备好进入"正常"的世界，相反，我仍然在一条七拐八弯、没有尽头的狭长小道上摸索。但我希望有一条笔直的大路直通我要去的地方，没有迂回，路的尽头还有明灯指引。

这种执念让我不能安心学习，因为当我迷失小径而发脾气甚至自我封闭的时候，我是无法吸收新的信息的，更多的错误就这样发生了。

我仍然坚守着自己立下的那些牢不可破的规则，这些规则一如既往地不合常理，与我的初衷也背道而驰。如果我觉得某件事我早就应该会做，那就一定要尽善尽美，决不能有丝毫闪失；但我不知道，我觉得应该会做的这件事，从陌生到熟练掌握，是一个循序渐进的过程。看到别人不费吹灰之力就能做成某件事，我也要求自己一定要做到。总之不管什么事，我都想不费周折，立竿见影。我知道人人都会犯错，但接受自己也可以犯错，是我花了许多年才做到的事。

值得注意的是，对于那些情感能力较强的孤独症谱系障碍个体，无论儿童、青少年还是成人，情绪的混乱会干扰他们的认知能力，以至于一些简单的社会交往技能，比如请求帮助，都需要拿出来进行专门的训练并反复强化。

肖恩继续说：

19 岁时，我找到了第一份有报酬的工作。那时我还在洛杉矶山谷学院上学，我去学院的就业指导处查看招聘信息，正好看到圣费尔南多谷（San Fernando Valley）地区的职位比较多。一时兴起，我选择了其中第一眼看到的那份工作——某私立幼儿园助教，工作地点靠近北岭市（Northridge）。我先给幼儿园打了一个电话，接电话的是园长弗兰克，一个语气柔和的年轻人。

"最近上过有关儿童发展的课程吗？"他问我。

"没有，但我准备下学期选修一些这方面的基础课程。"我回答。

"好的。那么，今天下午下课后过来面试吧。"他说。

填完一份申请表，又进行了半个小时的面试后，我被录用了。当场录用，简直让我受宠若惊。那位一脸纯真的弗兰克，真是个大好人啊，我需要做的只是承诺下学期去上有关儿童发展的课程而已。

我的工作是助教，工作对象为 2～5 岁的幼儿，每天三小时，最低时薪 3.35 美元。我没想到的是，这份兼职工作很快变成了全职噩梦。弗兰克很快开始表现出对我的厌恶，他总是把我叫出去单独批评，尽一切可能让我难堪。事情不应该是这个样子，我想。

一星期不到，学院就通知我说被园方投诉了，因为我在上课时间离岗去上厕所，把整班的孩子留给当班老师一人照管。第二天，弗兰克当着全班学生和老师的面，对我进行了温和的训诫。说是温和，是因为和接下来将要发生的事情相比，这种训斥实在是够温和的了。

很快，每天老师们下班之后，我被单独留下来一个小时，负责照顾没有按时回家的孩子。有时候，我甚至要照管两三岁的孩子，一个不巧，还得给他们换尿布，可我哪里知道换尿布的事！但这些孩子归了我，一旦出问题，我是要承担责任的。

大约两个月后，园长要求我兼职转全职，要不然就走人。我接受了。全日制工作有一个小时的午餐休息时间。大多数时候，我会步行去一家餐馆吃饭（那时我还不会开车）。弗兰克的办公室是我出门的必经之路，我经常看到他在窗口盯着我。有时我被他盯得浑身发毛，连饭都吃不下去。有一天，这种盯视升级了。

那是一个闷热阴霾的午后，孩子们三五成群，在操场上玩。两三位老师同时请了病假，但没有人来顶班。所以，操场上只有我和另外一位老师看着这 35 个孩子。我站在操场的一头，以便看清整个操场的状况。孩子们这边吵完，那边又打了起来，忙得我晕头转向。后来，我隐约觉得有几个孩子爬上了我身后的野餐桌。我知道这样做是禁止的，他们很可能会跌落下来，但我手头正忙着处理其他情况。我刚要转过身去，就看到教室的门开了，弗兰克快步向我走来。他的脸涨得跟红萝卜一样，劈头盖脸对着我一顿说：

"你知道不能让小孩爬野餐桌的！"他咬牙切齿，声音很大，"我从窗口一直看着你，你根本没有阻止他们！如果他们受伤，我要负责的！如果再让我看见孩子爬桌子，你给我走人！"

还没等我反应过来，他就迅速走开，回到了楼里。

我又羞又窘，好几秒钟都抬不起头来，好不容易才鼓起勇气继续我的工作。好几个孩子都停下来直勾勾地望着我。我抬起沉重的眼皮，朝他们挤出一点笑容，想着这天结束后，直接用刀子捅死自己算了。

这份工作中，类似的难堪经历发生过不止一次，但我从来没有想到过职场关系的一条重要规则：**如果我不知道该怎么办，或者不会处理某种状况，可以申请培训或寻求建议。**当时的我还没有求助这一概念。我一心只想着避免犯错，承认自己需要帮助，等于承认自己不够完美。

承认并接受自己和他人的错误，对孤独症谱系人士来说，是一种至关重要的能力。它不仅能缓解日常生活的压力，也有助于发展其他一些同等重要的能力，比如冒险能力等等。在下文中，肖恩和天宝将分别讲述在他们能够理性地看待自己的缺点之后，是如何豁然开朗，获得全新的生活体验的。

肖恩说：

看完描写罗恩·考夫曼走出孤独症的电影《沧海赤子心》，我认识到自己并不是一个天生的"坏"人，由此享受了一小段短暂的和谐时光。我开始明白（从理智和情感两方面），我一直以来存在的问题不会立刻消失。我需要抛开那些"远大理想"，从头学习一门新课——"生活入门 ABC：走出自我，与世界和他人和谐相处的实用技巧"，课程内容丰富，包括与人见面时微笑、打招呼，读懂人们表象之后的真实意图，理解他人的动机，提前预知行为的发生，预料行为可能的后果，等等等等。这是一个漫长的学习过程，而且毫无疑问，我会在途中犯很多错误。不过，这条被无数前人承认并接受了的潜规则我还是无法理解：**我必须学会去做社会认可的事，即使这件事会让我犯错、让我冒很大的风险、让我觉得很不舒服。**

天宝对肖恩的观点颇有共鸣：

要做到善于社交、理解社会关系的规则，有一个关键，就是走出去接触世界，积累经验。这也意味去冒险，去犯错。即使这样做让你更加焦虑，你也必须接受并强迫自己去做。大约十五年前，我遇到过一个孤独症小伙，他躲在自己的房间，大量阅读各种杂志，希望从中获取足够的信息，让自己掌握社会化的思维方式。他没有意识到必须走出去亲自体验这个社会，再多的书本知识都无法代替与他人直接的面对面的交流。

实践是学习的唯一途径。你必须投入大千世界中，必须去行动，即使这意味着你会错漏百出。你可以把这条规则当成专门针对孤独症谱系障碍人士的规则。因为我猜想家长和老师可能不会经常对谱系儿童强调这一点，因为他们自己从小都是旁观他人的经验就明白了这一点的。可是我们谱系人士大多不能自发地学会这一点。

小时候，我不愿意探索新环境，新环境会让我异常焦虑，但母亲会强迫我去做。她让我去安妮姨妈的农场生活一段时间，我不愿意去。她没有放任我宅在家里，而是建议我先去两周试试，如果不喜欢再回家。结果我在农场待了整整一个暑假。面对未知事物会紧张，这是很自然、很正常的反应，任何孩子遇上新环境都会有点紧张，这与孤独症没有关系。

还有一次，母亲准备重新装修厨房，我在一旁帮忙。她让我一个人去木材场买木材。我不去，她一定要我去。她说："不管你怎么叫嚷都没用，你必须给我去木材场把需要的东西买回来。"这话听起来很严厉，但其实她很清楚我的能力，我不愿意去，只是害怕犯错误，她就是顺势推我一下而已。每次顺利完成这样的任务，我的自尊就会强大一分，因为事实证明我有能力驾驭新的情况。

母亲知道什么时候可以逼我一下，什么时候不能；而且多数情况下，她会避免逼我参加特别社会化的活动。不错，我去木材场必须和售货人员沟通，但那些都是基本的日常对话，我学过，也完全可以应付。去姨妈的农场也不是纯粹的社交活动，我在那里有很多其他的事情可做。

我认为，现在的孩子社会性焦虑比较严重，很大一部分原因在于家长。在孩子还没有做好准备，还不具备基本的社会适应技能，对自己的能力还没有信心，缺乏足够的自尊支撑时，家长就迫不及待地把他们带入高度社会化的情境中去了。很多家长都低估了社会性情境对谱系孩子而言的复杂程度和困难程度。毫无悬念，孩子错误不断，大脑中存下的，十之八九也是关于犯错的记忆。当他的头脑中缺乏可以吸收的成功经验时，也就只能一遍遍回味已有的东西——基本上都是过去不恰当的行为经验，结果只能是强化了这些不恰当的行为，让这些行为继续反复出现，就像电脑程序的死循环，永远也走不出来。这可以说完全背离了希望他成功的初衷。

孩子的大脑中缺乏一个可用来参照学习的积极而有效的行为模式。我相信谱系人士普遍存在着这一问题，其严重程度远远超出家长和老师的想象。儿童能在自己的信息库中提取的，大部分是不恰当的经验，这让他们觉得沮丧，也打击着他们参与社会活动的积极性。很多孩子渐渐放弃了掌握社会技能的努力，因为他们看不到出路，不知道转机在哪里，而成人自身也没有为此做出任何改变，让孩子有机会体验成功的滋味。正因如此，正式的**正面教学法**就显得非常重要了——孤独症谱系障碍个体需要专门学习如何处事，怎样说话，并且一遍遍重复，直到他们能从自己的大脑硬盘上获取足够多的正面信息，让犯错的频率越来越低。这种训练开始得越早越好，从幼儿期开始的效果最好。

要教他们正确的做法，而不是把注意力集中在不该做的事上。而且，如果家长和其他成人能以身作则，**始终**用这些规则约束自己，儿童也会更加主动地学习这些社会技能。此外，还有一点真的是说多少次都不为过，我碰到过好多孤独症领域的成人，因为不理解谱系儿童的思维方式，还在用惩罚的方法管理孩子的行为。我这么说完全没有批评的意思，只是这种错误的方式不加以改变的话，谱系儿童和青少年还会有更多的弯路要走。

最要紧的，是培养孩子的社会技能和良好的自尊，否则学习社会规则会变成一件苦差事，孩子很快会出现焦虑和害怕探索的心理，甚至排斥哪怕最简单的社会交往活动。谨记，对许多谱系孩子而言，任何错误都是大错，再小的错误都会极大地影响他们的情绪。从现在开始，给孩子营造一个积极的、支持性的环境，帮助他们构建起必要的自尊。有了这样的基础，当他们以后面对越来越复杂的社会规则时，就能顺利闯过一道道关卡。

本书提到的所有规则，以及作者分享的个人经验，都是为了帮你打开思维，用全新的方式去理解谱系人士，让你看到我们如何思考，这种思考方式又如何影响了我们适应社会的能力。而绝大多数家长和老师之所以要了解这些，最终还是为了引导谱系儿童走向独立的成人生活，能拥有满意的工作，建立并维持有意义的人际关系。在这个探索的过程中，我们都会犯错，下面这条潜规则，希望与大家共勉：**当你意识到自己犯错之后，如何应对比错误本身更为重要。**肖恩的经验是，在很多情况下，笑对错误是正确认识错误的一条捷径。

肖恩分享说：

关于笑对错误，我想补充几点。首先，我所指的不是那种应该严肃的场合。假如你在超市推着购物车不小心撞到了人，正确的处理方式显然不是一笑置之，而是道歉、确认那人没事，之后能不能笑，还要看对方的反应和心情。

同样需要注意的是，笑还有好坏之分。好的笑是与对方一起笑（或者配合对方的幽默而笑），不好的笑就是笑话对方。

正如老话所言，笑是会传染的。我参加过很多比较喜庆的社会性活动，那里的整体氛围轻松愉快，所有人都笑得很开心，也聊得很开心。置身其中，我发现自己一样很开心，即使没有什么好笑的事情发生。我是被环境气氛所感染，自然而然做出了相同的反应。同样，当有人故意搞笑时，我也经常会笑。笑是能自动生发的。

但如果是笑话别人，则往往会导致相反的结果。笑话会带来伤害，是一种不恰当的行为，比如在葬礼上笑，在别人被绊倒后笑——只要你的笑会让他人受窘或带来其他的消极感受，都是不可取的。笑话近似于嘲弄，没有人愿意被如此对待。

但总的来说，如果我们愿意放轻松一些，日常生活中出现的一般性错误和状况，大多可以用幽默来化解。幽默自嘲，永远比自以为是或者浑身负能量更受欢迎。我自己就不太喜欢动不动就生气、成天阴沉着脸、总是闷闷不乐的人，也不喜欢一味抱怨却不去行动改变现状的人。并不是我不关心他们，而是和这样的人在一起，我很容易也变得萎靡消沉。笑是可以传染的，很不幸，负面情绪也一样。无论你怎样隐藏自己的坏情绪，周围的人都能感受得到，虽然他们也许什么也不说。所以，我觉得负面情绪最好能及时处理，能事先采取措施提前避免就更好了。以上几点，是我父母反复跟我解释了好几年的事情。最后我终于明白，没有人会在意一个无足轻重的小错误，因为这样的错误大家都会犯，不管有没有孤独症；但别人会真的在意你如何处理这样的错误。这是对我影响最为深远的一点。

最后，肖恩还想指出，接受自己从前的错误，原谅犯错的自己，放下包袱继续前行，是一件很重要的事。很多孤独症人士会为之前的过失自责、悔恨，背负起沉重的心理包袱。他们的天才大脑能准确记忆并回想起成百上千个主题的细枝末节，当然也能记住自己大大小小的错误。而且，正如肖恩在下面将要提到的，让他们耿耿于怀的，还不仅限于他们对人类所犯的错误。

肖恩说：

自从那次在幼儿园当助教，之后的十五年甚至更久的时间里，我一直摆脱不了自责和羞愧的心理。我和母亲就此谈过好多次。有一次，她想到一个绝妙的主意。

"你为什么不试试去做个'大哥'呢！"她建议。[①]

"我不知道，"我说，"我不确定能不能做好。"

我一开始不太接受这个建议，不过最后还是答应了。在签署了一系列文件之后，我和一个叫罗恩的 9 岁男孩结成了对子。罗恩 4 岁时，母亲去世，父亲随后销声匿迹，再没露过面。开始的几个月里，每次和罗恩见面我都很紧张，害怕说错话、做错事。我也十分小心，尽量不用当年做助教时对待孩子的方式对待他。但老习惯从不轻易善罢甘休。

本地的"大哥大姐会"每年都会举办圣诞派对，并给孩子们派送礼物。那一年的派对，罗恩和另一个孩子吵了起来。我试着调解，但显然徒劳无功。我又假装不管，对两人不断升级的争吵视而不见，还是没有效果。终于，我忍无可忍，对他们吼了起来——就像多年前对幼儿园孩子常做的那样。

开车送罗恩回家的路上，车里的气氛异常紧张。他对我的处理方

[①] 译注：意指去"美国大哥大姐会"做志愿者。"大哥大姐会"是美国最大、历史最悠久的社区性青少年义务辅导组织。

式很不满，而我也在生自己的气。按照"大哥大姐会"的要求，每位"大哥"至少每周看望"小弟"一次，但那次派对事件以后，整整三个星期，我都假装出差在外。我无法面对罗恩，因为我在派对上表现出来的差劲反应已经证明，我仍是从前那个失败者。

可是我没法永远"出差在外"，我意识到，这件事必须有个了结。这个过程让我明白了一条潜规则：**逃避解决不了问题**。我给罗恩打电话，约他到附近一个溜冰场溜冰，再去 DQ 冰淇淋店吃冷饮。我们玩得很开心，不仅冰释前嫌，而且关系更近了一步。当我放松自己，态度平和，并且经常注意自我调节之后，我们的友情越来越牢固。1998年，我被评为扬斯敦市"年度最佳大哥"。罗恩现在已经过了 16 岁，正式成年，所以我不再是他的"大哥"了，但我们一直是很好的朋友。

小时候，我很想养只狗，因为我觉得动物比人更好相处。爷爷奶奶家有一只狗，乖乖的，和我很合得来，我们经常一起玩。7 岁那年，我们从牙医家抱回一只小狗，这可把我激动坏了，我们给它起名"茉莉"。起初，我对茉莉呵护有加，但渐渐地，我开始把它当成满足强迫性需要的对象。到了 10 岁、11 岁，我甚至开始捉弄茉莉，就像我偶尔会捉弄周围人一样——忍不住想验证某种可预见的结果。茉莉最喜欢躺在餐椅下，我会偷偷上前，轻轻推它的后背，然后，看着它跑去另一个房间。多次反复之后，我能准确地预见茉莉的反应。为了这点反应，我一而再、再而三地继续捉弄它。

这种做法很快被父母发现了，他们不许我再去烦扰茉莉。我很怕他们的警告，也担心被他们逮住，但这些都不足以让我适可而止。我多少知道这样做是不好的，但内心的冲动驱使着我，我忍不住，我要看着自己一手操纵的局面顺着预想的轨道运行，从而获得巨大的满足。时间一长，父母更加生气了，他们彻底禁止我再接触茉莉。

第二只小狗麦吉尔的遭遇如出一辙。这是一只可爱的德国牧羊犬，很喜欢亲近人。刚开始，我被它深深吸引。可是后来我发现，家里所有人都对它太好了，相比他们对我的态度，简直是天壤之别，于是，我和它的关系很快就被阴云笼罩了。麦吉尔初到我们家时，我 12 岁，它在我们家一共待了十年。在这十年中，它集全家人的宠爱于一身，而我却总是挨骂挨罚，被大家轻视。我觉得父母，尤其是母亲，爱狗胜于爱我，所以内心始终压抑着一股嫉妒和愤怒的情绪。

一年不到，我对麦吉尔由爱生恨，讨厌得不行，偶尔还会虐待它。因为怨恨，每次看到它进我房间，我都会吼着赶它，有时还打它的背，疼得它嗷嗷叫。尽管如此，麦吉尔依然对我不离不弃，总是很亲我，渴望我爱它关心它，可我却总是不理不睬。

1984 年，在我搬往俄亥俄州之前，麦吉尔的后腿得了关节炎，不久就病死了。在此之前，我的孤独症已经好转了许多，我已经不再像从前那样仇视它了，内心的歉疚却是越来越深。这种歉疚感一直伴随着我，八年后的一天，当我偶然看到相册中它的身影时，禁不住潸然泪下。

擦干泪水，我意识到，除了让时间来冲淡我的愧疚，我还必须做点什么来疏解这种消极的情绪。我找到本地几家动物收容所的电话，挨个询问，正好有一家临时收留待领养猫狗的中介机构在招募志愿者，我立刻报了名。

一晃又是八年过去，我依然坚持每周去那儿做一次志愿活动。照料小动物让我感受到了巨大的满足和快乐。我让它们吃饱喝足，陪伴它们，宠爱它们——这都是当初我欠麦吉尔的！有这样一条社会潜规则：**我们要学会原谅自己**。背负多年愧疚，对自己是一种极大的伤害。过去已经过去，很多错误无可弥补，但它们在我们心上留下的伤口却可以愈合。

我家的德国牧羊犬固然不能起死回生了，但在动物收容所的工作却让我的伤感和愧疚得以释放，这种建设性的方式治愈了我。每次想起自己曾经那么差劲地对待过麦吉尔，我仍会心痛难忍，但想到现在我已经知道何谓善待，又觉得安慰一些。在麦吉尔这件事上，我学会了一条重要的潜规则，也是本章开头所提到的：**每个人都会犯错，不必因此毁掉你的生活。**

2017 年肖恩感悟

据说，娱乐明星、商界大亨、体育大佬以及其他有钱有势的大人物一旦违反法律又企图遮掩的话，后果往往会非常严重。掩盖犯法行为比犯法行为本身更为严重，无数事实印证了这一点。"规则三"之所以重要，也正是这样一个道理：犯错误就像呼吸和饮食一样自然而不可避免，关键是要知道如何有效处理善后。

从儿童到少年到青年的整个过程中，我始终被一种强烈的恐惧所折磨，我觉得我会淹死在错误的汪洋里，无论大错小错、严重不严重。我的自尊不堪一击，本来就觉得自己毛病多，一犯错误，马上上纲上线，认为自己不行、一无是处。于是，偶然测验漏做题目这样的小事，对我来说，其严重程度不亚于汽车装配线上某道工序延误，能导致整个工厂全部瘫痪。所以我几乎总是矢口否认或掩饰错误，结果，正如父母反复教导的那样，只是让局面更加糟糕。我一心想着避免灾难，却亲手制造了灾难，真是让人哭笑不得。

时至今日，我仍会隐隐担心自己会犯错。只不过，随着成年后日渐摆脱孤独症的影响，这种担心比之前缓和多了。在这样的条件下，当一名记者对我来说或许是一个很理想的职业，原因有二：其一，作为一名记者，我显然需要接触不同的环境，和不同的人打交道，社会技能自然得到锻炼，而且我还必须始终调整自己以适应环境；其二，在做报道时，发生的事件千变万化，写出来的文章也从不重样，所以发生错误（有大有小）的概率是很高的，任何时候我都可能搞错事实细节、日期、金额、名字，或者描述得不够恰当，这让我明白错误常有，不可避免。记者工作对我来说具有自我强化的作用，每当看到自己的文章上了本地的报纸，改动甚少或者完全没有改动，心底里就得到了肯定，至少我还算胜任这个工作。

当然这并不是说，工作十六年来我没有失误过。与大家一样，我并不完美，时不时就犯点小错，出个小丑，但我对这些事的态度明显更为理智了。

很多年前，我报道了一个在本地很庄重的年度典礼，典礼的主题是纪念一百多年来因公殉职的警官们。为了让读者铭记这些牺牲者的名字，我决定在报道最后附上一个名单，列出所有人的名字以及生前所服务的警局名称。

报道刊出几天后，编辑发来一封邮件，说一位当天参加了典礼的警官来电告知，我写错了某位逝者生前所在警局的名称。我的脑子瞬间一紧，脉搏加快，全身都被惊慌的感觉席卷而过。我承认，有那么一瞬间，老习惯又复活了，我本能地想到了掩盖或推卸责任。

读完好心的编辑给我发来的邮件，我心里仍然堵得慌，尤其担心在那位投诉者的眼里，我对他的故友有失尊敬。好在我定下神来，恢复了理智。我给那位先生打了一个电话，承认是我搞错了。我向他保证，这完全出于我的疏忽，没有不敬之意。我还感谢他给我指出了错误，让我有改正的机会。所有这些，他都表示谅解。

不消说，做完这些工作，事情差不多解决了一半。第二天，我们又在报上刊发了撤回申明，至此，事情完满地解决了——与我过去惯于否认和抗拒错误的结果完全相反。

詹妮弗·施密特（Jennifer Schmidt）是俄亥俄州比弗克里克市（Beavercreek）比弗克里克高中的一名教育人员，她为该校的孤独症学生开设了一门名为"谱系伙伴"的社会技能训练课程。"对与错不等于好与坏。不论做对做错，都是一种经验和收获，都有助于我们成为应该成为的人，"她说，"至少当学生问我'为什么'的时候，我是这样解释的。"

我还明白了另外一件事：有时候，错误发生后，无论怎样弥补，可能都无法让受害的一方感到满意。我知道，有一天我也可能会遇到这样的情况——我尽了全力，但对方不依不饶。尽管我可能很难接受这样的情况，心里也会很不是滋味，但我知道，除了自己，我不能控制任何人。如果我尽了力，别人仍放不下痛苦和怨恨，那么，这是他们要做的功课，而不是我。我无法左右他们做任何事。这是我长大以后才渐渐明白的人生道理，希望有朝一日能够彻底掌握它。而且，我觉得它应该也适用于谱系中的其他朋友，也让他们受益无穷。

总而言之，坦然承认错误——既不为自我标榜、哗众取宠，也不为自我满足——是一件特别让人欣喜的事，但真正能这样做的人并不多见。的确，坦白错误的过程往往并不愉快，好比打针吃药，大多数人都不可能乐在其中。但良药苦口，想到这些药剂能带来长久的健康，我们终究也能忍受暂时的不适。承认错误同样如此。

要点牢记：

· 追求完美是很多人的共同目标；但"**必须完美**"的想法却会阻碍孤独症谱系障碍儿童或成人对社会的适应。

· 所有行为都承担某种功能；反复犯错，或许可以理解为"对他人的要求或正确的做法缺乏理解"。请探究并理解其中的原委。

· 教学要积极主动：向儿童展示应该怎么做，示范正确的行为。

· 确保儿童犯错后得到的后果是他们能理解的，而且与错误的严重程度相匹配。

· 让儿童明白，尽全力之后仍无可避免地造成的错误，与草率马虎造成的错误是不一样的，人们对这两种错误的反应也不相同。

· 当面对新的、不同的情境时，谱系人士需要花更多时间来认识和处理当前的经验。给他们指明其中的重要细节有助于他们解决问题。

· 对事不对人：让孤独症谱系障碍儿童知道，错的是他们的语言或行为，而不是他们这个人。

· 担心犯错而犹豫不决，会让谱系人士固步自封，一事无成。要注意强化他们的冒险意识，即使结果可能不完美也要大胆尝试。

· 管好你自己的行为：你自己犯错时会如何反应？孩子会看着模仿的！

规则四　能诚实，也要会客套

无论谱系儿童还是谱系成人，最经常出现、几乎是普遍存在的一个特征，就是绝对诚实。就算对方没有这样要求，他们也会诚实以对，这是他们的天性。无论家长、老师、言语治疗师、职业治疗师、行为治疗师还是学校的行政人员，只要接触过孤独症人士，肯定都有过一两次这样的经历：某个孩子说了大实话，被人笑话取乐，或者伤害到他人的感情，大人不得不在旁边替他连声道歉。

我们鼓励谱系儿童参与社会交往，也奖赏他们在言语交流方面的尝试和努力。因为社会崇尚诚实，我们便努力将诚实的观念传递给孩子，经常教育他们"诚实为上上之策"，也常常将"永远讲真话"之类的经典格言挂在嘴边。殊不知，话虽简单，背后却藏着许多变数和例外，不知情的谱系人士为此吃尽了苦头。

在人际交往中，应该坦率诚实，还是婉转客套，普通人只要社会性发展达到一定程度，都能很自然地加以区分。因此我们往往会忽略谱系儿童或成人在这方面的特殊需要。在学习社会技能时，他们需要通过正式的结构化的教学，才能理解两者的区别。我们要求儿童在社会交往中能够换位思考、理解他人的情绪和感受，却很少能体谅他们在这方面的懵懂和需要，用他们能理解的方式教他们清晰地区分这两种应对方式。

天宝说：

在我和妹妹还很小的时候，母亲就开始训练我们各种社会适应的技能了。这些技能主要是一些"礼貌规矩"，其中很多都需要我知道，他人的想法与感受会和我有所不同。这些礼貌规矩是那个年代公认的行为规范，所有儿童都要无条件遵守，不管我理不理解那样做的理由，只要照做就是。

小时候的我完全口无遮拦，看到什么说什么。我会跑到陌生人跟前，问他的鼻子上为什么长了那么大一个疣子；在超市碰到肥胖一点的女士，也会指着人家大笑不止。我说了很多不礼貌的话，也因此惹上了好多麻烦。母亲将这种行为称作"粗鲁行为"，明确告诉我那样既不礼貌，也不友好。礼貌和诚实简直是八竿子打不着的两件事。

　　母亲反复训练我，不要盯着残疾人看，不要嘲笑肥胖的女士，不要指着人家鼻子上、脸上的疣子说三道四等等。在她的严格要求下，我很快学会了在公共场合与人交往时哪种行为可以，哪种不可以。她还经常带我们去不同的地方，给我们很多锻炼的机会。正是在反复的试误中，我学会了这些礼貌的规矩，如果哪天破坏了规矩，就要承受让我讨厌的后果。这个过程不像学习餐桌礼仪那样，只要纠正我、告诉我正确的做法即可；凡事涉及他人的感受，一旦犯错，就一定要付出代价，而且是更高的代价，因为错误会影响到他人。

　　诚实的反面，是撒谎、欺骗、掩盖错误。当我在邻家男孩的生日会上偷拿了一个玩具消防车时，我家的诚实规则立刻就会起作用。弟弟10岁大时，在五金店偷了一个灯泡，母亲发现后马上将他带回商店，告诉店主他有话要说，然后关上门出去，留他自己在里面做解释。亲自向店主解释他偷了一个手电筒的灯泡，这就是我弟弟不诚实行为的后果。

　　在我的教养中，贬损他人的外貌属于粗鲁行为，偷窃撒谎属于诚实问题。所以，诚实和礼貌在我的观念里一开始就是不同的。正因如此，学习礼貌规则对我来说相对容易，因为我无需纠结诚实、虚伪这种复杂的概念，只要按照固定的套路去做就可以了。这些礼貌规则确实有助于我融入其他孩子之中，让我在各种社交情境中保持良好的行为表现。当你遵循礼貌规矩时，礼貌本身微不足道、毫不起眼，但一旦违背，立马显得你格格不入，引来各种侧目。所以我认为，家长应该看到，基本的社会适应技能有别于情感联系，要确保儿童从小就开始学习这些技能，一旦他们掌握这些技能，自然会有很多参与社会交往的机会，他们的情感联系也不愁得不到发展。

　　肖恩也是在鼓励诚实、礼貌和尊重他人感受的家庭氛围中长大的。与天宝不同的是，刻板思维特别严重的他顽固地坚守着诚实的原则，常常让旁人觉得他举止粗鲁、行为不当。

肖恩说：

作为一名作家，我讨厌使用陈词滥调，所以宁可反其道而行之，虽然我也并不喜欢这样。我想说，诚实并不总是上上之选。除了享受标新立异的小得意，其实这话也不无道理：在任何情况下都保持诚实，真的是一件能把"小题""做大"的事。

大多数时候，在社会交往中与人相处时，最好能坦诚相待。做错了事，当然最好如实承认，可能的话还要道歉并改正。但也有些时候，一丁点儿的客套和婉转，可以轻松完胜满腔的坦诚和实在。

我 11 岁生日时的情景在很多年后仍历历在目。我记得最清楚的，莫过于我拿到某个礼物后的反应。当时我正沉迷于各种桌面游戏，所以最想要的是多收几款新游戏。礼物还没开封，我就急切地上下摇晃，猜测里面装的究竟是什么。如果听到了熟悉的哗啦哗啦声，我就满心欢喜，因为里面应该就是我想要的某一款游戏。

那天，我拿起一个长方形的包装盒，晃荡中听到了期待的声响。我迫不及待，当着家人和朋友的面——也包括送礼物的那位朋友——打开了礼物。可是，见到礼物真容的那一瞬，我的兴奋立马变成了愤怒，原来是一个"大富翁"游戏。

走进任何一家玩具店，货架上各种桌面游戏多到不可胜数，要什么有什么，为什么偏偏要买这种我早就有了的呢？前一刻的兴奋与喜悦，被愤怒与失望完全吞噬了。

"这个我已经有了。"说着，我就把它抛向了一边。

爸妈借口让我到厨房帮忙，把我带到僻静的角落，非常生气地告诉我，这样做是不对的，因为礼物代表了别人的一片心意。

虽然之后我回到客厅道了歉，但屋里的气氛全变了，那位客人的"没关系"也说得颇为尴尬。过了许久，气氛才重新明快起来。但如果我懂得稍微婉转些，一开始气氛就压根儿不至于被搞坏。

在我扭曲的孤独症思维中，我的确如实地回应了那位朋友的好意：

首先，我真的已经有了大富翁游戏，它就在我的卧室；其次，没有得到想要的东西，我实在很生气、很失望。我觉得我表现出这样的情绪是理所应当的，因为无论是我的情绪感受，还是我已经有了这个游戏的事实，都是完全真实的。但是这件事也清楚地摆明了一个事实：完全的、不加节制、毫不掩饰的诚实是会伤害别人的感情的。由于不能体会他人的感受，加上非黑即白的刻板思维，我还无法理解自己的不当反应会给他人带来怎样的影响。

2017 年肖恩感悟

20 世纪 70 年代初，我 10 多岁的时候，全家人每年都会去看望住在佛罗里达州的爷爷奶奶。他们有很多朋友，我们便经常在一起聚餐，或在其他社交场合碰面。所有人我都很喜欢，尤其是一对 B 姓夫妻，他们对我非常好，对我经常出现的古怪行为也不以为意。但我在心底很为他们担心，因为夫妻俩的烟瘾都特别大，尤其是妻子。更糟糕的是，这位女士抽的都是那种不带滤嘴、焦油和尼古丁水平特别高的"好彩"牌香烟。

有那么一天，我很直接地对 B 夫人表达了我的关切，大约说了些"希望你别再抽烟了，不然会得肺癌死掉"之类的话。B 夫人保持了南方人的文雅，很友好地承认说她自己也知道吸烟有害健康，似乎对我的关切很是感激。但我因此受到了父母的责备。

B 夫妻果然好久没有再来，我被父母又训斥了一顿。我想，可能是我有点越界了吧，或许我不该把这种担心说出来。后来我才渐渐明白，问题不在于我对 B 夫人未来健康和幸福的担忧，而在于我的表达方式——我本可以说得委婉一些，客套一些，或者什么也不说，却偏偏如此直言不讳。

　　通过这件事，我对社会关系中诚实和客套这两种不同的应对方式有了深刻的体会。但当时，和其他谱系人士一样，我还意识不到这两者之间并不相互排斥，虽然不完全兼容，但在很多领域都可以交叉并用。B夫人吸烟事件只是我受到的众多教训中的一个，在无数的尴尬经历之后，我最终明白了两者的区别，牢牢记住了什么时候必须百分百诚实坦白，什么时候不妨委婉地客套一下（大部分时候都适用）。

　　全然的诚实和坦白，适用于那些是非分明的场合，不如此，便会产生负面的结果，会伤害到他人，或者让错事一直无法解决。十一二岁时，我曾在一家超市偷过一小包价值大约15美分的酵母粉。当时我对这类东西正好有着强烈的兴趣，这次偷窃纯粹出于这种兴趣，而非恶意或挑衅。但无论怎么说，我这么做终究是不对的。当父亲知道我的所作所为时，他不仅让我走了来回5公里的路，把东西还给超市，还一定要我跟店主道歉。我都照做了，从此再没偷过东西。像这种情况，必须要诚实坦白，决不含糊：我原先的做法显然不符合社会的标准，诚实是纠正错误的唯一途径。

　　但是，生活中大部分的交往活动都不是这样是非分明的，客套的方式就普遍适用于这些场合。我之所以比较容易区分这两者的适用范围，还有一个关键的因素，那就是我总是很重视发展自己的倾听能力。积极倾听可以说是我最大的优点了。我不会只是消极地等着别人把话说完再做反应，而是全身心地投入，对于他们所为何来、有什么样的心理感受都能掌握得比较充分，因此，做出的反应总是不失圆巧，又显得善解人意。一般来说，当人们遇到困难、需要帮助和鼓励而向你征求意见的时候，其实并不真的需要你出谋划策、提供建议，因为他们在理智上其实已经知道该怎么办了，只是想要确认有人在意自己而已。对于这种情况，客套会是一种非常有效的应对方式。

如果仔细琢磨，无论怎样糟糕的情况，总能在其中找出一两点积极的因素，这些因素正是客套技巧的绝佳切入点。假如你在某个餐厅当服务员，你的同事经历了特别倒霉的一天。或许是她将一盘热菜失手翻倒在地，或许是她端出来的鸡肉凉了，而且显然炸过头了，也或许，她不小心让一家四口空等了 20 分钟才去接单。作为她的孤独症同事，你知道虽然她这一天实在太糟糕了，但总的来说，她待人亲切友善，是个好员工。注意，客套和同理心密不可分，运用诚实和运用客套的情形大约是下面这样的：

诚实

你："今天真是糟糕啊。你平常工作挺好的，不过今天确实搞砸了。"

客套

你："你今天似乎不太顺利，但谁都有状态不好的时候，不管怎样，你在我心里始终都是一个认真负责的好员工。"

这两个例子说的是同一件事，但显然，两者的结果会大不相同。

为了让她的孤独症谱系学生更好地区别诚实和客套两种策略，詹妮弗·施密特在她的"谱系伙伴"课程中利用了电影短片来辅助教学。其中一部电影是 1997 年金·凯瑞（Jim Carrey）主演的喜剧《大话王》（Liar, Liar），主要用来让学生明白，善意的小谎是没有问题的。她首先确认学生都没有故意伤害他人感情的想法，然后播放电影的片段并指出，有时候为了避免伤害他人，我们在说话时要注意礼貌和得体，为此偶尔撒个小谎也是可以接受的、没有问题的。

　　"我甚至还刻意夸张了些，让学生回去告诉家长，今天老师在课上教他们撒谎了。"她接着说，"虽然有玩笑的意思，但我真的希望借此机会，让学生和家长之间多一些对话。"

　　孤独症谱系障碍的孩子做什么都希望能做好并且做得出色，如果成人教他们做人要诚实、要说真话，他们就真的会身体力行，力争做到最好。而对某些孩子来说，说真话是他们唯一会做的事，因为在他们非黑即白的二元思维中，只有这个选项。言语型、情感型、互动型的孩子常常会陷入"真理警察"的角色无法自拔——绝对坚守诚实原则，而无视当时的情境和他人的感受。他们觉得这是一种正面的品质，应该得到周围人的欢迎和赞赏。然而，由于不理解规则的执行要看具体的情况，他们的绝对诚实对社会交往的影响一点儿也不正面。

　　孤独症谱系障碍儿童和成人可以撒谎吗？就他们的认知和情感天赋而论，他们有能力撒谎吗？孤独症领域的专业人士对此有着不同的观点。

天宝评论：

我经常听到一个观点说孤独症个体不会撒谎。我相信某些儿童的确如此，但具体还要看个体的适应水平。那些非黑即白思维比较严重的人，由于缺乏足够的换位思考能力，大脑中存储的规则类别较少，往往是最容易坚守"说真话"规则的人。他们中的一些人，甚至连说谎的念头都不能有，否则会承受特别大的心理压力（后面的章节中还会提到这一点）。但是随着适应水平和思维灵活度的不断提高，撒谎的能力也会提高。托尼·阿特伍德（Tony Attwood）也认为，孤独症谱系障碍孩子能够学会撒谎，一旦学会，还会相当精于此道。

就我个人而言，我知道真话和谎言的差别，想撒谎的话我也能，但一时情急，随口编个谎话我是做不到的。撒谎需要对思维进行更为复杂的组织排序，只有事前充分准备我才能做到。我对自己引以为豪的一点，是我从来没有在重大事情上撒过谎、伤害过人，除非是涉及安全问题。就算撒谎，我也从来不是为了损人利己。有时候，当我感觉到社会强加给我们一些特别官僚主义的规定时，为了避开这些讨厌的规定，我也会选择撒谎。有一次，我在转机时故意错过了班机，就是为了跟机场人员说道说道。像我这种情况，有些航空公司会收取100美元的改签费，即便机上有多余的空位也要收费。我觉得这纯粹是官僚主义的无稽之谈。我找到服务台，跟他们说我走得不够快，所以错过了班机。好吧，我撒了谎，而且是事前就"预谋"好的。

每次撒谎，我都会很焦虑，就算年岁渐长、思维能力进步了，也依然如此。不过当我慢慢学会灵活思考，能够更加细致地区分行为的重要程度与价值之后，焦虑就不再那么严重了。得益于这种类别化思维，我现在能够理解什么是善意的谎言了，知道有些时候，比起百分百的诚实，掩饰事实的真相才是一种更好的选择。

撒谎的确会给很多孤独症谱系儿童带来压力。有时这种压力大到让他们无法正常生活的地步，所以，家长和老师真的需要帮助他们厘清交往中诚实与谎言、礼貌与客套之间的区别。来自罗得岛州的帕特里夏·拉科维奇（Patricia Rakovic）是一位言语治疗师，多年来一直在该州某学区从事着孤独症谱系障碍男童的社交技能训练项目。她的学生从12岁到15岁不等，训练为融合式，有同龄普通孩子共同参与。在整理这一章写作材料的过程中，我们请她询问学生对于诚实的看法。作为实验，她把学生分为谱系学生和非谱系学生两组，每组挨个询问：

对于诚实、说真话以及善意的谎言有什么看法。两组学生的反应完全不同，可见他们对于"诚实"这一概念有着不同的理解。

帕特里夏说：

哇！对这两组孩子问出关于诚实和谎言的问题时，我真的不知道他们会做出怎样的回答。普通男孩组立刻进入主题，马上说个不停，他们会向谁撒谎、撒什么样的谎，甚至玩起角色扮演来，让我看他们在不同情况下如何撒谎。他们大多数人做错事时，都会对父母、老师等成年人撒谎。他们谈到了善意的谎言，细数何时以及为什么会撒这样的谎。他们也谈到对重大的事情不撒谎，比如看到有人吸毒时。有意思的是，当谈到朋友时，他们说对朋友差不多什么谎都会撒——他们觉得这样做相当有趣。他们爱死了我提的这个话题，兴奋地描述如何从音调、眼神、姿势、语速等不同方面辨别某人是不是在撒谎。

孤独症谱系障碍组学生的反应就不同了。很多人坚决表示自己从来没有、以后也决不会撒谎。他们有自己的规则："永远不应该对任何人撒谎"，"应该说真话"。在他们的头脑中，这些规则是绝对的，说诚实就是百分百的诚实，没有其他可能。

说到"善意的谎言"，他们全都被难住了。给他们解释的过程中，不断有人跟我说"听不懂"。我请他们一起玩角色扮演的游戏（平时的社会技能训练中也经常会这样做），问他们"我看起来胖吗？"之类的问题。即便在角色扮演中，他们也很不愿意说假话。其中有几个问题，他们平时在电视广告上看到过，所以几个学生能够很好地做出反应，但他们仍然很难接受某些人会撒谎、某些场合可以撒谎这一事实。

同伴显然在撒谎时，他们无法理解，也无法辨别。在这个融合训练的小组中，有一个非谱系障碍的男孩是个"大话王"（说得好听点）。当别人说在电视上看了纳斯卡赛车比赛（NASCAR）时，他就会说自己造过一辆赛车，还去参加了比赛，虽然车子最后爆炸了，但他还是赢得了比赛；当别人谈论起学校舞会时，他就会说自己在舞会的乐队里演奏（其实，学校舞会根本没有乐队）。他的同班同学很快就能识出其中的破绽，知道他在撒谎，但谱系学生却不行。即使老师直接质疑他说的话，他们也意识不到那是个谎言。举个例子，当谈到学校舞会时，我提醒谱系障碍学生："学校舞会上有乐队吗？"尽管他们都回答说没有，但终究没有反应过来那个男生说在乐队伴奏纯为子虚乌有。

谱系儿童在讨论诚实和谎言问题时会明显感觉很不自在，但当父母追究起他们和兄弟姐妹之间的纠纷时，他们也会破例撒谎（如"不，妈妈，不是我干的"）。

最让我们训练组的老师感到吃惊的是，只是谈论诚实和谎言这一话题，就已经让谱系学生产生了强烈的情绪反应。一位男生说，有一次他撒谎说出去玩，实际上是找他的猫去了。他哭丧的脸眼看就涨得通红。我想，可能他的猫被车撞了吧，便问他猫怎么样了。他说猫好好的，一直在床下睡觉。这么说着，眼泪就哗哗流下来了。原来，让他如此难受的，只是他在这件事上撒谎了。另一个男孩说，上一年级时（注意，这时他们已经十几岁了），他们阅读课外书会得到奖励贴纸，但他讨厌读书，为了得到贴纸，他谎称自己读了书。话音未落，他就低下头号啕大哭起来。小组讨论很快就进行不下去了，因为学生们都受不了这个话题了。甚至有一个学生坚持说，以后再也不要讨论撒谎这个问题了。

在我们这个社会技能训练小组中，讨论过各式各样的话题，但几乎没有一个话题引起过这么强烈的情绪反应、让他们这么焦虑。显然，诚实和撒谎问题对谱系儿童、青少年来说，是一个高度敏感的话题，所以必须在关爱、信任的环境中小心地加以处理。

从社会性角度来说，直话直说与婉转客套相比，是一种更为"简单"的反应。因为客套涉及多种能力，需要综合考虑整个情境背景，判断他人的立场，通过非语言线索识别他人的动机等等。这种心理加工过程对谱系儿童来说太难了，即使他的换位思考能力比较强，也仍然需要花很多时间去整合各种碎片信息，才能做出恰当的反应。而绝大多数的社会交往活动都需要快速反应，所以他要么直接说出实话，要么索性保持沉默。

当他们长大成人后，周围人常常会将他们天真无邪、轻信他人的天性误解为愚蠢。很多阿斯伯格综合征青少年和成人智商很高但羞于参与社交活动，因为他们缺乏体察他人动机的能力，或是觉得社交环境过于复杂难解。他们知道自己的行为在外人看来太过古怪，但不知道为什么，也不知道如何改变。因为不想说谎，也不想让自己变得更"怪"，他们最终选择了沉默。也有人会大胆走出自己的舒适区，努力拓展自己的经验，获取更多的信息，提高自己分析社交情境的能力。如果有充分的问题解决能力，这种冒险会带来很大的收获，如若不然，则会得不偿失。

天宝指出：

刚参加工作时，因为诚实和客套的取舍问题，我碰过几次壁。我想到了其中的两件事。在这两件事中，大家对我的不恰当表现没有视而不见、任其发展为讨厌的问题行为，而是及时制止，从长远来说，这让我受益无穷。

我刚开始参加项目工作的时候就犯了第一个错误：批评别人的焊接质量。我当着好多人的面，说那些焊接点像鸽子屎一样。这样说很不讲究，但当时我还没有学会将母亲教我的那些礼貌规则运用到职场中。那位焊接工的焊接技术的确不太行，但我也实在不该这样妄加批判。设备工程师哈利立刻把我叫到办公室，非常直接地告诉我，我做得不对，应该马上去跟焊接工道歉。他用一个形象的比喻来说明这样做的用意——他说他要"摘除所有恶性小肿瘤（意指我的粗鲁行为）

以防扩散"。不久以后我就想明白了，虽然我的评价或许很中肯，但这样做并不得人心，会让社会交往变得更加困难。

当我因为犯下这一类社会性错误而陷入困境时，我从没想过用撒谎来解决问题，因为那样只会雪上加霜。我通常会认真考虑应该说些什么，既能挽回局面，又不违背自己的良心。所以，我找到那位焊接工时并没有改口称赞他的焊接技术，而是跟他道歉，说我不该那样说话，我的评论很没礼貌也很不恰当。我们很快就和好如初了。当然，这和那个年代的建筑工人性格都比较直率也有很大的关系。

第二次出现这样的问题时，后果就比较严重了。公司的几位高级工程师参与设计了一个项目，我看出其中有几处错误（只有我觉得很明显）。于是我给老板，也就是斯威夫特公司的总裁，写了一封信（当时实在不知道还有什么更好的方式）。在信中，我特别详细地说明了设计中的错误，直呼那些工程师太"愚蠢"。这封信当然很不受欢迎，尽管我做出的是如实的评价。在职场中，有一条非常重要的潜规则：**即使某人真的很蠢，也不能直接在第三者面前说出来，尤其不能在老板面前这样说。**首先，这不符合"商务礼仪"。职场上有一整套特定的潜规则，为了保住工作，谱系人士需要将这些规则铭记于心。其次，普通人的行为中大多掺杂着情绪情感，成人在选择自己的一言一行时，都难免带一些嫉妒心和控制欲，你这样做恰好会给人留下这样的印象。嫉妒是一个很难理解的社会性概念，我是到40多岁时才开始明白它究竟是怎么回事，以及该如何应对。当孤独症谱系成人进入职场时，最好专心做好本职工作，切勿对上司和同事评头论足，除非你已经能够很好地解读他人的动机，也能很好地把握他人的性格特征，但老实说，这样的能力，谱系人士需要很长时间的积累才可能实现。

在第二个例子中，从技术角度来说，我对工程设计的评价是正确的，但从社会性角度来说，我犯了一个大错。就此事而论，诚实绝对不是最好的选择。为此我付出了代价，丢掉了工作。这次经历让我学到了另外一条重要的社交潜规则——**下笔要谨慎**。在如今这个信息化的时代，这一点显得尤为重要。迄今为止，我依然奉行着这一原则。你写下的任何东西，包括电子邮件，都可能在哪天回来反咬你一口。所以，我不会轻易将想法落笔成文，除非我觉得它们可以公之于众，并在世上广泛流传而不会产生任何负面的影响。正因为遵循了这一规则，我顺利避开了很多阿斯伯格综合征人士经常会犯的社交大忌。我不做，仅此而已。

知道什么时候可以说出你的真实想法

想要明智地区分什么时候该百分百诚实、什么时候该委婉客套，需要在做出反应前搞清楚他人的动机和真实意图。也就是说，要搜集各种蛛丝马迹，积极探察各种可能的信息，充分把握眼前的状况。直到成年以后进入职场，接触过形形色色的人与事之后，我的大脑硬盘中的信息才足够让我正确地分析和理解人们的动机和意图。这个过程非常复杂，不论是言语交流还是非言语交流，都会涉及很多微妙的差别。我渐渐明白了肢体语言是怎么回事，知道怎样根据面部表情、语音语调和手势姿势判断对方的内心想法。基于我逻辑化的思维方式，为了搞懂这些信息，我可是动用了一整套复杂的运算法则。

举个例子吧，我去某客户的工厂参与保定栏的改造工作。一开始，我不确定要不要如实说出我的想法，于是我先问自己："他真的希望我告诉他工厂一团糟吗？我是不是应该说得婉转些？"我知道，大多数时候，婉转客套比坦率诚实更加好使，所以我决定先客套几句。那么，我可能要问工厂主人几个问题：他想做多大程度的改造？是稍微修缮一下，新开几扇门；还是小范围整修，淘汰几个围栏、周边做些调整；抑或大范围改动，全部推倒重建？凭我以往的经验和大量的社会性分析，我知道，一个只想修修补补的人，绝对不愿意听你说他的家当是一堆破烂，而想要大修的人，则往往对情况已经心知肚明，我可以放心地实话实说。

先抛出问题，听对方如何作答。这样不仅有助于我判断接下来的工程技术走向，也有助于我摸清客户本人与我的相处模式是偏理性还是偏感性。我是在开始大量从事咨询顾问的工作以后，才养成了这样的思考习惯，就像福尔摩斯根据蛛丝马迹，缀连出完整案情，最终破案一样。社会交往仿佛是摆在我面前的一张拼图，只有收集充分的信息才能更好地行动、适应环境。对我而言，建筑项目和具体的事务会比人际关系更容易理解，但无论遇到哪一种情况，我最终的处理方法几乎都是一样的。有一条社交潜规则是这么说的：**凡事牵扯到人，宁可过于客套，也不要过于诚实。**大多数情况下，此言不虚。

如何提出建设性的批评意见和建议

老话说："棍棒石头折我骨，闲言碎语不伤身。"但经验告诉我，言语也是会伤人的。在学校被同伴耻笑辱骂的时候，我是非常难受的。不过，在日渐成长以后，我还学到了另外一条社交潜规则：言语也可以治愈人心，**关键要看我有没有选对语言。**比方说，贝拉姨妈戴着一顶难看的帽子向我走来。首先，我不会主动表示赞美，除非我真的觉得美，所以，我不会说"姨妈，你的帽子真好看"这样的话，因为这不是我的真实感受。我也不会不假思索，说她的帽子很难看，或者不配她，因为我知道这样会让她伤心。但如果她直接来问我意见，我可能会说，帽子颜色不错，跟她的衣服很搭，上面的红樱桃点缀很漂亮——专挑帽子的优点说，但决不说谎。

如何知道什么时候应该完全诚实，什么时候不应该呢？在这一点上，类别构建和类别精细化能力非常关键。与其他任何事物相比，贝拉姨妈的帽子都不算什么重要的事，因此，如果需要我做出反应，我可以不那么实话实说，随便给个评价就行。但如果她的帽子材料有毒，会影响她的健康，那么此事就非同小可，我一定会坦诚相告。

我遇到过一些脸上或身上有斑块的客户，那些斑块看上去很像黑色素瘤，也许有癌变的可能。我当然不希望他们的生命受到威胁，情况严重，我会主动跟他们说："我知道这样说可能不太礼貌，但我觉得你脸上的斑块有点可疑，你看过医生，做过检查吗？"当然我会顾及礼貌，比如不会在会议室里这么说，而是在会议结束后把他拉到走廊私下交流。当然，这样说还是可能会伤到他们的感情，但如果我觉得某人可能存在重大的身体隐患，需要引起注意的话，我甘愿冒这个险。性命攸关的事，就顾不得礼貌不礼貌了。我会这样衡量事物的轻重关系，再决定如何行事。

不过，生活中大多数情况都介于中间状态，很少需要绝对诚实或是完全客套的。所以，关于回答问题时该客套还是诚实，我自己总结了一条标准："**好消息优先。**"假设在一次会议上，有位演讲嘉宾问我，对他的发言有何看法。如果百分百诚实，我可能会说我很讨厌那个发言。但我知道这种互动方式很粗鲁，完全没有建设性，很可能这个人从此就与我疏远，再也不理我了。这不是我心目中成功的社会交往应有的样子（除非我真的希望这个人下次不再理我）。

所以在回答前，我首先问自己：我对这个人了解多少？如果他还算不上真正的朋友，我只需先泛泛地评价一下。然后，我会分析自己对这个发言的看法。一个不成功的发言，可能内容不错但很无趣，或者很有趣但内容又不行，又或者两方面都不过关，既无趣味，内容也乏善可陈。如果是内容呈现方式有问题，比如投影很糟糕，语音语调不够抑扬顿挫，那么我会尽量友善，先从积极的方面说起。我最终的回答可能是这样的："我真的非常欣赏你刚才的发言，你提出了一些非常重要的观点。如果能再改进一下幻灯片的话，演讲的效果会更好。"这是实话实说，但也很客套。不过，如果有人在演讲中传递了不正确的信息，比如，说孤独症人士的感觉问题纯粹是无稽之谈，那么我会当场从听众席上站起来跟他理论，而不会等过后再说。

　　我还从个人经历中学会了另外两条潜规则：**谈话或发言时，不要以负面或有争议的观点开始**，以及，**大多数人不喜欢听到别人负面评价自己或自己的工作**。你首先要与对方建立起融洽的关系，才会使他们愿意与你谈论任何有争议的或是让他们比较敏感的话题。有一次，我在一个有关农业工程的会议上发言，谈论牲畜的压力问题。我一上来就放了一张一个人暴打一头公牛的图片，结果这种做法很不受欢迎。吸取教训，在后来的类似讲座中，我全都以没有争议性的内容开场，而那张图片则用来收尾。人们更愿意接受这样的呈现方式。

　　最后与读者分享一个与诚实和客套没有直接关系的观点，希望家长和老师在教授规则四的时候，能把这一点当作"姊妹规则"一并教给儿童。诚实侧重于说什么，客套侧重于怎么说，但有时候，也许根本就不应该说——**主动评价有时是不受人欢迎的**。所有儿童和成人都应该知道这一点，对此天宝将在下文进行详细的阐述。我们迫切希望孩子能够融入社会交往中去，所以会鼓励他们多讲话，在他们对他人做出回应的时候，也总是给予肯定和强化，不知不觉中，他们养成了没有被问到也急于发表意见的习惯。我们觉得他们如此积极参与社会交往，很是欣喜。但是，并不是任何时候都需要把意见说出来，不论是生活还是职场，在某些场合，**保持沉默比主动表达观点更为可取**。

　　天宝讲述"有时人们不需要你的意见"：

　　年龄渐长，我明白了每个人的想法、观点和感受都是不一样的，我还会将别人在这些方面的不同之处与自己的进行比较和对照。渐渐地，我的礼貌规则分类越来越细致了，不同场合、不同情境会有不同的适用规则。在这个过程中，我还必须知道一条很重要的社交潜规则，这条规则对于我的孤独症思维是一种挑战：**有时候，我的观点无关紧要，主动发表意见不一定对我有利**。我还必须知道，当别人直接问我，需要我如实作答时，我可以给出不同的回答，因为"如实"可以是某种程度的诚实，而且，有时沉默或"无可奉告"反而是最恰当的回答。过去的失败经验深刻地告诉我，不同的回应方式会产生不同的效果，有些很积极，有些则会让人对你敬而远之。这就回到了换位思考，我必须知道，其他人对我想说的话不一定有兴趣。

孤独症谱系障碍儿童和成人很容易在这一点上栽跟头。他们会不请自来地主动发表意见，也意识不到这样做会给别人带来怎样的影响。他们从小就被教育要诚实，这一规则在他们的思想中已经根深蒂固。加上从来没有人告诉他们诚实与客套的区别，也没有人教他们表达意见时要慎重选择语句，所以，不论有没有被问到，甚至根本没人在意他们要说什么的时候，自己就说开了。

我经常和一些阿斯伯格综合征成人聊天，他们仍绝对地奉行着诚实第一的原则，觉得无论何时何处，诚实总是没错的。我认识一位孤独症女孩，她什么都跟同事实话实说，评论起同事的体重、长相时，完全口无遮拦。我们谈到这个问题时，她坚信"诚实最可贵"。即使这种行为已经影响到了她的工作，她也意识不到也许这个规则并不适用。我想对这些死守诚实规则的人说：你的同事不需要你对他们的个人问题指指点点，有什么想法放在心里就好；既然是在工作，请多提些与工作相关的意见，他人的发型和时尚品位与工作无关，请不要再议论了。

许多阿斯伯格综合征个体认为自己的观点都很重要，不明白有些观点最好留在心里，特别是在社交或工作场合，当彼此还没有亲密到一定程度的时候。我们日常的社会交往，大多只是泛泛之交，不请自来地主动发表看法，反而不利于交往的进行。我对他人的个性、观点和行为怎么看，其实没那么重要，不管三七二十一什么都说的无礼做法，会伤害他人的感情。从整体上看，这样做很划不来：我在交往中将会变得被动，他人也会疏远我。所以，在熟悉某个人并与其建立友谊关系之前，我一般只谈公事。只有在极少数情况下我才会百分百诚实，一是涉及安全问题，比如会造成人身伤害或危及性命时，还有就是执法警官问话的时候。就算在这些情况下，回答时也有礼貌和粗鲁之分。

诚实不一定是上上之策。总的来说，与其教育孩子永远诚实，不如教他们一点客套的技巧，因为客套更广泛地适用于各种人群、各种情境。让孩子觉察他人的感受，用有助于促进（而不是妨碍）社会交往的方式去行动，在很大程度上可以通过死记硬背的方式来实现。不过，无论最终使用的是什么样的教育方法，教学过程肯定是一个不断尝试又不断犯错并吸取教训不断进步的过程。关键的一点，是要巧妙地运用从情境中收集到的信息，当某个方法不起作用时就要换另一个方法。最后，记住这句老话："不会好好说话，就别说话。"

要点牢记：

· 规则一旦确立，再要"忘记"是很难的。当你准备教年幼的孩子"永远说真话"时，请三思。因为这既不是事实，也不是所有场合的最佳选择。

· 促进成功的社交体验：不要当着主人的面问孩子"喜欢这个生日派对吗"之类的问题，除非你百分之百确定孩子的回答会让大家满意。

· 如果孩子很依赖规则的约束，那就定几条一般性的规则：什么时候可以、什么时候不可以说出自己的想法，尤其当别人没有征询他的意见时，不要随便评论，比如，不要随便评论别人的外表。这种操作也适用于思维僵化的成人。

· 谱系儿童实话实说的可能性，与其发展年龄成反比。年龄越小，越有可能不加修饰地说出十足的大实话，不管别人有没有问他们。

· 要让孩子明白你正在教他干什么，并且一次只教一种社会性技能。在孩子学习社会技能的过程中，成人常常会在无意之中让孩子分不清状况：你在教他听从你的要求？还是教他回答问题，让交谈顺畅地进行下去？还是在教他用婉转客套的方式回答别人的提问？像"凯尔，你觉得玛丽阿姨做的这顿晚餐怎么样？"这样笼统的问题会让孩子无所适从：对某个孩子来说，这可能是一个要不要听从（回答问题）的问题；对另一个孩子来说，这可能是该说真话还是撒谎的问题；而第三个孩子很可能具有足够的心理理论能力，知道此时应该客套一下。现在，你还认为你的问题特别简单吗？

· 在诚实、客套以及社会认可的善意的谎言之间，不存在一个明确的界限。个人的伦理和道德标准决定了最终的判断，即使在同一个社会群体之中，每个人对于"对"与"错"的判断也会大相径庭。正因如此，在孩子出现不恰当的社会行为时，很多成人为了图省事，采取了相当"孤独症式"的刻板的应对方式——直接告诉孩子"永远说真话"。他们以为这是一条捷径，因为"终生学习"这条大路很难走——关于社会关系，关于"何时""为什么""和谁"这些规则问题，你永远要承担起解释的责任。不妨反思一下自己是不是存在这样的情况。请诚实面对自己，如果是，就尽快从捷径中走出来吧。社会关系如此复杂，没有一个答案是放之四海而皆准的。回到大路上来，在各种日常情境中耐心地教育孩子，坚持不懈。你可以用行动告诉孩子，社会性理解靠的不是灵光一现，而是持续不断的学习，任谁都没有例外。如此，孩子们才算走上了通向社会性成功的正确道路。

规则五　礼貌适用于一切场合

我们的社会文化中有一条潜规则说：**礼貌和良好的行为举止是进入社会交往的敲门砖**。不论在个人生活中，还是职场上，也不论两个人之间，还是一群人之中，就算你不曾开口说一句话，礼貌、得体的行为举止就足以证明你懂得"群体行为"的边界，让你获得他人最"初级"的接纳。良好的行为举止有助于构筑人际关系，推动社会交往的发展。礼貌没有统一的标准，在不同文化、不同群体间各有差别，还有随意与正式之分，而且随时可能发生变化，但是，假如一个人**缺乏礼貌**，人们一眼就能发现。

天宝在前面的章节讲述过四大规则类别，其中一类就是礼貌规则。如其所说，礼貌规则在不同的文化中有不同的标准，但它们的功能是相同的——让人们舒服地相处、表达对周围人的尊重、确立个体在群体中应有的社会行为的边界。

一个人的行为举止，反映的是他能否理解人与人之间的差异（思想、感受和行为各方面），能否认识到群体准则是文明社会的人们和谐共存的必要基础。这恰恰是孤独症谱系障碍儿童和成人的难点所在，换位思考能力薄弱，让他们意识不到自己对人缺乏礼貌这一事实。但正如天宝在下文中强调的，孤独症不是粗鲁和无礼的借口。她指出，"规则五"更多偏向于行为的矫正，而不是去理解社会关系的情感基础。这两者都很重要，但基本的社会适应技能应该得到更加优先的发展；要从儿童很小的时候就开始用行为矫正的技巧训练他们，也可以依据他们的适应水平，让他们参加一些以社会性情感原则为指导的治疗项目。缺乏这些社会性技能，儿童将错失许多与人交往的机会，失去发展换位思考能力和建立情感联系的肥沃土壤。

天宝说：

总的来说，我们现在这个社会的人，变得比以往更加粗鲁和鄙俗。某些行事方式，放在 20 世纪 60 年代甚至七八十年代，真的是很无礼的，但现在却可以被容忍。过去二十年左右，社会交往不再讲究行为的"对"与"错"，举止得体、待人礼貌变得越来越不重要，肯花时间给孩子灌输礼貌、教授正确礼仪的家长也越来越少。在这样的连锁反应下，如今年轻一族的家长对我那个年代的某些主流礼貌规则甚至闻所未闻。

社会适应技能教育的这种偏向性变化，普通儿童是比较容易应对的。就算从来没有人教过他们，如果需要，他们通过观察其他孩子的表现，就能毫不费力地学会该有的礼貌技能。但孤独症谱系障碍儿童无法通过观察学习，他们需要手把手的教导和亲身的体验——他们只能理解过去一直存在于他们身边的结构化的东西。家里和学校都没有的规则体系，只会让他们不知所措。

我觉得现在抚养孤独症谱系儿童比我们小时候要困难得多。我小时候，对于怎样是"有礼貌"、怎样是"举止得体"都规定得很明确，所有家长教的都是一样的规则，无论到哪个家庭、哪种社交场合，适用的规则全都是一样的。因为所有社交场合对儿童的要求大致都一样，所以谱系儿童很容易理解哪些行为合适，哪些行为不合适。

但现在的情况太复杂了，即使是普通儿童或成人，有时候也很难理解自己的社会文化，不确定怎么说怎么做才算恰当。走进任何一家大一点的书店，你都能在礼仪专架看到大量教授社交礼仪的书，其中还颇有些好书。你还能看到许多专门以社交礼仪为主题的网站。"世界500 强"企业高管培训中也包括礼仪训练，因为如今很多年轻职员虽然智商很高，却不太懂礼貌，社会技能也很差。现在对于什么是"恰当的"行为，往往要看具体的情境，而情境又千差万别，这对任何人来说都不是一件容易厘清的事。不消说，这对于天生不善于社交、思维刻板非黑即白的孤独症儿童来说，简直就是一个雷区。

由于社会对个体的要求不再那么明确了，有些家长会觉得无从下手，不知道该如何处理孤独症谱系儿童的礼貌问题。如今规则的例外情况太多，的确也不适合制定太过严格的规定了。例如，我上学那会儿，学校对着装有严格的要求，但现在就比较随意了。一方面看，这是好事，孩子们有了更多自我表现的机会；另一方面，原本简单的事情（就比如每天上学着装这事儿）变复杂了，给儿童平添许多焦虑情绪。对孤独症谱系障碍人士而言，理解基本的社会适应技能（包括保持礼貌）本身已经够困难了，而不够结构化的社会规则又增加了理解的难度，使日常生活更加压力重重。

礼貌第一，社交第二

即便如此，孤独症也不是行为粗鲁的理由。谱系儿童应该从小接受基本社会适应技能的训练，就像小时候母亲训练我的那样。这里，我要再次提醒家长和老师注意将儿童社会适应技能与情感联系区分开。规则五首先是关于行为的，教孩子学习基本的礼貌和社交技能，是成功进入社会交往的基础。有必要的话，可以在孩子年幼时，通过相对机械的方法，如 ABA，训练孩子这方面的能力。这是纯粹的行为 - 后果教学法，家长不需要在训练中掺入情绪理解的内容，免得干扰孩子的认知。

儿童发展情感联系是一个比较漫长的过程。它需要换位思考的能力和灵活思维的能力，而这两种能力只有在积累了更多的经验以后才能逐渐发展起来。同时，只有当谱系孩子掌握了一些基本的社交技巧（比如会说"请""谢谢""对不起"，懂得分享、轮流、在游戏中适当妥协），获得同龄人的认可时，才有机会加入同龄人的群体活动，情感联系也才有发展的机会。

礼貌教育应该先于社会性情感的调教，但我经常看到在训练项目中这两者是同时进行的。这容易让一些孩子产生混淆，最终两方面都发展不好。想让他们明白社会交往中什么是"好的行为"，什么是"坏的行为"，只有通过非常结构化的教学来实现。思维越刻板的孩子，课程教学越应该结构化。即便是较早建立情感联结的儿童，结构化的教学对于学习社会适应技能也很有帮助。当儿童的心理理论能力得到发展，能够看到自己之外他人的立场时，成人就可以开始告诉他们"为什么"——给他们解释训练内容背后的原理，并且，引导他们探索和认识社会交往中的情感性因素了。但是，掌握社会适应技能始终是第一位的，它应该优先于情感联系的发展。

在身体和心理能力允许的范围内，幼儿应该学习掌握一切礼貌规矩，比如餐桌礼仪：说"请""谢谢"，请人帮忙把食物传过来（而不是自己去够或抓），满嘴食物时不说话，胳膊肘不撑在桌子上，等等。学龄儿童则要学习各种在校礼貌礼仪：尊敬老师，回答问题先举手，排队不拥挤，不在人后推搡，不嘲笑别人的错误，不打断别人的讲话等等。不同环境、不同场合适用不同的社会适应技能，这些技能之庞杂，不胜枚举，本章也不再赘述。

母亲从我很小时起就开始调教我的礼貌礼仪了，但这些东西不是作为"交友之道"教给我的，而是我本就应该掌握的行为。时至今日，虽然我们大可不必再教孩子吃完饭要把刀叉放到四点钟的位置，但我还是建议家长，宁可过于正式，也不要过于随意。如果是我，我会先将曾经的"老派作风"教给儿童，并反复训练，让他们掌握，因为这些行为方式大多经历了时间的考验，广泛适用于各种社会群体、各种社交环境。儿童犯错时，要不带情绪、就事论事地予以纠正，给他们示范或指明正确的方式。有一次，母亲让我咀嚼食物时闭上嘴巴。我完全不明白为什么非得这样。于是她跟我说，看见我满嘴嚼烂的食物，好像看到了垃圾车的内部，让她反胃。她继续解释说，她看见我的"口腔垃圾"，与我看见同学把食物搅成一团觉得恶心是一个道理。解释得这么具体形象，我觉得很好懂，从此就真的学会闭着嘴咀嚼了。

母亲希望我遵守基本的礼仪，没有因为孤独症而降低对我的要求。礼貌礼仪说到底是一个行为问题，和人与人之间的情感联结没有关系。她告诉我什么是好的行为，什么是不好的行为，与人交谈或发表意见时，怎样是有礼，怎样又是粗鲁。尽管如此，她也知道孤独症对我的自控能力是有影响的。如果我累了，或者环境吵得我分心，她也会体谅我，但基本的礼仪，如说"请""谢谢"，是决不能忽略的。即使现在，我也仍会碰到很多困难，生活远不是我描述的这样简单，要知道，我是典型的孤独症，而非"高功能"。这一点母亲总是牢记在心，但总体而言，她还是要求我对自己的行为负责。

从幼儿期到小学毕业，社会适应更多的是其他儿童愿不愿意和你一起游戏、学习和聊天。分享兴趣爱好、一起参与活动、探索物质世界是那几年最主要的社交方式。当孩子升入初中，社交潜规则真正变得复杂，开始更多地偏向心理感受，开始涉及各种抽象概念，比如归属感，比如社会性联系。"与朋友一起玩"成了孩子们的首选活动，他们探索情感世界，关注内心的思想与感受。面对这些高难度任务，儿童如果缺乏最基本的社交技能，就会完全不知所措，跟不上同伴的节奏。更糟的是，由于无法驾驭最简单的同伴互动，他们还会成为戏弄、欺凌的对象。

与我同时代的谱系人士更容易成功

我在职场中碰到过许多与我同龄的孤独症谱系障碍人士，他们工作体面，自食其力。之所以适应良好，就在于他们成长的时代——20世纪五六十年代，跟我的母亲一样，他们的家长也从小训练他们的社会适应能力。但我看现在的谱系晚辈们，其中有不少才华横溢的年轻人，因为社交能力贫乏，就算找到了工作也做不长久。从整个社会范围来说，我们没能教他们社会成功所需的适应性技能；从孤独症文化圈来说，我们或许又过于重视情感联系，以至于没能让他们掌握基本的社会性技能。

在我们那个年代，礼貌礼仪是儿童发展优先考虑的事项。我们所有人都是在讲礼貌的氛围中长大的，因此也根本没有意识到它们对于儿童成长、独立并取得社会成功会有多大的影响。时过境迁，如今大人们不再专门教儿童礼貌礼仪了，我们才发现，缺乏这些技能会给一个人的未来带来多大的负面影响。决定着谱系儿童成年后能在多大程度上适应独立生活的，是社会性技能，而不是学业成绩。

但我们的社会并没有给谱系儿童提供熟练掌握基本社会性技能的机会，这对谱系儿童来说是一种悲哀。作为家长和老师，我们有能力也有方法来教授这些技能（有些人也许需要梳理一下自己的知识了！），通过足够的练习和强化，孤独症谱系个体是可以掌握这些技能的。社会的飞速发展，让我们对孩子的学业表现抱有更高的期待，同时，我们的注意力也比以前更加容易分散，而适合谱系孩子的学习环境——结构化的、正向行为导向的、氛围友好的环境，也越来越少。有多少父母会把坐下来一起吃饭当成家庭最重要的事情来做？哪怕每天只在一起吃一顿饭，甚至于每周一次呢？我的成长过程中，一日三餐，顿顿都必须和家人一起吃：我要留心餐桌礼仪，并与家人良好互动。这些日常生活中经过反复训练培养起来的基本技能，让我在其他不同社交环境中也受益无穷。一起用餐之类的活动，本是家庭生活必不可少的部分，可如今它们再也不是优先事项，孩子们也因此白白错失了很多锻炼的机会（现在人们习惯将责任推卸给学校，认为学校没有尽到教育责任）。此外，现在的单亲家庭越来越多，妈妈们、爸爸们为了生计疲于奔命，也确实无暇顾及家庭的教育了。但是，如果我们想让孤独症谱系儿童成长为具有社交能力和社会意识的青少年乃至成人，就需要让"简朴生活"的某些方式重新回归家庭，成为家庭活动的重要内容。成人应该有意识地为儿童创造这样的学习环境。要知道，这些技能是钥匙，没有它们，社会交往的大门将永远无法开启。

掌握各种基本的社会适应技能，需要时间，需要练习，也需要耐心，而且必然会犯错。有趣、引人入胜的活动和有意义的奖励，可以让绝大多数孩子保持较高的学习积极性。但总有一些时候，总有一小部分孩子，会觉得学习这些技能很无聊。他们没兴趣、不配合，怎么办？

天宝说：

对于某些社交行为的学习，对于某些孩子，严格要求是必须的。如果孩子对学习社交技能完全不感兴趣，就必须让他们知道，他们别无选择，非学不可。家长和老师如果理解孩子，知道什么能引起孩子的兴趣、什么可以调动他们、什么会让他们厌烦，知道孩子的思维模式，一般来说，是可以有效地调动孩子的学习兴趣和积极性的。但也会有些孩子实在缺乏兴趣，那么直接对他们说"你必须学"是最好的方法。做不喜欢的事本来就是生活的一部分。要想成为成功适应社会的成年人，这一点是必须学会接受的。不要因为他们不感兴趣就任其逃避。

另一方面，肖恩也指出，学会说"对不起"也是一项非常重要的社会适应技能。它起到"挽回局面"的作用，当不恰当的言行打破了社会交往的正常秩序时，"对不起"三个字能化险为夷，让社会交往的大门继续敞开而不是砰然关上。一条有用的社会关系潜规则是：如果你在某个场合表现得不够礼貌，那么礼貌地道歉也不失为一件好事。

肖恩有话要说：

孤独症人士会完全沉浸在自己的思维中，以至于看不到自己的言行举止对周围人的影响。有时，想要控制环境的愿望如此强烈，如果有人打破我心中的规则，哪怕最鸡毛蒜皮的小事，也会引发我内心的大地震。但孤独症不是免死金牌，不意味着你可以举止粗鲁、伤人感情。请让我做进一步的解释。

五月的一个下午，我从学校回到家。三个月的暑假马上就要开始了，和大多数八年级学生一样，我期盼着夏天的到来。我从前门进去，母亲正在客厅批改试卷。作为六年级的阅读老师，一个学年行将结束，她无疑也非常兴奋。

那一整天，我都按捺不住急切的心情，因为下午 4 点半我们要去乡镇公园玩。4 点半是我们早上就约好的出门时间，因为 4 点多我放学到家，放松一下，换个衣服，时间正好。等我下楼的时候，眼看着就是出发时间了。

我问："妈妈，快 4 点半了，我们要走了吧？"

"我跟你说，我还有些试卷要批改，还要再等一下。要不我们 5 点出发？"

"什么！"我的火气瞬间就上来了，"你说 4 点半出发的，现在 4 点 29 了。"

"我知道，但我还要半个小时才能改完这些试卷，"她克制着，尽量冷静，"改完马上走。"

"你之前说的不是 5 点！"我怒气冲冲地回她，嗓门越来越大，"你说 4 点半！4 点半就是 4 点半！"

"你看，我弄完就走……"我已经听不进她后面的话了，也不记得她是怎么跟我解释的。反正我们俩越说越急，最后根本没法好好说话了，因为我开始尖叫、咆哮，在屋里发起疯来，我觉得身上某根血管一定爆裂了。我是如此愤怒，满脑子只有"已经过了 4 点半"这个念头。妈妈突然改口说 5 点出发，违背了我的一条基本规则：计划一旦制订，就不能改变。现在，这条规则，连同我的安全感一起被粉碎了。

几分钟后，我回到客厅，看到了不同寻常又令人不安的一幕：母亲在哭泣。她一边哭，一边还在说着什么。有那么一秒钟，我的怒气消退了，但很快又涌上来。我全速奔回楼上的房间，狠狠摔上门，整个房子似乎都震动了。

这不啻于又一场小小的地震。我跳上床，把脸埋在床单里哭起来。我不想活了，我永远不想再看到妈妈那么难过了。一开始因为不守时而起的愤怒，此刻已经层层叠叠，五味杂陈。我恨自己不争气，竟惹哭了自己的母亲。在整件恶劣的事情中，我丝毫没有故意伤害她的意思，只是太过执着于自己想要做的事，而且也真的觉得她那样做是不对的（我仍然不明白我的行为和反应怎么就会影响到别人，也不知道如何避免）。和抑郁一样，无名的愤怒也是一发而不可收拾的。被越来越大的愤怒裹挟的我已经无法清晰地思考，更别提去想如何弥补我所造成的伤害了。我躲在自己的房间，切断与外界的一切联系，直到爸爸回家吃晚饭，晚餐的肉饼让紧张的气氛得到了一点缓解。

我们最终也没有去成那个公园。

怎样才能避免这种恶劣事件的发生，至少，不要让事态发展到让人伤心哭泣的地步呢？简单三个字就可以："对不起。"我可以因为没有按时去公园而生气，毕竟每个人都有权利表达自己的感受，但如果我能在这个过程的任何节点说一声"对不起"，事态就不会恶化到如此地步。说声"对不起"，就仿佛在火势蔓延时隔绝了氧气，可以让我在短时间内平复情绪，妈妈肯定也会理解我。

那样我也就能实现心愿——去公园玩了。

我的崩溃失态，起源于我根深蒂固的刻板思维，以及"母亲改变了计划、母亲有错"的执念。我厌恶变化（除非是我自己主动改变，或者我能以某种方式控制变化的过程），觉得自己想要的完全理所应当。

我现在才明白，是我的固执和死板把母亲烦透了、气哭了。那一天直到晚上，我仍在为这件事难过，感觉糟透了。在理智上，我知道说"对不起"是唯一的解决办法，但这珍贵的三个字，就是不知该如何说出口。

是什么让说"对不起"如此困难？就我个人而言，不是心胸狭隘，也不是什么大男子主义，而是因为我太执着于维持表面的秩序感，也不善于从他人的角度看问题。一旦有什么事或什么人打破那一点不甚可靠的秩序（这是常有的事），我就完全被愤怒占据，没有多余的心力去考虑其他任何事情，当然也不可能去道歉了。

但是你不一定要被愤怒完全控制，你可以掌控自己的情绪。道歉是一件很重要的事，它不仅能弥合情感，还有很多其他的好处：

· 让你更有魅力。有一条潜规则说：**如果你做错了事或伤害了人，说"对不起"是最快的弥补方式。**不过，如果别人拒绝接受你的道歉（当然，前提是你的道歉是真诚的），那就是他们的问题了。你唯一能控制的是自己，你不用为他人的反应负责。

· 消除恶劣情绪。以去公园这件事为例，我本可以对母亲说"4点半没有出发，我真的很生气……"，并在与她你来我往的"叫嚣赛"的任何一刻选择道歉。如果能给自己5分钟时间冷静下来，看清形势，我是可以为自己的举动说抱歉的。可能我们俩的情绪都无法很快平复，但坏情绪一定会在日落前消失，而不会一直持续到晚上。身在负面情绪的漩涡而选择道歉，可能不会让负面感受立刻消失，但肯定能避免它们进一步恶化。

· 促使你采取更积极有益的行动，去修正错误。

· 向他人显示你愿意积极行动以弥补错误的诚意。

当你行为无礼，或做错了事，伤害了他人的感情，那么，不论你多么年长，平时多么大男子主义，不论你有多大的块头，或多么的弱小，也不管你有多聪明、多么"完美无缺"，道歉都是你能去做的一件事。不论你的种族、宗教、年龄、信仰或背景，也不论你有没有孤独症，你都可以跟对方说出"对不起"这三个字。

本章最后，肖恩想与大家再分享一点心得体会：第一印象不光建立在简单的"请""谢谢"之类的表面礼节之上，更是贯穿在对话过程的所有细节之中。他自己也是很不容易才明白这一点的。

肖恩分享道：

礼貌礼仪对社会交往的影响特别大，它关系到别人对你的第一印象，决定了交往是顺利地进行下去，还是陷入死胡同。很不幸，在我刚开始与人约会的时候，还没能理解这条规则，所以遭受了不可避免的失败。

高中毕业后，我上了加州凡奈斯的一所大专，并在课堂上认识了一位叫丽莎的女生。性的吸引力战胜了我面对女生时一贯的拘谨和胆怯，我主动提出了约会请求。但由于彼此还不够熟悉，她明确表示，可以一起出去玩，但只是作为普通朋友。

我忘了告诉她我还不会开车，需要她来接我，所以第二天，我又结结巴巴地给她打了一个电话。不管怎样，她答应了，我们一起出去吃了晚饭。可惜，这顿晚饭吃得并不愉快，我们之间的互动也是：食物很棒，但我的言行举止实在不太靠谱。很显然，她的热情跟着夜晚一起冷了下来。

我记得丽莎来我家敲门时，我都没有照镜子检查一下形象，就直接开门了。印象最深的，是我出门时居然穿了一双有破洞的鞋子。

更糟糕的是，在晚饭的大部分时间里，我都在高谈阔论自己的那一套"学问"，完全没有顾及她是不是感兴趣，也无意于将谈话主题引到她的兴趣上去。我谈论那些名不见经传的爵士音乐人，他们演奏什么音乐、属于哪个乐队、在那些乐队待了多久，诸如此类。我像小时候一样乐此不疲地问着"如果"这样、"如果"那样的问题，还多次问她"你知道……吗"，在心里明知她应该不太了解那个谁谁谁的情况下。

丽莎全程都表现得彬彬有礼，但显然渐渐厌倦了这样的谈话。把我送到家时，她只说了一句："课上见。"果然，此后我们只在课上见过面，而即使是在课上，她对我也日渐冷淡。

那晚的失败在于，我不知道给对方留出余地。我问丽莎关于音乐人的问题，完全是为了满足一己之私，从中获得某种优越感——我知道，她却不知道。但我这么做的时候，没有考虑她的反应，比如她会厌倦，会不满。为了自我感觉良好，我也算付出了惨重的代价。

礼貌的表现，远不止于说"请"和"谢谢"，也不止于眼神交流和衣衫齐整。**礼貌也包括在谈话中给对方留出余地——跳出自我的寨白，表现出对对方的兴趣。**

那个晚上，我本来有很多这样做的机会。也许我还可以幽默一下，跟她说："好了，掰扯了这么多，肖恩·巴伦的老底都抖完了，现在来听听丽莎的故事吧！"或者直接说："说够我的事了，我想多了解一下你。"

无论哪一种说法，结局都应该比现实美好，说不定还真的就此成就了一段佳缘。所以，礼貌之于好的第一印象，就像美谈之于美餐一样必不可少。这一点很重要，切记。

2017 年肖恩感悟

著名的《美国派》（*American Pie*）是 1971 年的热门歌曲。唱作人唐·麦克林（Don McLean）通过这首歌表达了对当时美国社会纯真不再的感慨。

"总的来说，在《美国派》里，一切都正朝着错误的方向发展。"麦克林在 2015 年接受澳大利亚南威尔士《纽卡斯尔先驱报》采访时这样说。

在这首 800 多字、史诗般的歌曲中，他几次幽幽吟唱着

"音乐死去那一天"。那一天是 1959 年 2 月 3 日，摇滚歌手里奇·瓦伦斯（Richie Valens）、巴迪·霍利（Buddy Holly）和 J.P. 理查德森（J.P. Richardson Jr.）坠机身亡。可以说，这一悲剧永远改写了摇滚乐的历史。

今天，在很多领域，一切似乎仍在朝着错误的方向发展。可以肯定地说，我们这个社会整体的礼貌风度也已经死了，最多也就是一息尚存，危在旦夕。这一点你应该深有体会。无论是政治集会，还是电视新闻脱口秀，甚至身边的餐馆里，你都能看到礼貌的缺失，以及个人权利的膨胀。助长这种风气的还有一个特别强大的平台——互联网。偏执狂、仇外者和各色心怀不满的人利用网络传播着各种浮夸、恶毒、不负责任的言论。

不久之前，我去一家餐馆吃饭，对面桌上是一家四口，我偷偷看了他们几眼。两位家长貌似正在聊天，两个孩子都十几岁的样子，注意力全在手里的苹果手机上，整整半个小时没抬一下头。服务生过来帮他们点餐，其中一个孩子报出了想吃的东西，语气淡漠，甚至连礼节性的微笑都没有，仿佛在说"居然胆敢打扰我"。而此时，孩子的家长毫无反应，等于默许了这样的无礼行为。几乎可以百分之百肯定地说，就算 40 年前也有苹果手机，如果我像那两个孩子一样粗鲁无礼，我的父母一定会批评我。

那是不是说，我们应该扔掉科技化的电子设备，回到 50 年代《反斗小宝贝》田园牧歌式的社会呢？当然不是。如今的电子装备大大促进了人与人之间的沟通，让获取、使用、交换观点变得更加便利和快捷。

我们可以在"脸书"和其他社交媒体上随意发布任何信息，从晒食谱到寻找走失的亲人，这些都很好。问题是，这些技术性工具原本只是用来实现沟通的手段，现在却变成了沟通本身。统计显示，现在 90% 以上的沟通都是非言语性的。电子邮件、短信、手机和社交媒体是人们首选也是主要的沟通方式，而面对面的交流——看到他人的面部表情、肢体语言、眼神变化，这些人与人之间更加走心、更加有效的联结方式却被冷落了。总之，当人们一刻不停忙着打字的时候，也就几乎没有或完全没有时间去交谈和倾听了，礼貌问题也就随之出现了。

沟通技巧、礼貌礼仪规范能在人类社会存在几千年绝非偶然。虽然它们中有些在世代更替和文化变迁中发生了变化，但都经过了时间的考验。历史证明它们是有用的，是促进了人类这一物种的发展的。无论科技的智能水平多高，放弃礼貌、不修礼节、不善待他人，永远都不可能是一种明智的选择。

还有很重要的一点必须提一下。我们要谨防一种思想，那就是武断地认为，谱系人士因为不能恰当地回应他人或只能从自己的角度观察生活，所以一定也缺乏同理心。好的社会技能训练，比如詹妮弗·施密特的"谱系伙伴"项目，会吸收心智理论的因素，让参与课程的人突破一己的视角，从多个侧面出发，看清事物的真实面目。这方面能力的缺乏很容易影响到一个人的同伴关系和交往活动，影响到他的整个人际关系与商务关系。不论谱系人士的认知能力和智商水平有多高，缺乏礼貌（不论有意还是无意）、拿捏不准诚实和客套的分寸，都可能会为他的工作和生活带来严重的影响。

"大部分人丢掉工作，不是因为业务能力不够，而是因为不能与周围人和谐相处。"施密特说。

关于礼貌，还有最后一点需要注意：你会碰到很多不够礼貌的人，他们对人既不讲礼节，也缺乏尊重。究其原因，有的是因为缺乏教育，有的是出于各种原因想要挑战世俗，有的则纯粹是粗鲁。对于谱系幼童，或是换位思考能力极度欠缺的其他谱系个体，家长和老师可以取法耐克的口号"就这么做"（Just Do It），让他们听从命令，按照礼貌要求行事就可以了。但当儿童成长为青少年以至成人，当他们思维更加灵活、能更好地意识到周围人的思想和情感以后，除了机械训练之外，还必须要跟他们解释为什么有的人很有礼貌，而有的人很没礼貌。就像天宝说的，当她第一次进入职场，接触的人越来越多，这会成为一个很现实的问题。值得注意的是，虽然天宝是一个十足的逻辑分析型思维者，但下面的章节却充满了感性的色彩。她表达了对当今社会伦理道德下滑的担忧。这一点相信大家也会感同身受。虽然视觉型的图像思维方式让她与身边大多数言语型思维的人格格不入，但有一条社交潜规则是大家共同相信的：无论在世界的任何地方，有礼貌都是一种"好的行为"。

天宝分享说：

我刚参加工作时碰到的职场潜规则比现在的容易理解多了。那些规则大多与平常在社交场合适用的礼貌规则相同，主旨不外乎尊重同事，以礼相待。过去的工人也不像现在的人处处质疑体制，而是以工作为荣，乐于协作。人们尊重工作中各种管理规范，尽职尽责，维持团队的运行。总体来说，过去的人们更能彼此包容、彼此尊重。

另外，我从事的行业正好是一个绝对男性主导（98%）的行业。比起传统的女性行业，我在这个行业更加如鱼得水，因为男性在处理社会关系时，会比女性更偏向于逻辑而不是情感。当我出现不恰当的社会行为时，男性同事大多会直接指出来，他们对我的意见也主要针对我的行为，而不会牵扯到我在项目或整个公司中的价值判断。这一点非常关键。我对项目的忠诚度是很高的，如果有人告诉我，我的某一言行很可能危及整个项目的成功，我会马上反省收敛。但是这个过程不会伤害我的自尊，因为我知道问题出在某个行为，只要改正这个行为就好，不必整个人改头换面。那些偏社会型的人则凡事都夹带情感，动不动就把行为的对错与自我价值和自尊联系到一起，这是一种很容易打击个人积极性的思维方式。而对我来说，社会交往中犯的错误，只说明我需要学习另一种不同的行为方式，不能说明我是一个差劲的人。在教育过程中，一定要分清楚这两者的区别，做到对事不对人，对孤独症谱系障碍个体尤其如此。

除了遵守一般性的职场基本礼貌规则，我还为自己专门制定了一些特殊的礼貌规则。其中有些是我在参与过一系列涉及复杂情绪的社会交往后得到的教训。在这一类社会交往中，有些主题对我而言毫无逻辑可言，根本无法理解，所以至今我都尽量避免牵涉其中。

通过阅读《华尔街日报》以及各大商业杂志，我慢慢理解了职场中哪些行为是好的，哪些是不好的。此外我还发现一点，社会交往越简单，我就越容易融入社交圈子：对人文明礼貌，没事和同事聊聊天，远离敏感话题，比如信仰、政治或私人问题（同事之间、上下级之间的性关系等等），为人低调，不议论他人长短，把精力集中到自己的工作上。

为了保住工作并拓展职业前景，我还不得不学会另外一些潜规则：**与你共事的很多人都会出现不恰当的行为，还有，无论你如何热心待**

人，总会有人不喜欢你，对此你无法改变，也无需去改变。我能做的就是管好自己：不随便发表个人意见，不批评同事，不在背后议论，尤其不向老板打小报告。

还有一点，是我几乎无法认同但又不得不接受的：有些人会表现出很糟糕的社会行为，却被大家所容忍；时至今日，岂止容忍，简直都被当成了"正常"。以我的逻辑和思维方式，这是无论如何都无法理解的。但事实如此，年年岁岁，我已见怪不怪了。我唯一能做的就是学会面对它。只要这个行为糟糕的人不是我的直接领导，我总能找到克服的办法。万一不幸，这个人真的是我的上司，而且情形严重了到无法解决的地步，我会选择退出项目组。事实上，无论职场内外，都存在这样一条社交潜规则：**当你无论怎样都无法让一段社会关系保持和睦的时候，就该放下它，继续前行。**遇到社会行为实在糟糕的人，尤其应该如此。

如果孤独症谱系障碍儿童长大成人后仍然不懂礼貌，举止粗鲁，人们对他的容忍度就会降低。另一条潜规则：**人们普遍认为，一个人成年了，就应该知道如何恰当地行事。**之前的"豁免券"将被收回，粗鲁无礼的行为不再被容忍。老话说"事不过三"，如果你表现不佳，其他成年人对你的反应基本上就是这样，这意味着给你修正的机会是有限的。这就是为什么要让谱系障碍儿童从小学习基本的社交礼貌和礼仪的原因：年幼的他们可以有更多的机会去练习和犯错。在小学阶段，不够礼貌的结果，可能只是伙伴一个下午不跟你玩，而成年进入职场以后，很可能是丢饭碗的事。成年后的犯错成本，实在比过去高太多了。

要点牢记：

- 礼貌礼仪的规则数不胜数，而且变化多端，一代人有一代人的"新规",但基本的规则都经受住了时间的考验。

· 礼貌的态度能让周围的人感觉舒适。它们传递的无声信号表明,你明白社会群体的边界在哪里。

· 对很多谱系儿童来说,学习什么是礼貌行为、什么是不礼貌行为,是一件无聊而辛苦的事。让教学过程尽量有趣,尽可能利用自然的情境而不是采用上课的形式。采用卡通、电影、戏剧、小品以及夸张的手法,让学习变得更轻松好玩。

· 对于幼儿或者任何换位思考能力薄弱的人,在教授礼貌时可采用行为教学法。但要注意,若是在教学中加入情感因素,会使一些孩子理解困难。先教技能,掌握后再解释"为什么"。

· 对事不对人。跟学生强调"这种行为不礼貌",而不是"你不礼貌"。不要将单纯的行为问题与自尊或自我价值相挂钩。

· 任何行为都承载着某种功能。与其费劲消除不恰当行为本身,不如用心发现这些行为背后的目的,再用恰当的方式取而代之。例如,一个总是喜欢插话的孩子,也许只是想表现自己的聪明,那么,多给他"显摆"的机会,也许更容易让他学会轮流发言。

· 切记,孤独症谱系障碍儿童并非通过观察来学习,而是在体验中学习。要警惕"这个太明显了(太简单了、太好懂了),他们肯定能理解"这样的念头。要给他们大量练习的机会,并时常考察他们的理解程度。抛开你的成见和判断,不要臆想他"应该"能做什么,而要切实地体察他到底会什么、不会什么。

· 利用视觉材料强化孩子的学习!

· 教孩子区分正式和非正式的礼貌礼仪。礼仪的正式程度要看具体的社交情境。

· 教授的礼貌礼仪,在某种程度上,要适应孩子的年龄阶段，尤其是当他们进入初高中时。有些成人觉得好的礼仪，在青少年眼里却很可笑。确保谱系孩子理解不同礼貌礼仪的正确使用方法（时间、地点、对象三要素）。

· 要记得儿童有自己的本族文化，尤其是有双语背景的儿童。他们的礼貌礼仪和风俗习惯可能有所差异，所以教学内容对他们而言会加倍困难。要对他们反复强调一个概念：不同的地方，使用不同的礼貌礼仪。

一些基本的礼貌礼仪

· 说"请"和"谢谢"。

· 对人友善，而不论其社会地位。无论是对老师、老板，还是看门人、清洁工，都要一样彬彬有礼。

· 对处于权威地位的成人，要使用"正式"礼节。

· 不盯着他人看。

· 不给他人起侮辱性的外号。

· 不嘲笑或评论他人的体重、外表、年龄等等。

· 不在公共场合讨论家庭私事。

· 不向不熟悉的人打听私人问题，如为什么离婚、为什么被解雇等等。

· 不向人打听收入状况或私人物品的价格（如房子、车子、衣服、电脑）。

· 不打断别人的谈话，既不插话，也不挤到说话者中间。

· 不含着食物说话，不张着嘴咀嚼。

· 不在公共场合抓挠隐私部位。

· 不挤别人（即注意私人空间问题）。

· 对不太熟悉的成人，以"先生"、"太太"或"小姐"相称。

· 不抢别人东西（食物、玩具、书等）。

- 不做下流手势。

- 不抓别人的错误，不笑话，不取乐。

- 不打别人的小报告，除非涉及个人安全问题。

- 不把胳膊肘放到餐桌上。

- 就餐时，不要一边讲话一边挥动餐具。

- 不当众剔牙。

- 不在公共场合吐痰、打嗝或放屁。

- 打喷嚏或咳嗽时捂上嘴巴。

- 用餐时不用手抓食物（除非本来就用手抓的小点心或热狗、汉堡类食物）。

- 打电话（包括使用手机）时注意电话礼仪。

- 不当着第三人的面说对方愚蠢。

- 在社交场合控制自己的脾气。

规则六　对我友善的人不一定是我的朋友

什么是"朋友"？一百个人，也许会有一百种答案。年龄、性别、政治倾向、经济水平、宗教信仰、文化不同，答案就会不同。可能有人会进一步细问：你是说老朋友还是新朋友？熟人、密友、工作伙伴，还是男女朋友？是一起运动健身的朋友，还是推心置腹的朋友？不过，虽然每个人对朋友的界定不尽相同，但有一点是共通的——大家都渴望结交朋友。孤独症谱系障碍人士也不例外。

不同的是，孤独症谱系障碍人士在交友时会缺乏辨别能力：难以从直觉上分辨某人是不是朋友，也难以综合内外各种线索，辨别一个人的笑容是友谊的真情流露，还是一张遮掩了真实感受、真实意图和动机的假面。是敌是友，对他们来说，是个问题。

天宝分享道：

小孩子很容易玩到一起，一起放风筝、堆雪堡、骑自行车、玩桌面游戏，成为亲密无间的好伙伴。我小时候就经常和朋友们一起玩这类游戏，我们的友谊是在这些活动中建立起来的。在那样的年纪，我们情感单纯，对任何事都可以嘻嘻哈哈，什么都表现在脸上，情绪来得快也去得快，就算生气，也转头就忘。

等到青春期，一切都变了。情感占据了舞台的中心，少男少女开始将视线转向内心。他们开始远离从前一起咋呼、一起抓青蛙搭城堡的伙伴，转而结交那些与自己有共同思想和感受、能分担成长烦恼的朋友。除了个别"书呆子"仍埋头于解决复杂的数学方程、做化学实验、钻研物理的宇宙分子结构，大部分孩子都开始热衷于社会交往，开始追寻不一样的梦想。

进入中学以后，大部分孤独症谱系障碍孩子的社会性情绪发展会落后于同龄的孩子，且往往落后一大截。但是，这些孩子也需要归属感。由于生理发展与同龄儿童相似，在他们心目中，大家仍是一样的，仍然属于同一个大集体；他们衡量朋友的标准也还是当年那般简单——见面问好、一起活动、一同上课。他们没有意识到同伴群体的结构正在发生巨变，人以群分，择友的标准分化了，小学时的大集体也分化了。但在一个又一个的小圈子中，许多谱系孩子再也找不到属于自己的那一个，有些孩子甚至连这样的圈子意识都没有。

我是在进入大学以后，才发现自己分不清哪些人是朋友，哪些人不是的。其实小学毕业之后，这种分辨难度就大大增加了。我比较容易分辨的，是那些不喜欢我而且通过语言和行为直接表现出来的人。进入青春期以后，母亲教了我很多重要的社交潜规则：**不要搬弄是非，如果有人告诉你秘密，不要泄露**（除非关系到他人的安全或健康问题）；**戏弄不一定都出于恶意，有人会因为喜欢你而善意地戏弄你**。这些我都记在心里。此外，我还知道很多与人和睦相处的基本规则，比如轮流、团队合作、尊重他人感受等等，所以基本上能应付学校的生活。另外，我还算健谈，所以还是有几个社交圈子的。

"规则六"让少年时期以及成年之初的我感到困惑的地方在于，我无法理解那些较为复杂的社会性情感问题，比如嫉妒，比如有人会隐藏真实的动机，有人会为了卑鄙的目的假意关爱。我一进大学就受到了几次很沉重的打击。有一个女生，暂且称她小李吧，跟我完全一副朋友的样子，与我同进同出，跟我聊天，关心我的各种问题———一切都表明，友谊之花正在绽放。相处大约一周以后，我跟她坦白了孤独症的事，也谈到了我的挤压机、头脑中常用的门的意象等等事情。但不久我就发现，她把这些事都散布了出去，同学们都在嘲笑我。我真的很生气，感觉自己被出卖了。

类似让人恼火的事情后来又接连发生了两次。于是我改变策略，决定从此只和个别最要好的朋友谈论个人问题，而且只在确认过他们完全值得信任的前提下。就像我在第一章讲过的，我能感受到事件当时的情绪，但事件过后却能撇开情绪，将事件过程以图像的形式存储到大脑之中，成为大脑逻辑拼图的一小块。

我从这些经验中学到了两条非常重要的交友潜规则：其一，**对你友善的人不一定是你的朋友**；其二，**信任是赚来的**。我后来与这些同学仍然保持了友好的关系，也照常说话聊天，但我学会了将话题控制在安全的范围之内，只谈复习考试、回家作业、校内的大事小事。他们都是我的熟人，但大部分都算不上朋友。

大学一年级遇到的最糟糕的情况，是开始有人公开说我"古怪"，让我遭受到许多言语的戏弄。当我走过停车场或去食堂吃饭时，会听到学生们冲我大喊各种难听的名字。直到大三，情况才有所改善。那时我开始参与学校戏剧节舞台背景的绘画工作，同学们意识到我也有擅长的领域，对我的嘲笑才不那么凶猛了。这种转变让我明白了一条潜规则：**人们尊重才能，也愿意与有一技之长的人交往**。

随着年龄的增长，我学会了另外一条潜规则：**真正的友谊是在共同爱好、共同观念或信奉相同原则的基础上建立起来的**。一定是某种共通之处把两个人紧紧绑在了一起。只是年龄相同、性别相同，或在同一班级、下课后一起活动，都不足以让一个人成为你的朋友。作为大学生和新晋青年的我还学到了以下一些规则：

- 发展友谊需要时间。
- 意见不同的人也可以做朋友——朋友之间意见不必绝对一致。
- 朋友会真诚地关心对方的感受和想法。
- 朋友在需要时会相互帮助。
- 真正的挚友比较难得。

最后一点相对于其他规则来说可能更为重要，我也是用了相当长时间才学会的。

有一条社交潜规则要到初中左右才会发生作用并真正显示出意义：**人们往往会隐藏自己的真实感受**。幼儿一言一行皆出于赤诚，因为整个世界都围着他们转，他们不需要对人隐藏任何想法和感受。随着年龄的增长，以及对周围世界各种不同视角的理解力的不断提高，他们很快就会发现，掩饰内心感受可以让自己的欲望和需要得到更大的满足。他们还会发现，隐藏真实感受有时还是一种社交上必要的审慎手段。人们这样做出于千万种不同的理由：不想伤害对方的感情，不十分确定自己的感受，不想说出或做出违背自己信念或原则的事。还有一些时候，人们之所以要掩饰，是因为当时的感受正好不适宜在那个特定的场合表现出来。例如，在公司会议上，老板对你的评价让你非常气恼，但你不能表现出来，否则很可能会被炒鱿鱼；或者，你还沉浸在某位朋友刚刚离世的悲痛之中，但你又必须去参加一场婚礼，在属于新人的幸福时刻，你是不可能当众伤心痛哭的。

这两个例子说明了这样一条社会关系潜规则：**不管儿童还是成人，都可能会表现出与内心完全相反的情感状态。**然而以某些孤独症谱系障碍个体的刻板思维来看，这简直是撒谎，这个人就是一个虚伪的人。

天宝解释说：

孤独症谱系障碍儿童很容易被人利用，因为他们无法看穿别人的谎言，有时甚至很明显的谎言都看不出来。他们不假思索地相信自己看到、听到的一切，即使这些东西完全不合逻辑。在他们非黑即白的思维里，看起来好的人就是好人，就这么简单。

同伴先是甜言蜜语，后来又做出恶劣的事情伤害他们，这种明显不合逻辑、莫名其妙的情况究竟是怎么回事，其中的深意，谱系儿童的大脑是注意不到的。他们只是严守着内心的规则，继续用自己的方式去解读同伴的社会性行为。但他们却经常因此而成为搬弄是非的人，让同伴对他们更加敬而远之。在成长的过程中，母亲教导我做人要堂堂正正，搬弄是非是不对的，所以我从小没有做过那样的事。在有人开始戏弄我的时候，我也已经建立了较高的自尊感，有了应对各种不友善行为的良好基础。无论别人如何评论我，我从不当真，也尽量不予理睬，不让负面的想法打击到自己。这些评论当然也会困扰我、影响我，但我的视觉 - 逻辑型思维能将这些不好的形象和情绪分开，帮助我度过了最艰难落魄的那几年。

谈到在学校被取笑这件事，很多具有刻板思维的孤独症谱系障碍儿童还很难进行逆向的思考，很难理解这条社交潜规则：**并非所有的戏弄都出于恶意，有时他人戏弄你，是因为对你有兴趣或者喜爱你。**他们往往机械地理解规则，一旦遭到戏弄，就自动认为戏弄他们的人不喜欢他们。所以要教他们什么是善意的戏弄，与恶意戏弄和欺凌的区别，以及如何根据各种迹象加以区分。

再来看肖恩，当遭受戏弄和欺凌时，他体验到的是一种更加绝对、更加情绪化的刺痛感。低自尊和死守规则的刻板思维，让他几乎不可能理智地处理发生的事情，甚至不会寻求帮助。

肖恩叙述道：

假如小时候每次父母对我说"我们想帮助你，但你得先告诉我们发生了什么"之类的话时，我都能得到一元钱，那么我现在即使无法跟比尔·盖茨相比肩，也肯定是个不小的富翁了。每次放学回家，当我因为学校的不愉快显出一副闷闷不乐或很生气或快要崩溃的样子时，父母都会紧张地询问我。但是，想必我的反应也足够让他们崩溃的，因为无论他们怎么努力安慰开解，我都一言不发。有时候，母亲甚至在我面前蹲下，死死抓住我的双肩，紧紧盯住我的脸，希望我说出一言半语，好让她知道如何帮我。这个时候，哪怕一个字、几个词，甚至点点头、摇摇头都会让她好受一点儿，但我却往往是转过头去，躲开她的目光。

之所以采用这样反社会性的回应方式，并不是我故意违抗和忤逆，而是另有原因。最大的原因，也许是我无法将一系列想法按顺序有条理地表达出来，无法准确地描述事情的经过；我甚至不知道该如何用合适的词汇来形容我的感受。思维上的局限和刻板让我无法将当天发生的事连缀成篇，或者说，无法将来龙去脉描摹成一幅准确的图画。我知道自己被嘲笑、被打、被绊、被各种欺负都是毫无道理的，却根本想不到有什么办法可以避免这一切，也无法将这一切告诉可以帮助我的人。

另一个让我躲开母亲目光的原因，是当天的经历给我的痛苦仍然那么清晰，再重复一遍，就等于再受一次折磨。缺乏洞察能力的我还认为，父母一定会觉得什么事都是我犯错在先，毕竟在家里，他们老是认为我这个不对那个不对，动不动就批评我。就算告诉他们学校发生的事情，八成又是我要挨批吧？而且，告诉她或其他任何人我所遭遇的恶劣行径，意味着我必须直面它们而无法回避它们。我知道自己没有能力将情况讲清楚，所以选择了最没有难度的那条路——否定和掩饰，这是我最好也是唯一的选择。如果讨论这样糟糕的一天只会让我更加烦恼，那又何必还要费劲去说它呢？另外，我之所以不做回应，还可能存在更加深层次的原因，那就是我的自我形象问题：我的自尊很低，在我心里，那些施加到我头上的坏事枝节横生、变幻莫测，即使我把它们说得清清楚楚，要纠正它们也是一件极其艰难的事，既然一切都是徒劳，那索性连尝试都算了吧。

　　绝大多数孤独症谱系障碍个体都愿意取悦身边的人，不管父母、老师、朋友、伴侣，还是同事、领导。但由于个体在认知水平、思维方式、经验积累等方面均存在不同程度的差异，这种内在愿望会外化成各种恰当或不恰当社交行为。他们甚至会为了取悦对方而撒谎，因为觉得对方喜欢他们的谎言。这种倾向可能会导致灾难性的后果，尤其是当他们成长为青少年或成年后，在无意中卷入非法活动，被当成嫌疑人接受问讯的时候。如果问讯的警官没有孤独症谱系障碍的相关知识，就很有可能会制造出冤假错案，因为谱系人士会觉得警官希望他们认罪，于是便稀里糊涂地承认自己并没有犯过的罪行。

　　理解他人可能表里不一，或者说别有用心，需要更高层次的换位思考能力和心理理论能力。缺乏换位思考能力或换位思考能力刚刚萌芽的儿童是无法理解这么复杂的概念的，因为无法理解，所以也不会牢记。不妨停下来，将他们的思维方式与你的思维方式比较一下，你会发现，即使某些想法或情境并未直接发生在你身上或是你的生活中，但是，只要你之前见识过，这些想法、观点或是情境的细节都会不知不觉地存储到你大脑的某个角落里，这就是换位思考能力。你不曾刻意做过什么，但这些细节已经刻录到了你的大脑硬盘上，大脑会将它们一一整理归档"以备后用"。在接下来一段时间里，它们会帮助你轻松破解社交难题，应对新的挑战。

然而，如果缺乏换位思考能力，那些经历过的事物和想法都只是浮光掠影，永远无法存入谱系个体的大脑。当类似的社交情境再次出现，谱系人士无法调动它们来理解情境，因为它们已然"失踪"了。换位思考能力越弱，能存储下来的信息越少；反之，换位思考能力越强，从情境中提取并存储起来的细节就越多。现在你明白为什么孤独症人士如此难以"理解"这个世界，为什么必须有大量重复练习才能发展出换位思考能力了吧？只有当某个观点或情境对孩子是有直接意义的，他才会有所留意；而且就算留意了，第一次能收集到的大约也只有 10% 的细节信息，第二次可能会更多一些。还有一些情况，信息可能是被记牢了，但信息的检索功能又出了差错，错误的信息冒上来，或者信息之间出现了反常的联系。归根结底，这还是因为大脑硬盘上存储的经验信息不够多。结果，尽管孩子显然在努力与人互动，但他的行为仍然与周围格格不入。

换位思考能力偏低或尚在发展中的个体，有必要事先学习更多与规则六相关的行为。给他们制定一份行为指南，帮助他们应对有可能出现的不利状况。对于那些高度视觉 - 逻辑型思维的个体来说，死记硬背会是一个很好的学习方法。也可以利用他们强大的调查分析能力，教他们解决社交难题的方法。为了保持学习兴趣，可以把学习变成某种"社交实验"或"社交智力题"，如果需要，还可以再配合外部激励或者奖励。

关于个人安全问题，一定要跟他们讲清楚可能会出现的各种危险状况，说得再怎么仔细都不为过。因为就算之前跟他们强调过这些情况，当危险近在眼前，谱系儿童和青年也仍可能毫无知觉。他们的归纳概括能力很弱，所以，如果条件不是百分百吻合，即使出现了各种危险信号，他们也不会在意；如果有人蓄意利用他们，他们也不会提高警惕。一些谱系儿童和成人，在非黑即白思维以及内在规则（往往不太现实）的影响下，很容易越过安全的底线，让家长和老师长期以来培养他们安全行为的一片苦心付诸东流。

肖恩说：

在我努力摆脱孤独症的十二年中，我始终相信其他人都是好人。我有一种盲目的愿望——只看其他人最好的部分。如果他们声称他们说的都是真的，那就一定是真的；如果他们表现友善，那他们就一定是友善的人。这些都是我信奉的规则，也是我心里反复萦绕的念头。我不会像一般12岁的孩子，在想这些事的时候多留几个心眼，假设多种可能，多方权衡，最后确定他人行为的目的和真实想法。我的思维中不存在这样一个过程。

从十几岁到二十五六岁，我喜欢所有的人，除了我自己。假如某人对我微笑，看上去真心对我感兴趣，我就很满意了。我觉得人们就应该是他们宣称的样子，我无法想象现实会存在任何一点偏差。我既没有批判性的判断能力，也缺乏基本的常识。我有多天真，就有多脆弱。

12岁那年，我遇到了一件事。一个陌生人在与我进行了短暂的交谈之后，让我为他口交。这个男人看上去那么友好，没有一丝恶意，所以我肯定他是个好人，也不会做坏事。我们的社区很安全，他又是个成年人，所以他应该不会让我做坏事。但后来，我觉得非常不舒服，但又不知道是怎么回事。我隐隐觉得，这个人做的事有问题，但具体又说不上来问题在哪里。毕竟，在我的头脑中，犯错的人通常都是我自己，大人总是对的。我没有对任何人说起这件事，因为我找不到合适的词语来描述它。直到二十多年后，我的父母才知道有这回事。

另一次事故出现在我18岁的时候。一个晚上，我错过了回家的末班车。正当我准备去电话亭打电话让父母来接我的时候，一位长相友善而老实的中年男人在路边停下了车子。不知道他是怎么看出我需要搭车的，反正我什么都没想就上了车。真是好险：他喝了酒，又开始跟我吹嘘最近强暴过一名女性。所幸，我及时觉察出了问题，没等到家就下了车，也算是有惊无险。我以貌取人，相信了这个男人，上了他的车，将自己置于危险的境地里。18 岁的我，还没有能力快速判断当时的状况并运用常识厘清各种细节，得出最终的"安全系数"，也还无法听从自己的本能行事。

孤独症限制了我在这些方面的思考能力。好在这么多年来，天真又盲目轻信他人的我，虽然被利用过，但没有摊上更加严重的事件，也没有遭过犯罪分子的毒手。真是谢天谢地。

16 岁那年父母与我连续几个月的夜谈中，我们就如何避免过于天真这个问题着实谈过很多。他们试图让我明白，人们不说真话有很多原因，行为背后也有各种动机。他们很担心别人会利用我，骗我的钱。他们不希望我对世事悲观失望，但也设法教我小心谨慎：**先结合情境综合考虑他人的言行，再决定是否信任**。虽然已经习惯于看人看事只看表面，但我不得不承认，生活真的没那么简单。与此相关的还有另一条潜规则：**不能简单地将不说实话等同于动机不纯**。有时候，人们说谎是为了避免伤害感情。但真正明白这个道理是一个非常漫长、复杂和痛苦的过程。也许 20 世纪 70 年代 R&B 乐队"不容置疑的真相"（The Indisputable Truth）那首《微笑的脸庞》（*Smiling Faces*）最能表达其中的意味：

> "微笑的脸庞，有时候微笑的脸庞，不会告诉你真相。
> "微笑的脸庞，微笑的脸庞在撒谎，我有一切的证据。"

另一方面，有着视觉 - 逻辑型思维的天宝，在理解判断他人的内在动机和意图时，采用的是典型的分析式的方法。对她来说，搞清楚汽车修理工是不是在敲诈她、某同事是不是在蓄意破坏项目或者一个刚认识的"朋友"是不是真的可以做朋友，归根结底，都是一个运算过程。

天宝解释道：

当别人撒谎或言过其实的时候，普通人似乎天生就能感觉出来。有的人非常善于识破谎言，有的人差一点，但这种识别能力都是有的。孤独症人士却完全缺乏这种能力。就我自己而言，想知道别人是不是对我说了实话，我会运用自己的视觉化大脑和逻辑思维模式，像电脑运算一样，计算个究竟。我会在大脑中筛选各种变量，勾选出适用的项，据此判断对方说真话的可能性。不管是做项目还是帮助某个学生顺利毕业，我都会像电脑处理器一样工作，目标已经设定好，只要计算出成功实现该目标的最佳路径即可。普通人所说的"直觉"，对我来说，就是以图片和逻辑为基础的智力运算过程，它不是一种心理感受，而是一个对大脑网络进行搜索的过程。

首先，我会对各种变量做客观的分析，其中最重要的，是考察是否存在利益冲突。我认为跟我存在利益冲突的人不会为我提供准确的信息，或多或少会对我撒谎，或隐瞒内心的真实动机。如果有利益冲突，还意味着要考虑嫉妒心的问题。当人们认为我入侵了他们领地的时候，嫉妒心就会出现。在工厂项目中，这个人往往就是工厂的设备工程师，他会认为我抢了他的工作。我会评估他的嫉妒指数，据此判断他提供准确信息的可能性。在此基础上，我还会做更多我觉得有必要的功课，搜集足够充分的信息，才做出最终的决定。比如，如果我想知道新换的汽车修理工是否可靠，我可能会向其他客户打听一下，或者，在店铺里看看他的营业执照是否齐全，获得过什么奖励，是不是商会成员等等。这些都是必要的功课。我会根据这些客观因素评判他的可信程度。无论在职场还是个人生活中，我都是用这种方法来处理人际关系的。

我最初发现人们会隐藏真实动机这件事，是在我初入职场，刚开始参与保定栏项目的时候。问题就出在嫉妒心。其实现在回头看，我一眼就能发现其中的端倪——这个人在项目会议上总是一言不发，对项目也很不热心。不过，我不是首先从社会性角度觉察到这一点的。我是通过留意周围环境的细节，再用逻辑思维把它们拼凑到一起，从而发现问题的。那时候，我们遇到一个问题：设备的某个部件老是出现故障。我开始审视所有细节（因为所有细节对我来说是同等重要的）。结果发现，每次出故障，都正好是我去洗手间的时候。最后我发现，是项目中的另一个人为了让我出丑，把一个挂肉钩塞到了这个部件里。这个小动作差点毁了我们整个项目。权衡再三，为了整个项目的利益，我冒着被炒鱿鱼的风险，给老板写了一个条子，告诉他有人蓄意破坏项目。幸运的是，这一次我保住了工作。嫉妒心是个很棘手的问题，被嫉妒的这个人如何处理很关键。

那次经历以后，我给自己总结了几条与工作相关的新规则，其中有些是工作场合通用的潜规则。有一次，我去一个肉类加工厂提供咨询服务，雇用我的是他们的设备工程师。我这样要求自己：**有事千万不要越过雇佣你的人，除非事关项目的成败**。这是对**管理层级系统**的尊重，也是所有工作场合均适用的潜规则。出现问题，要详细报告给雇用你的人或你的上司，再设法解决。另一条规则是：**如果同事对你心存嫉妒，给他一点好处**。我发现对嫉妒心强的人，让他跟你一起做事，恭维他的才华，或通过某种途径让他感觉自身的价值，往往能有效地缓解妒意。

但是，我也曾将项目同事接私活的事报告给了管理层，并因此陷入麻烦之中。同事们知道我打他们的小报告之后，开始恨我。我很快明白过来，此后再也没有这样做过。这是我的另一条规则：**不要向管理层报告其他人正在做什么，集中精力做好自己的工作就够了**。我觉得这是一条非常重要的职场潜规则，管理者也会对下属反复强调这一点，但今天却有越来越多人背道而驰。再次回到规则六：对我友善的人不一定是我的朋友。在工作中，同事之间勾心斗角，可以无所不用其极，即使社会意识很强的人也难免被愚弄。当发现被人利用时，他们或者非常生气，或者很受伤，觉得自尊受到践踏，于是就向管理层告状。这些对我来说都太复杂了。我能做的就是专心做好手头的工作，远离是非。

对我个人来说，还有一条重要的社交规则：**与他人的关系永远不可能完美无缺**。就像我之前提到过，完美的设计是不存在的，完美的人际关系同样不存在。人们之间难免会有意见分歧，而且就像项目设计有高下之分，人际关系也有好坏之别。我要做的就是尽力而为，如果某些观点实在无法求同，那就存异。跟我一起做工程项目的，有几个特别好的搭档，但我们从来不谈宗教或政治。这是我学到的另一条社交潜规则：**你有你的信仰，朋友有朋友的信仰，大家相安无事，照样做朋友**。朋友还分不同的层次。我有不少工程界和动物行为研究领域的朋友，但他们都不是能交流深度信念的朋友，我很少和他们谈论性、信仰和政治，因为我不想一开口就让原本志趣相投的友谊毁于一旦。

我能习得这些社会性规则，并非通过情感联系，而是得益于我敏锐的观察能力以及逻辑分析式的问题解决法。而之所以有这样的能力，在一定程度上是因为我在大脑中存储了足够的信息，这些经验的累积足以让我得出准确的结论。回到高中时代，我就是因为没有足够的信息存储，没有可以搜索或参考的材料，才会难以辨别他人是否在撒谎或是隐藏了动机。现在，我的辨别能力几乎与靠直觉做判断的人不相上下，只是我用的方法不同而已。这些方法很适合我，有时甚至可以说更加简便易行，因为逻辑分析的过程不夹杂情绪情感，反而不会有心理上的负担。

天宝和肖恩最终都学会了判断他人的真实动机和意图，不过是通过两种截然不同的途径：天宝用的是逻辑化、社会化的分析，肖恩则从情感的角度切入，将自身感受与他人感受合二为一。虽然他们的进步来得很慢，但终究还是成功了。一直等到成年初期，他们对自我和他人的意识才取得了长足的进展。肖恩说，当他的社会意识提高之后，他有了一个特别有启发意义的发现：对于如何理解他人的意图和动机这件事，即使深谙社交之道的"专家"——心理学或咨询领域的专业人士——也无法给出全部的答案。

肖恩解释说：

为了能在更加广大的世界找到立足之地，我想尽了一切办法。我觉得我应该认真阅读几本心理学方面的书，并严格按照书里的建议去行动。我最感兴趣的是关于约会的书，觉得只要如法炮制，女朋友就唾手可得。我也试图以积极向上的人为榜样，向他们靠拢。父母和我进行了一场又一场的谈话，我努力理解吸收其中的要义并运用到实践中。我会经常对自己大声重复爸爸和我的那些对话，希望不论在思想上还是情感上，我都能"明白"其中的意义。所有的努力，都是为了让自己变成一个快乐的人。结果却收效甚微，我感受到更多的是痛苦和打击。

我想起了一件事，这件事可以更进一步说明我是如何盲目听信他人的意见的。那是 20 世纪 90 年代，我还不太善于处理与他人的冲突。我害怕、胆怯、不自信，遇到复杂一些的问题，尤其是被人操控的时候，总是不能马上想到应对之策，总是要等到事后，才想起应该这样说、应该那样做。我烦透了这一切，所以觉得有必要让自己更加自信一点。我去了附近一家书店，径直走到心灵自助类书籍区，选了曼纽尔·史密斯（Manuel J. Smith）博士 1975 年出版的《说"不"时，我深感愧疚》（*When I Say No, I Feel Guilty*）。这本书讲的正是自信心训练，里面就如何不受人操控、如何有效处理批评意见，提供了许多具体的操作性指导。

我预感这本书会给我带来立竿见影的进步；读完以后，更是自觉找到了成功的法门，仿佛马上就要脱胎换骨，变成一个自信心培养专家了。平常，一本书我从来不读第二遍，觉得那样会显得自己蠢弱。但这一本，我却从头到尾又重读了一遍，我决心好好掌握书中的原则并运用到生活中去，越快越好。

我真的很努力地践行了那些原则，但收效甚微。几个月后，我在报纸上读到，一个为期四周的自信训练班将在本地举行，我毫不犹豫地报了名。但这个班更是气人，因为我根本掌握不了专家教的那些技巧。结果，我不仅没有变得更自信，反而更加自责也更加自闭了。

我最终痛苦地发现，从单纯读书听课，到实际运用，中间还差着十万八千里。被他人操控的时候，我依然缺乏自信，依然要到事后才真正明白怎么回事。更重要的是，我忽视了这条重要的社交潜规则：**在理解我们自己、理解我们遇到的社会关系时，没有任何人、任何书、任何培训班能提供"全部的答案"。**

所幸，这次经历以后，我不再指望治疗师、咨询师或自助类书籍（甚至所有心理类书籍）能给我的成功带来任何绝对的答案或是具体的指导。我不再将读到、听到的建议当成圣旨，而只作为一种引导，因为我知道有些建议会对我有用，但也有些不一定适合我。这些事件还让我明白了另一条潜规则：**人们都爱给别人提建议，但很多时候，他们自己都不一定遵循这些建议。**所以，我不必盲目听从别人给我的建议：应该适合我的，拿来一试；不适合我的，果断抛弃。

又到了本章的最后，关于如何识破他人的欺诈、操控和险恶用心，肖恩将在后文分享更多的智慧。这一次，他将深入他的个人生活，从情感依恋、情爱关系等方面做进一步的探讨。

肖恩说：

想象一下这样的情形：由于工作变动，你搬到一个陌生的城市，关于工作地点，别人语焉不详。上班第一天，你开车上了主干公路，但一上去你就慌了神，因为你发现所有路标都模糊不清。你不知道限速多少，不知道路名，不知道方向，也不知道该从哪个出口拐出去。

社会交往给我的感受差不多就是这样：同样困惑，对正在经历的状况一无所知、完全陌生；一旦试图去搞清楚别人在跟我说什么、为什么那样说、是什么意思，焦虑、愤怒、恐惧、抑郁的情绪就会乱作一团。到了二十好几的年纪，社交活动仍然让我无所适从——其中有太多的东西无法理解。每次和别人交谈过后，我都会反复回味，分析对方所说。这种死磕的结果，使我整个人都被"分析"坏掉，情绪很差。

一天晚上，我和一位朋友去吃饭、看电影。我们玩得很愉快。到了分手的时候，我跟她说"再见"，可她只是点了点头，没有说话。整晚的好心情瞬间消散：我做错什么了？为什么她不跟我道"晚安"？点头是什么意思？这样一想，她点头时的微笑也似乎变假了。我的情绪跌落谷底，整个晚上全毁了。

很明显，对于别人的反应，我的期待仍然是非黑即白的。虽然我在社交行为上有所长进，但思维方式却仍然十分僵化。假如他人没有给出我期待的回应，我就会觉得自己做了错事、蠢事。我从来没有想过，他人有他人的想法，事实上，就这件事而言，就可以有很多不同却都合理的解释。

直到20出头，我才学会这条简单的社交规则：**人们通常可以同时体验到一种以上的情绪。**这大大促进了我对他人的理解。在这之前，我完全不能想象，两种矛盾的情绪会在同一个人身上同时发生，比如，一个平常开开心心的人，会为了某一件事大动肝火，又比如，一个人在升职或搬家到另一个城市后，既感到高兴，又很惶恐。

我在与人交往这条公路上行驶时的"近视"，到了恋爱这件事上，直接导致了"超速驾驶"。即使 30 多岁了，我仍将某个女人主动与我说话，当成她对我有意思，而忽略其他可能的含义。我还不懂男女关系中一条再明显不过的潜规则：**友好不一定表示有情**。所以，我对女人的感情总在狂喜和心碎这两极剧烈波动——完全没有中间状态。被孤独、绝望、不顾一切的情绪裹挟的我，自然不可能客观地看待所经历的一切。比如，我从来没想过，商店女服务员对我的友好不过是出于工作需要，酒店女服务生停下来与我说话也是因为她天生外向。我根本不会停下来想一想，我遇到的女人都有自己的生活。我甚至还不知道，想接近某个女人时，应该先看她有没有戴订婚或者结婚戒指。我还没有习惯这样一条潜规则：**在约某个女人出去之前，得先确认她是否已婚**。我不能综合考虑各种言语、非言语线索，准确推断出事实真相。我的思维受孤独症的影响太大了。

我花了很长时间才学会较好地判断自己所处的形势，读懂社交线索并运用常识决定自己要说什么、做什么。多年来，我习惯于把所有的错都揽到自己头上，我总觉得自己无论如何都会犯错。这种刻板的想法让我对自己的本能和直觉缺乏信心。于是，我陷入了几段糟糕的恋情与友情之中，拖泥带水，当断不断。

恋爱与情伤

20 世纪 90 年代初，当我刚开始觉得自己对于与人相处小有经验的时候，猝不及防来了一个插曲，让那一点来之不易的常识和勉强够用的怀疑主义都弃我而去，到南方寻找春天去了。

那时我还在俄亥俄州一家养老院工作。一天早晨，我正在休息室休息，同事苏姗走过来，在我对面坐下。由于她从事的是管理工作，我们只是泛泛之交。但这一天比较特殊，我们开始谈起话来。让我吃惊的是，她明确表示想和我约会，这让我内心激动不已。其实，尽管一段持续四年的恋爱关系早在几年前就已结束，但我仍然不敢主动约女人，而且这还是第一次有女人主动接近我。当然可以，我按捺不住兴奋地想，不去是傻瓜。

也许听起来有点怪，我们第一次约会正好是在万圣节。那天早晨，我们一起出去吃早餐。我首先注意到，她似乎对我很是着迷。然后发现，她特别爱抽烟（我讨厌烟味）。但我觉得，她之所以注意我，想和我约会，是因为我如此特别，这才是重点。

然而，很快，我就发现了苏姗的表里不一。她经常说自己是个"直肠子"，喜欢开诚布公，有什么说什么。但整整一个月后，她才对我透露她有一个孩子。她还要我发誓不对同事公开我们的关系。她对自己的年龄也讳莫如深：一开始说 32 岁（当时我 30 岁）；几周以后，又在无意中提到自己 35 岁；之后，她的年龄又持续神秘地上涨。当我指出这个问题时，她只说："不过长你几岁，年龄又不是问题。"

当苏姗不同意我的看法，或不满意我的言行时，她总是拐弯抹角地提出来，让我完全摸不着头脑。她最喜欢演员弗雷德·阿斯泰尔（Fred Astaire），有时候，为了让我知道她因为某种原因生我气了，这位"直肠子"女友会引用他在某部电影中的台词，而不是直截了当地指出来。渐渐地，无论我做什么说什么，都会被她批评一通。

约会大概一个月后，她告诉我，她丈夫还在北卡罗来纳州，因为不堪忍受他身心两方面的虐待，她才离开了他。她说因为卷入了某个事件，她再也不能回北卡罗来纳州了。我忍不住追问，但她拒绝透露更多。

又过了几个月，我们的关系进展神速——对我来说，其实有些太快了。她反复叮嘱我，不要跟我父母讲任何有关我们的事。但我却越来越不安了，因为我开始发觉，我们在一起的日子，不快乐比快乐更多，不快乐成了我们关系的常态。我不知道该怎么办，也搞不清自己到底是怎么了。

家人也觉出了我的不对劲——我重新出现了孤独症的症状。持续的紧张和焦躁不安、长时间的茫然无措，让以前的一些老习惯死灰复燃，而一些积极的品质却休眠了。父母说，大部分时间，我的脸上挂着一副受惊、呆滞的表情，连走路姿势都僵硬了。我几乎不笑了，幽默感荡然无存，对别人的幽默也毫无反应。我开始说一些刚发现孤独症那会儿才会说的话，我不能容忍任何错误的出现和存在。我知道自己已经应付不了这种局面了，但要接受这一点，又谈何容易。

交往到第五个月的一天晚上，苏姗说，是时候告诉我为什么永远不能回北卡罗来纳州了。但作为回报，我对谁都不能说，家人、朋友、任何人都不行。

她说，有一天晚上，她和丈夫起了激烈的争执，（她开始流泪），丈夫对她实施了性暴力。之后，她去冰箱拿了 4 瓶啤酒，喝完就开着她的车离家出走了。因为喝了酒又超速，她开车撞上了水泥墙，最终以酒后开车罪被起诉。她的律师建议她离开北卡罗来纳州，并且永远别再回去。于是苏姗带着女儿搬到了宾夕法尼亚州的父母家。

听完这些不愉快的往事，我很同情她，也极力安抚她。总的来说，我很高兴她能对我吐露心事。但我心里不是没有犹疑。如果当时思路足够清晰，我应该会发现很多疑点：为什么她不起诉她的丈夫？为什么她如此害怕回北卡罗来纳州去面对这么小的一个指控？什么样的律师会给她那样的建议？北卡罗来纳州的警察为了追捕一个头脑不清撞了墙的女人如此大动干戈又是怎么回事，特别是，如她所说，果真没有人在车祸中受伤吗？她会不会是撞死了人？

但我当时的思路真的不够清晰，我做的，只是努力把疑问都咽进了肚子，假装她说的都有道理。

三月的一个晚上，我和苏姗去附近逛商场。她要买点东西，而我打算陪她随便看看。经过一家正在进行促销的珠宝店时，她停下脚步，满脸堆笑，用孩童般甜美的声音跟我说"只进去看一下"。我们的确很快就出来了，不过手上多了一枚订婚戒指，为此我花了 1800 美元。

"太有纪念意义了！"她说，"今天是开春第一天，咱俩的生活也要翻开新的一页了。"

我内心纠结不已。她似乎真的很爱我，可我却不知道为什么，感觉自己很怕她。现在回头看，我爱上的其实是那种有人向我求婚的感觉，而不是求婚者本人。

那天晚上回到我的公寓，她将婚期选定在 1994 年的 8 月，并极力要求草拟一份婚礼的宾客名单。她在一张纸的中间画出一道竖线，她写她的，我写我的。坐在厨房餐桌边写名单的我，像一个泄了气的皮球，根本没有力气想出任何名字来。内心深处，我知道不能跟她结婚，否则会是一场灾难。一个月后，600 多公里外的一次会面，让我彻底理清了头绪。

那是为了宣传新书《男孩肖恩》，我和母亲去德国汉堡参加读者见面会。我们在新泽西纽瓦克机场会合。趁着候机的空当，我们去喝咖啡。一坐下，我便长长地舒了一口气。

"怎么了？"母亲问我。

"整整一个礼拜都不用见到苏珊了，"我回答说，"真开心。"

去德国的飞机上，母亲跟我说，因为种种原因，恋爱本来就不是一件容易的事，对任何人都是如此。

"但眼前这个问题很简单，"她强调说，"假如你不跟苏珊在一起反而感觉更好、更快乐，那就说明，这段关系该结束了。"

毫无悬念，我和母亲在欧洲的那几天过得非常愉快。我一刻都不曾思念过苏珊，甚至都没有想到过她。我自由又快乐，整天笑笑哈哈的。简而言之，我又恢复了生机，紧张感也不见了——种种迹象表明，我们的关系的确岌岌可危了。

在接下来的几个月里，父母尽全力说服我：苏珊不适合我，很明显我为此而痛苦，无论我怎样努力，这段关系注定会失败；和她结婚只会毁掉我的生活。父亲说："会让你和她在一起仅有的一点美好也消失殆尽。"

我知道父母是对的，但与对其他事情的反应一样，我明知事已至此，也还是无法接受。交往的最后一个月，我痛苦至极。我不想再听父母的任何意见，因为他们的话等于提醒我：我又做了一个错误的选择。而当时，我还没有完全摆脱身后错误累累的黑历史。另一方面，我也开始思考如何尽可能友好地和苏姗分手。之前我从未主动和别人分过手。所幸，我的常识和理性在那一刻回归了。1993 年 6 月，我给苏姗打电话说："该结束这段关系了。"我还问她，能不能把戒指还给我。

她指责我没有当面告诉她这个坏消息的勇气（没错，我确实怕她），并告诉我，就算我不提，她也打算要和我分手了，只是还没来得及通知我。至于戒指，她觉得我的要求完全无法接受，我简直太卑鄙了。

结束一段八个月的恋情真的很难，何况这个人还是此生唯一一个主动追求我的人。但最终，我没有太多的愧疚，反而感受到一种巨大的解脱。

当然，不论有没有孤独症，只要恋爱就难免各种曲折、各种心碎。谈过恋爱的人都知道这条潜规则：**和另一半分手是痛苦的**。但脆弱的自尊和忍不住相信别人的惯性让我看不清真相，也搞不清哪些事在我的掌控之中，哪些事没有，哪些是我的问题，哪些不是。这次经历教给我的最重要的一条社会关系潜规则是：**与其交一个时刻散发负能量的朋友或女朋友，还不如没有**。这对我来说是个很大的进步！

读懂动机和意图

无论处于恋爱关系、朋友关系还是日常事务性关系，下面一些潜规则有助于你弄清另一方的动机和意图。

· 经常听从别人的意见，不等于被人利用，两者有很大的差别。无论何种社交场合，不忘自问这几个关键的问题：我之所以做这件事、和这个人在一起，是因为我愿意，还是不得不？我是不是在争强好胜，或者说，我是不是总想证明自己是对的，好让对方接受我？

· 一段关系中，当你对某事感觉异样时，**坦白承认你的忧虑，好过胡思乱想**。胡思乱想的结果，据我自己的经验，往往错多对少，而且也会破坏关系的和谐。真正的朋友，从来不会因为我表达了内心的真实想法而谴责我。

· **畏惧心在任何关系里都是不正常的**。不论工作关系还是私人关系，良好的关系会滋养彼此的信任，让彼此感觉舒适自在。

· **说谎无"小事"**。谎言被揭穿还坚称说谎"没什么大不了"的人，于公于私，都可能是不值得信任的。坚持要你对关系"保密"的人，也是一样。成功的关系建立在真诚和坦率交流的基础之上。

肖恩继续说：

幸运的是，最近几年，我基本没有再被人欺负过。过去，只要能交朋友，我简直不惜代价，什么都不管，所以几乎不可能看清对方是不是在利用我。只要这个人表面看上去对我好、无条件接受我，我就感激涕零。但如今，我会多听取家人和其他可靠之人的意见和判断。我学会了这样一条社会关系潜规则：**多听好友和家人的意见，少听陌生人或半生不熟的人的意见**。例如，如果我打算和某个人交朋友或约会，我不再像以前那样藏着掖着，我会带这个人见家人、朋友，让他们及时给我提出意见和建议。如果大部分人或所有人一致好评，我就和这个人多接触，加深友谊；反之，如果大家都觉得这个人不行，我就会远离他／她。事实证明，这样做让我找到了真正的良朋益友，而不是对我有所图谋的人。

　　还有一条社交潜规则是我栽过许多跟头之后学会的：**不要轻易借钱给别人**。当我还在和孤独症做斗争、非常渴望朋友的时候，如果有人来敲门，说他的车坏了，需要 100 美元修车费，我很可能二话不说就把钱给他了。但现在，我很警惕那些习惯找人借钱的人，也不敢随便借钱给人。借钱给人要遵循一条总的规则：不要借钱给不熟的人，如果非借不可，越不熟的人，越要控制借出的金额。借钱这种事甚至会让多年老友心生嫌隙。我与海伦之间长达十五年的友谊就差点因为借钱而毁掉。她开口向我借 1000 美元，说她三个孩子要去上犹太学校，等着交学费。我如数借出，还满心欢喜，觉得遇到这么大的事，她能想到找我帮忙，足见我在她心中的分量。然而，找她还钱的时候，我却感觉自己被背叛了。

　　她 10 美元、20 美元地还钱，好几年才把钱还清。每次还都是用支票，与支票一起的还有一张便条，上面冷淡地写着她还回多少，还欠着多少。这些便条，我想，大约是故意让我难受的，但不管怎样，至少钱都收回来了。我也终于心平气和，同时也领悟了一条新的潜规则——主要与借钱有关，但也适用于别人请你帮其他忙的时候：**我们容易被某种情绪——比如同情，比如渴望被人需要——所笼罩，而失去良好的判断力**。

　　最近去逛百货商店，看着自动扶梯上上上下下的顾客，我忽有所感：我的生活不也是这样吗，这么多年，人来人往，我也不知交了多少朋友。我的心底涌起一股暖流。我的脑中回响起另一条社交潜规则：**对他人刻板、不合理的期待越少，交到的朋友就越多，收获的幸福也越多**。

　　每一天，无论身处什么样的社交场合，我都尽量做到总揽全局。我意识到，友谊和社会关系不是非黑即白的，它们并不一定按照我脑中既定的规则运行；与我相处的都是活生生的人，也会像我一样失足犯错。有些人不止一次地伤害过我，但他们各有魅力，也有友善的一面。对于这样的人，我还是会继续交往，只不过会减少与之共处的时间，或者维持普通朋友的水平。就像生命中的其他事情一样，友情也有深浅，也会呈谱系分布。直到我走出孤独症，思维变得更加抽象，才真正理解了这一点。今天，一些人成了我的好友，一些人属于熟人，而另外一些人则只是点头之交，除了社交性的寒暄，没有更多交集。这样也挺好，因为我知道，**对我友善的人不一定就是我的朋友。**

2017 年肖恩感悟

俄亥俄州的阿克伦城离我住的地方大约有一个小时车程。多年来，我和女友多次前往该市，给那里的阿斯伯格综合征青年做讲座。讲座中总有几个问题是关于友谊和恋爱的。有几个人曾经直言不讳说想找个女朋友，只是不知道该如何开始；也有人说试过却惨败收场。

我天生不善于给人提意见，因此面对这些想要谈恋爱的年轻人，我从没对他们说过"嗯，如果我是你，我会……"诸如此类的话。我觉得，与他们分享我个人在这方面的亲身经历反而会更有意义，希望他们多少能从中吸取一点有用的信息。

另外，恋爱和亲密关系基本属于"友谊"这个广义范畴，而这正是我参加各种孤独症会议时经常会谈到的核心主题之一。几乎每次作报告前或做报告以后，总会有母亲过来跟我说，她的儿子想要找个伴侣，没有伴侣成了他最大的心病。

当然，谱系人士摄入并解读信息的能力很大程度上取决于他们的学习方式，比如，是视觉型思维者，还是概念型思维者。我经常强调的一个核心原则是，友谊的培养几乎总是需要时间的，并且参与的双方都要有所投入并相互合作。我也会指出，即使这些努力最后没有促成真正的亲密关系，至少还可以做普通朋友，这也没什么不好。打个比方，你努力练习某种乐器、参加某项运动，最后不一定能去卡耐基音乐厅演奏、加入全美橄榄球联盟（NFL），但这一点都不妨碍你享受其中的乐趣和满足。在各种大会、讲座中，为了便于理解，我常常将人际关系的这个特征比作几个同心圆的关系。每个人的人际关系都有不同的层次水平，真正的友谊绝非只是"你对我好"这么简单。

同心圆最中间的圆圈最小，越往外圈子越大，友谊的层级系统也是如此：对我们大部分人来说，真正的挚友很少，熟人和普通朋友则相对较多。与我们最亲近的人（通常是丈夫、妻子、家长、生命挚友）就在那个最小的圆圈里，而与我们经常见面的熟人（比如同事）则占据了外面更大的圆圈。这样的解释，很便于谱系人士理解，尤其是那些视觉型思维者。

如今的社会，随着科技的普及程度越来越高，我们的警惕心也该相应增强，对于谱系青少年与成人尤其如此。他们中很多人都不善于摸透他人的意图和动机，而网络的虚拟性更增加了这件事的难度。很多谱系人士都倾向于从最好的方面看待人性而缺乏最起码的戒备心理，错误地以为用怀疑和批判的眼光看人就是对人不够友善。但一个家暴成性的男人在网上聊天时，大约不会说："老婆一惹我生气，我就揍她，经常揍她。但我也喜欢去公园散个步、看个电影。"我经常将上网和开车相提并论。网络和车子本身无所谓好坏，它们都为我们与他人交往提供了便利，让我们去到更多更远的地方，但如果使用不当或者使用时不够谨慎，则会非常危险。

有时候，如果上网时把握不住分寸，暴露了不该暴露的信息，会导致非常可怕的后果。"我有一个学生，结识了一个网友，最后被几个男的轮奸。低自尊、缺乏换位思考能力、天真不谙世事，是导致上当受骗的三大原因。""谱系伙伴"社交课程的负责人詹妮弗·施密特如是说。

所以我一再强调：持久的友谊需要用时间来培养和发展。现在很多人都会利用网络寻找社交机会，包括通过婚恋网站寻找恋爱对象。如果能做到小心谨慎，这些做法都无可厚非。但如果是一个比较单纯的人，特别是谱系个体，一头栽进虚拟的网络世界，则会变成一件很危险的事。所以，我想在这里借用一下"里程碑孤独症资源网"（Milestones Autism Resources）关于上网安全的几点建议：

· 绝对不要把自己的密码和个人私密信息透露给不认识的人，即使是朋友的朋友也不行。这些信息包括：你的社保卡卡号、家庭住址、银行卡信用卡卡号以及日常作息时间表。

· 不要发布任何带有侮辱性质或恶意的内容。

· 注意不要发布泄露个人信息的照片。同样，绝对不要发布任何不雅或者色情的照片。因为这些照片会在网络大肆传播，被很多人看到。这会给你带来长期的不良影响，比如让你找不到工作，甚至名誉扫地。

· 要知道你发布的内容会永久存在。即使你这边删掉了，它们仍会在网络世界继续存在。

要点牢记：

· 被人捉弄是生活的一部分，孩子进入中学后，被捉弄的情况会加剧。同时也要看到，并非所有的捉弄都出于恶意——孩子之间也会用相互捉弄以表达友情和情窦初开的好感。可以用电影片段、书籍、游戏和角色扮演等手段，帮助孩子认识各种言语和非言语信号，区分"好""坏"两种性质的捉弄。

· 经常跟孩子强化"言行友好"的人不等于"朋友"这一概念。当他们宣称交了"新朋友"时，要反复确认他们对"朋友"的理解没有问题。

· 独来独往的孩子，与众不同的"怪"孩子、"傻"孩子，一般会成为欺凌的对象。确保孩子所在的学校建立了一套正规的反欺凌机制。

· 教孩子认识：他人对你感兴趣或不感兴趣会有哪些非言语的迹象，正在撒谎的人会有哪些身体上的表现，等等。先从这些具体直观的方面入手，再考虑引入动机、意图等抽象概念。

· 对于那些已经发展出换位思考能力的高功能孤独症人士，可以试着开始跟他们讨论"常识""直觉"之类的抽象概念。但记得要尽量用偏具体的方式描述这些概念，尤其是在开始的时候。比如在描述直觉的时候，一定要讲到直觉被唤起时，身体的各种感受，要精确到哪个部位、有什么样的具体感受，比如心跳和脉搏加快，没来由的不安，胃里翻腾等等。在这些具体可感的关联细节的帮助下，领悟力较高的青少年和成人能够较好地理解某些观念，比如："当你'感觉'情况不太对时，很可能是真的有问题。"

· 与他人的关系永远不会是完美的。一段好的关系，大多数时候很好，但难免会有各种瑕疵。平时和孤独症谱系孩子或成人谈话时，记得将这个生活现实灌输给他们。

· 把教儿童学习防范陌生人的安全技巧当作头等大事，但记得要采用适合他们理解水平的教学方式。可运用视觉材料辅助教学。

规则七 人们在公共场合与私底下的行为是不同的

如果无论何时何地，人们都随心所欲地行动，我们生活的世界就会乱成一团。衣、食、住这些生活必需品的供应会失去基本的秩序体系，群体也会因为没有了规则的约束而失去活力，无法正常运转。大至社会，小至两人之间，只要有他人在场，我们说什么、做什么都要遵循一定的规则。

"规则七"紧接上一章的内容，也延续上一章提出的几个观点：人们表现出来的行为，会与内心的想法与感受完全不同；任何场合，人们内心体验到的感受都不止一种；只从表面上生硬地理解行为，往往是不够准确的。它也让我们回想起其他一些规则：礼貌在社交场合的重要性，要保持良好的社交礼貌礼仪；要理解诚实和客套的区别，未经请求，不要随便发表议论。

乍一看，"规则七"似乎太简单、太容易了，以至于读者可能要怀疑，有没有必要把它作为重要规则教给孤独症谱系孩子。这不是明摆着的吗？你可能会问。是的，对普通人来说，它也许是太简单了。但相信我们，对孤独症谱系障碍人士来说，它绝对没那么简单。为什么？我们希望，通过前面几章的反复论述，你已经很容易给出答案了。不过，可能有一些人的思维还比较"僵化"，还需要更多的训练，所以我们不妨再说一下，孤独症的哪些典型特征会妨碍儿童对这条规则的理解：

· 所见即所得，直白地解读看到的信息：他看上去很开心，所以他真的很开心。不考虑具体的情境背景。

- 所闻即所得，直白地解读听到的信息：他说他很高兴，因此他一定很高兴。

- 非黑即白、单线思维模式：他的大脑只会关注眼前的状况。就像在谷歌搜索"高兴"，不会出来任何"悲伤"或其他情绪的信息，孤独症谱系障碍儿童的刻板思维也是这样。

- 换位思考能力缺陷：认为其他人都像自己一样思考；大脑中缺乏相关数据，无法提醒他们对情境做多种方式的解读。

请允许我们再岔开一下。我们觉得，到现在为止，很可能有些（希望是全部）读者会说："嗯！我懂了！"但我们还是想再考考你们。因为，只有当你能从孤独症的视角来解读你周围的世界，将我们的思维方式和对视听觉信息的处理方式内化为你自己的方式，直到它们成为你的第二天性（而不仅仅从理智层面接受），你才可能在教授谱系学生的时候，摆脱自己原有的视角。要知道，你原来的视角天生具有社会意识，并以情绪情感为驱动。当你能**轻松**地跳出原来的视角时，你教导谱系个体的方式会发生巨大的变化。当你能**轻松**地跳出原来的视角时，你会"理解"为什么某个孩子在某个特定的社交情境中会做出那样的反应，然后，你会给出相应的回应，或者做出相应的调整。当你能**轻松**地跳出原来的视角时，你就会明白当初你认为某个社交情境"简单"时，到底忽略了多少信息，你也会明白这些人际互动给谱系人士带来的是怎样的压力。做到"轻松"只能靠多多练习。你们总是期望我们能在你们普通人的社会框架下**轻松**地生存，现在，我们也要求你学会轻松地走进我们的世界。如果能做到这一点，成功将属于我们所有人。但是，这需要练习、练习、再练习——我们要练习，**你们同样也需要练习**。

跑题结束。"说教"到此为止。（感觉怎么样？有点啰嗦？欢迎回到我们的世界！）让我们回到规则七。

天宝常把自己比作戏剧演员，其实这一比喻也同样适用于规则七：人们都在"扮演"——身处公共场合，会根据环境的需要改变自己的行为。当天宝一个人在家时，她知道无需再演——在自己的领地，几乎想做什么都可以，因为那里只有她自己，那个空间是"私人"的；而她走出家门或者有人到家里做客时，她又不得不再次变回演员，因为她的空间变成"公共"的了。

天宝继续：

在私人场合可以出现的行为与在公共场合被认可的行为是不同的。从小我就通过非常具体直接的方式接触到了这一观念。母亲在给我上课时，会清楚地说明什么样的场合应该有什么样的行为。例如，客厅不能弄乱，但如果是我自己的房间，弄乱也可以接受。她不是笼统地告诉我"不可以把家里弄乱"，而是把行为放到情境中进行区分：在这种场合不行，但在那种场合可以。母亲也用同样的方式对待我的感觉刺激问题。在我还很小的时候，她允许我在午饭后半小时以及晚饭后的一小会儿时间里，在家中随意进行满足感觉刺激的活动，但吃饭的时候或者在公共场所则是不允许的。这是一种非常具体的教学方法，即使当时我的思维还不怎么灵活，但它为我后来能够在头脑中按照时间、地点对事物进行分类打好了基础。这是有积极意义的。

总的来说，母亲很善于着眼于未来，她为我设置的课程不仅有利于我儿童期的顺利发展，对我青少年和成年以后的生活也非常有帮助。她一直把行为和情境联系在一起，不断强调要觉察他人的存在以及他人的需要（也就是换位思考）。所以，学习理解公共与私人这一问题，对我来说，并没有那么困难。20世纪五六十年代的社会规则非常严格。人人都遵守这些规则。我也很快学会了。其中一些规则是必须遵守的，否则就要承担相应的后果。

"规则七"涉及的许多行为也可以这样教学。正是因为某些潜规则的存在，比如"不要当众裸奔"，"开会时不要像水手一样满口脏话"，"上厕所要关门"，"离开公共场所要随手整理弄乱的现场"等，社会大众才能和谐相处，生活在同一社会之中。规则就是行为的准绳，告诉我们什么是恰当行为，什么是不恰当行为，让我们可以作为社会整体一起工作、生活。只有这样，人们才可以在私底下做任何想做的事情。

俗语云："凡事都讲究个时间地点。"规则七的价值也就在这里：帮助儿童理解各种行为对应的"时间地点"，让他们知道，哪些话可以说、哪些事可以做是由具体的情境决定的。这就又回到教导孩子学习礼貌礼仪、学习与人相处时使用恰当的社会性语言和行为这一问题上来了。要教他们在社交场合控制情绪，不要总是随心所欲，为所欲为。从天性上说，许多孤独症人士的思维模式是非黑即白的，他们需要反复的言语提示才能注意到背景问题。而要实现更好的社会性理解，还有赖于灵活思维的推动。重复经验则可为个体提供更多锻炼的机会。对于换位思考能力较弱的个体，结构化、机械式的教学环境有助于他们理解公共和私人行为的区别。需要注意的是：在教授公私之分的时候，要谨慎使用"规则"。因为几乎没有哪种行为是绝对"私人"的，具体还要看人们之间的亲密程度。成人习惯于在教学时将各种行为一分为二，要么公，要么私。这样做，其实是强化了孤独症个体非黑即白的思维模式，不利于灵活思维的发展，也无法引导他们关注具体的情境背景。要从小培养儿童根据情境进行分类的思维习惯，这一点不可小觑。而绝对的规则，要告诉他们，只适用于极少数场合——通常涉及个人安全的时候才会使用。

回到之前说过的那个观点：所有人都在生活这出大剧中扮演着自己的角色。对此我深有体会。我也有我的角色：有时我是这种角色，随着场景的变换，又变成了另外一种角色。有时我发自内心地喜欢自己的角色，有时又只是迫于无奈。其他人也一样。其实这些角色就是大家在公共或私人场合表现出来的不同样子。有时候，你对面的人让你完全无法忍受，但你依然对他们以礼相待。我对自己的要求是，在任何社会交往中都要尽量表现友善，这是我常用的"公共行为"；而当自己在家时，我可以随心所欲，大声嚷嚷、骂人、挥胳膊、跺脚，什么都可以，这都属于"私人行为"。如果我在公共场合表现出"私人行为"，等待我的必定是负面的结果。演讲或出席会议，一定要穿着得体，这是我的"公共形象"。不过，社会认可的穿着并不一定非得是循规蹈矩的，个性化的穿衣风格也可以很得体。例如演讲时，我会穿上漂亮的西部牛仔风的衬衫，虽然不是正统的穿戴，却也在可接受的范围里。在家里，我常常只穿旧旧的、松松垮垮的衣服，如果不出门，还可能整天懒得梳洗。这就是"私人行为"，除了自己，它不会影响到任何人。对此，我还总结出了一条自己的规则：**所处社交圈子越小、越亲密，语言和行为越可以趋向私人化；社交圈子越大，则言行越需要公共化、非私人化。**

关于在公共和私人两种场合应该具有怎样的外表、礼仪、语言、话题和行为等等，可以教给谱系儿童和成人的规则实在太多了。相关书籍和资料都会试图将这些规则一一列举，并推荐对应的教学方法。我们并无此打算。本章最核心的要点，是在教孩子学习社交技能时，要持续强化各种技能的适用情境，只有这样，才能让灵活思维和分类思维成为谱系人士的第二天性。

对肖恩来说，在观察他人的社会交往时，最难理解的一点，是人们表现出的行为不一定反映内心的真实想法和感受。前面几章介绍了肖恩的思维模式，也谈到他无法理解他人的外在行为与内心想法并不一致，无法理解他人会在同一时刻体验到一种以上的情感。下面他将顺着这条思路继续往下谈。

肖恩说：

长大成人后，交女朋友成了我最大的心愿，我下定决心一定要找一个。但是，当我试着去认识并掌握社会关系的时候，才发现这些关系有多么难以捉摸。我越是努力找寻自己的位置和确定的答案，就越是什么都抓不住。社交潜规则无处不在，但它们是用一种隐形的墨水写成的。多么希望我拥有神奇的魔力，能让它们现出原形！

一天，我苦着脸从附近的购物中心回到家。正好母亲来看我，她发现了我的焦虑和难过，便问怎么回事。我告诉她说，购物中心里几乎每个人都和另一半手牵着手。

"所有人都恩恩爱爱的，除了我。"我生气地说。

"不能这样说，肖恩，"母亲平静地说，"你不明白你真正看到的是什么。"

"没错的，我看到他们手牵着手，我看到每个人都和伴侣幸福地在一起，"我反驳，"事实明摆着呢。"

"肖恩，你不会知道他们的生活究竟是什么样子的。人们在人前人后的表现是不一样的。"她说。

我和母亲就这个话题谈了很多。她说我只根据表象就推断别人的关系好坏，结论是靠不住的。她还说，人们在公共场合的表现，不一定与他们在家时私底下的表现一致。我能听懂她所说的，但是孤独症的残余还在，僵化的思维方式也依然存在，我仍旧只能看到社会情境的表面，得出绝对化的结论，我没法接受社会关系中的情感居然如此复杂。

普通人在公共场合的行为总是受到情绪情感的驱使。即使完全能分清公共行为与私人行为之间的界限，情绪情感也能将这种理性抛到九霄云外。在这一点上，固守规则的谱系人士反而相对好些。但是，为了让大家看到情绪情感如何干扰到谱系人士对公共与私人言行的区分，我们还是要好好谈一下。

天宝解释说：

我父亲是个喜怒无常的人，经常因为一些我们看来无关紧要的事情，比如饭店里的牡蛎太小，而大发雷霆。我很怕他，仿佛身边放着一个随时可能引爆的炸药。有时，他甚至会没来由地原地爆炸。即便如此，他也只用言语来撒气，从不摔东西或打人。这得益于他的社会性教养。但是要知道，我当时正在努力学习区分公共和私人场合的不同行为，他的表现着实让我困惑——他在公共场合表现出来的行为，恰恰是我所学的只应该出现在私人场合的行为。当时我的思维还很僵化，这样冲突的场景不断出现，让我完全糊涂甚至无法思考了。

人们会有失去理智的行为。常有谱系孩子的家长和老师跟我说，他们觉得，就算将这一点明确地告诉孩子，他们也无法理解。但不是有这么一条社会关系潜规则吗：**人们的言行不一定总能稳定如一，就算明知应该如何，行动上也总会有所偏差。**只有当你所教授的行为、你要求他们做到的行为与周围人的做法相悖的时候，他们才会无所适从。我认为，就算你不确定他们到底能不能听懂，还是将现实告诉他们比较好：人们会冲动行事，情绪有时会让人犯错。指出他人行为的不稳定性，也有助于为儿童发展出不同的视角奠定基础。

顺着这条思路往前走，天宝将进一步揭示，人们在解读什么是恰当的公共行为时，是怎样受情绪影响的，也让我们看到，普通人几乎都会下意识地体谅他人的情绪波动，知道不能简单地从表面上理解他人的行为。

天宝继续说：

为了与周围人互动，人们会戴上一张"社会面具"，而情绪往往决定了面具的样子。不同职业的人需要不同的面具。饭店服务员和超市收银员应该态度友好，这是他们的工作。但职业要求的这种"公共行为"有时会受到个人情绪的影响。虽然普通人都会区分"公共""私人"行为，但当对方因为情绪波动，在公共场合表现出一定的私人行为时，他们会很快给予谅解，因为他们也会有这种经验。

举个例子，你见到一个人，他显得很暴躁，因为仅有这一面之缘，所以你很可能就此认定他是一个暴躁的人。普通人通常也都是这样做判断的，只不过，这种判断对他们而言是暂时性的，不像孤独症人士会把它当成确凿的事实。在普通人的思维背后有一个声音，也就是被称为"第二思维"的东西（这是重点），它引导人们去注意行为发生的背景和其他所有可能导致这个人——随便哪个人——暴躁的原因。他们能自动地同时使用两种思维评估眼前的状况，他们会同时使用理性智力和情绪智力（参见丹尼尔·戈尔曼的《情商》①一书）得出结论，同时也知道，这个结论只是"暂时"的，它不是一个绝对的事实，不能一劳永逸地运用到以后所有的交往中。

我认为孤独症个体缺乏第二思维，无法实现理性智力和情绪智力之间的双向沟通。一些孤独症个体主要通过理性思维处理问题，就像我一样；而另一些则主要运用情绪思维，肖恩可能就属于后面这一种，尤其是在孤独症对他的思维影响特别大的那一段时间里。大多数孤独症个体常用的似乎都是单一的渠道。那么问题来了：孤独症个体是否存在两种思维？如果存在，个体又如何同时激活两种思维来理解这个世界呢？

当看到本该私下发生的行为出现在了公共场合时，孤独症个体会产生困惑，但他们往往只能意识到冲突本身。他们的大脑需要感受一致性，但眼前的信息却正好相反，这时他们的反应就会像电脑出现故障时的反应一样——信息转储并重启，恢复到常规的处理模式。

应该让孩子知道，他们周围所有人，包括父母、家人、老师、超

---

① 译注：《情商：为什么情商比智商更重要》（*Emotional Intelligence*），中文简体版2010年由中信出版社出版。

市收银员、教堂牧师等人，无论在日常生活还是特定事件中，都会有情绪的起伏，这些情绪往往都是非理性的、不可预知的。所以，虽然人们在公共场合和私人场合的确需要有不同的表现，与人相处时也需要遵守群体的行为要求，但大家往往不能完全做到。

尽管如此，社交活动一旦出现问题，孤独症谱系障碍个体还是会认为是自己的错（这也是导致低自尊的原因），他们不知道，有时问题恰恰出在对方身上。人们会把自身积极或消极的情绪带入行为之中，就是所谓的"情绪包袱"。**人们总会把情绪包袱带入社会关系中**，这是一条大家公认的潜规则，但往往没有人给谱系儿童指出来。

家长和老师最好能向儿童指出，他人具有这种非理性的情绪反应，并告诉他们，这种反应会导致社会交往的失败——并非所有的失败都源于孤独症，有时恰恰是他人的原因。在现实中，我们将大量精力用于教孩子学习良好的行为和积极的反应，却忘了告诉他们，**社会交往的成败取决于参与交往的每一个人**。普通人的公共行为并不一定都是恰当的，经常对孤独症个体指出这一点，有利于他们获得更好的社会性视角，明白社会关系中所有的参与者都要为自己的行为负责。

人们不仅不完全遵守社会约定俗成的公共和私人行为规则，而且在描述这些规则、解释自己与他人的行为时，往往还不能"直截了当"。社会性语言自成体系，非常复杂，而口语和书面语的差别又让它变得更加难以捉摸。思维刻板的孤独症人士很难理解各种书面语言。而公共语言，又按照场合的不同，或正式，或随意，政府领导的演说极为正式，朋友间的街坊俚语又非常随意。此外，人们还常常人前说一套，人后做一套。也许我们都遇到过这样的同事，老板在时活雷锋，老板一走就各种"很忙"，再也叫不动他。人们在公共场合和私底下的说话方式确实是不同的。这种情况给谱系人士带来的困惑是巨大的。本章最后，肖恩和天宝将分别就此再做阐释。

肖恩说：

进入高中对我来说有利有弊。一方面，这里和小学初中一样，有让我感觉相对放松的因素：结构化的时间安排，学习的是数学、科学这类很具体的科目，我可以很好地预测事态走向，而且还能躲开家中无休止的吵闹和混乱。另一方面，我原本的社交障碍在这里被放大了：全校一千五百名学生，意味着有更多耳朵悄悄听着我的糗事，更多孩子加入谣言制造与传播的队伍之中。

才刚入学，我就遭遇了意想不到的问题——学业要求变了。准备去上英语课时，我心里隐隐有一种要地震的感觉。果然，第一节课，我就发现高中英语与我过去习惯的英语简直相差十万八千里。之前，英语学习基本上就是学习各种语言细节，比如理解句子成分、正确使用动词动名词、学会分段落等等。总之，以前英语对我来说是相当具体的，我的英语成绩也总是不错。

但现在，九年级的我要面对一个恐怖的、不可能完成的挑战。我要学会抽象思考，学会解读意义和目的，学会比较不同的观点。我们会阅读几个短篇故事，并就人物性格发展、文中观点、文章基调和语气以及作者的中心思想等写出评论。我完全不知道该怎么理解这些小故事，因为里面充满了各种隐晦又抽象的手法，比如隐喻和象征，还有数不清的微妙细节，太多的言外之意。我学的压根儿不是英语，而是希腊语，实在太难理解了。

所以最初这段时间，我非常沮丧，非常挫败，自尊更是悬到了半空之中。在这之前，尽管我交不到朋友，但至少成绩很好，基本都保持在 B 或 C 等——无论多难的科目，从来没有不及格过。但上过高中英语课之后，我觉得我的失败行将蔓延到一个全新的领域。

爸爸知道我为此十分焦虑，他倾尽全力帮助我。"人为什么不他妈的有话直说呢？"一天晚上我气呼呼地问他，语带嘲讽。多年来，他一直教导我，"有话直说"才能直达问题的核心，更有效地解决问题。

我还是没有明白过来。我还是没有理解这一点：我们的行为和语言是受具体的社会关系和社交场合制约的。这些社会性边界就像栅栏一样，决定着我们在栅栏的内外分别可以说什么、做什么。在之后的几年里，我无数次愤怒失控，将课本狠狠甩到地上，最后才明白，英语，连同社会关系，都是无穷复杂的学问。掌握它们必须付出的努力，完全超出我的想象。

学习社交规则是一门终生要做的功课。你可能已经在"栅栏里"了，但依然困惑，依然犯错。肖恩下面的例子正是这种情况，一个错误的决定马上就能把他再次抛到"栅栏之外"。

肖恩详细描述说：

最近几年，我尝试过很多过去从未吃过的食物。我不再像童年时那样，只吃淀粉类谷物食品和纯肉饼的汉堡。但无论我的饮食如何多样化，有一样东西我从来不觉得好吃，那就是我自己的脚[①]。如果你想尝尝脚和汉堡、薯条一起吃是什么滋味，有一个绝招：分享完对方的隐私，再辜负对方的信任，把事情说出去。学好"规则七"，管理好你在公共场合和私人场合的行为，不该说的不说，否则你也会经不起考验，最后自取其辱。

那是在我 20 多岁时，好朋友瑞贝卡来找我，她觉得自己有可能怀孕了。她和男友拉瑞交往已经好几年，两人都是我的朋友。她神情紧张，在跟我保证她的不安并非因我而起以后，她说出了真正的原因。

"肖恩，这个月我没来大姨妈，而且晚上总是醒很多次。"

"你觉得是什么情况？"我问。

"我想，我可能怀孕了，但拉瑞还不知道。我不敢告诉他，因为我觉得他还没有做好当父亲的准备。"她忍着泪水。"我们讨论过孩子的

---

① 译注：英语有习语"put foot in mouth"，把脚放进嘴里，意思是说错话。

事，准备以后再要，没打算这么快。"

我心里五味杂陈，不知所措。我为她的处境感到难过，可她这么信任我，和我分享这么私密、连她男朋友都不知道的事，又觉得很是开心。我们谈了一会儿，瑞贝卡说她自己再想想怎么跟拉瑞透露她的疑虑。她走以后，我还是很兴奋，因为这份信任实在太珍贵了。

一周以后，我和拉瑞一起去打保龄球。我仍在为瑞贝卡对我的信任暗自得意，我想，告诉拉瑞这个消息应该没什么问题。可是，当拉瑞听说女友可能怀孕时，却完全没有兴奋。我犯了一个比扔出落沟球还大的错误，后果也严重得多。

不用说，瑞贝卡很快知道了我在保龄球场说的话，第二天就给我打来了电话。她也毫无兴奋之意，相反，她非常生气。这让我始料未及，摸不着头脑。

"我简直不敢相信，你竟然背着我告诉拉瑞！我和你谈的可是隐私。你干吗要多管闲事告诉他！"她说。

"我做错了什么？"我很受伤。"我没有恶意。而且你也没说不让我告诉他。"

"我只能说，我简直不敢相信你会这么做！"她重重挂断了电话。

不错，她的确没有明确要求我保守秘密。但她当时的肢体语言、说话语气都很清楚地表明，她不想第三个人知道我们的谈话内容。而且，她那天走之前也说过，她会告诉拉瑞，意思就是让我保密。

尽管并无恶意，我还是极大地破坏了我们的友谊。我违背了一条重要的潜规则：**无论出于任何目的，都决不能泄露他人的隐私。**虽然我是觉得怀孕是个好消息，为他们俩高兴，才把消息透露给拉瑞，但在瑞贝卡看来，无论什么原因都一样，因为她能鼓起勇气跟我说那番话，是对我寄予了很深的信任，而且她明确表示过，接下去她会自己处理那件事。我私自插手，泄露了她的秘密，也因此失掉了两人对我的信任。这件事教了我一条社交潜规则：**比起获得信任更难的是重建信任。**

就像打碎了玻璃杯，又试图拼补回去。就算修复了，也不再是从前的样子，而修补的过程也是非常缓慢的。保持信任不容易，重建信任更是不易。请注意：有些人永远不会给你第二次机会。如果不想吃脚，最好一开始就不要把它放进嘴里。我还是更喜欢吃我的肉饼汉堡包。

2017 年肖恩感悟

前几天，我回想起过去因为无法完全领会"人们在公共场合和私人场合会表现出巨大的差异"这一概念，我和母亲之间曾经发生过很多次恼人的冲突。之所以会想起这些，是因为最近我和一位中学老同学、也是现在的好友有过一次交流。这位朋友的儿子 20 多岁，也是谱系人士。她谈到她儿子的天赋和才华，也谈到他在异性交往以及一般社会交往方面的挫折。具体来说，与人交往时，他常常犹疑不定，不知道对方对他的兴趣是出于真心，还是同情。我跟这位朋友说，这些我都特别能够理解，因为这条弯路我也走过无数遍。

不过到了今天，这条规则对我来说已经不那么难了，我可以较好地吸收内化并遵照执行。这主要得益于长久以来我一直从事新闻记者这一行。我的工作内容之一，是每周两次去警局浏览每日警情报告，然后采集要点汇编成犯罪拘捕记录发表在报纸上。这些被拘捕并被起诉的人，有的是在沃尔玛超市偷了电子游戏，有的实施了家庭暴力。偶尔，我会在那些报告中发现一两个我认识的人甚至是熟人的名字，他们的罪状是在争吵升级后殴打伤害配偶。

但平时在公共场合见他们的时候，他们看起来生活幸福，一切正常，丝毫看不出任何夫妻关系不好的迹象，所以我根本无法想象他们会争吵并出现暴力行为。但毕竟，生活中不会有人穿这样的 T 恤公然宣称："我虐待配偶我骄傲，打、骂、性侵、财务虐待，一个都不少。"总而言之，经常有机会瞥见别人关起门后真实生活的一面，让我更清楚地看到人们公共行为与私人行为之间的分界，让我彻底明白：人们在很多社交场合表现出完全正常的一面，却也会在另一些场合失去理智、喜怒无常。我们大部分人在日常生活中的行为表现都比较稳定，但这并不是说我们的行动和反应能始终如一。

我认为，有必要通过社会交往和其他各种机会教授和强化谱系人士对这一概念的认知，比如，一对夫妻在电影院手拉手的样子，并不一定就是他们平时在家时的真实状态。我之前说过，现在依然想说：以我自己的经验来说，即使找不到生命的另一半，即使忍受孤独，也远远好过陷入一段有毒有害的关系之中。

天宝有自己的观点：

那些思维刻板、对世界的看法过于"表面化"的孩子，之所以难以与人建立社会关系，部分原因可能在于他们对语言的理解也是刻板而表面的。面对广大的世界和层出不穷的新事物，止于表面的理解有助于减少谱系儿童的恐惧以及因陌生而起的压力，还能给他们最需要的秩序感和可预见性。从这一角度来说，教他们更加灵活地思考，让他们"看清"社交语言和人际交往中的微妙差别，就如同把他们置于危险的滑坡之上，会让他们一直处于高度紧张的状态。

我认为绝大多数普通人都无法体会谱系孩子平日生活在怎样的压力之中。想象一下，假如你之前从未滑过雪，现在却站在一条具有世界顶级难度的专业滑雪道——"三黑钻"滑雪道的顶端，整条雪道特别狭窄，上面结满了冰，不时出现几乎垂直的巨大雪坡。如果你认为这种情况还不算糟，那就再想想你东倒西歪无法平衡的样子，还有让你很不舒服的一切：滑雪鞋刚上脚感觉怪怪的，在滑雪板上维持站立姿势并不容易，手中的滑雪杆仿佛成了摆设，笨重的滑雪服让你有些呼吸不畅，阳光刺眼，雪地白得让人眩晕。你开始恐慌，因为你意识到，滑下去必定要受伤。但其实，你能不能活下来都是一个问题。更要命的是，你还不能留在原地——你必须从那个悬崖滑下去！一些孤独症孩子在日常社会交往中的感受就是这样，社会交往让他们满心恐惧又束手无策。

如果再考虑语言和沟通的因素，社会交往会成为一场更加恐怖的遭遇。因为人们的语言和沟通很少是稳定如一的。比起行动，人们更愿意用语言来表达个性，彰显创意和机灵，标榜自己的与众不同；或者相反，通过语言寻求认同，表达共鸣。而沟通也绝非一目了然、流于表面的事，说话人的语气、音调的抑扬顿挫和肢体语言都发挥着作用。时下，人们张口闭口各种俚语新词，更是增加了沟通的难度。在20世纪五六十年代，人们的社交语言还比较规矩统一，而现在的年轻人讲话都标新立异，今天还时髦的词，明天就土得掉渣了。这该让人多么困惑！

在整个成长过程中，我一直无法很好地理解俚语，也看不懂各种面部表情和肢体语言。我能听懂语音语调所传达的信息，但那是因为我母亲在讲话时总是用某种特定的语调表达特定的态度。我能通过她的声音听出她生气了，于是知道自己要表现得更好些。但我还是注意不到声音中含蓄而微妙的信息。从小到大，母亲和父亲一直龃龉不断，后来她还把这些都写到了书里，可我对此却一无所知。他们在公开场合和私底下的行为很不相同，"公开言论"与"私下言论"也大相径庭。

那是当时整个社会的一种常态，夫妻不会当着别人的面讨论他们的私人感情，即使在家也不例外。我的父母从来不砸东西，不会恶言相向或大打出手，他们关系不好是以更加微妙的方式体现出来的。我妹妹能敏感地捕捉到这些线索，而我却完全没有觉察。

正如我在之前的章节中提到过的，我是到了 50 多岁，才知道人们可以用眼神进行交流。我完全没有注意到我周围的人们一直在使用这一套互动语言。不过，得益于我的图像思维，我在理解习语和隐喻时相对容易，不会太拘泥于字面。举个例子，如果有人说"天上在下猫和狗"（raining cats and dogs），我的脑中就会浮现出那样的画面，但同时，我也看到外面倾盆大雨的样子，两相对照，我就知道我的理解不对，与真正的意思并不匹配。理性告诉我，这些词并不代表真实情况，它们只是一种比喻的说法。所以，虽然我的头脑中确实存下了一些非常搞笑的视觉图像，但我也清楚它们只代表字面的意思。

为什么上面这些都适用"规则七"呢？这就又要回到灵活思维以及理解情境背景对社会交往的影响了。我的**智力**告诉我，人们在公共场合的表现与私底下的表现很不相同。我对这条社交规则的理解是基于智力层面的。对我来说，要弄清自己或他人的公共行为和私下行为，就必须从社会学家的角度来分析情境中的各种因素。虽然，现实中人们除了用语言沟通，也通过肢体语言、语音语调等进行沟通，这些我无法通过天生的直觉来领会，但我可以通过观察学会识别这些信号，并用自己的方式将其分类，最终也能很好地参与社会交往、维系社会关系。

比如，在与人互动时，我会看着对方并注意观察他的一举一动：他是活跃还是沉默？是主动参与交谈，还是双臂抱于胸前，做袖手旁观状？然后，我会将所有线索与他讲话的内容结合起来推理分析，看他是否出于礼貌而戴上了"社会面具"。我自己的行为也是这样：我知道我的肢体语言应该与我说的话相互印证，而不是相互矛盾。大部分时候，我的肢体动作是不带感情的，我只是尽量保证它们与我的语言不相冲突。当然，在这个过程中，我随时随地都在进行着观察和分析，对各种信息进行着机械式的加工。与普通人不同的是，我的思想不受感情的驱使，所以我的肢体语言也不会随着情绪的起伏自动地发生和变化。

小时候，由于缺乏足够的经验，我不能对社交语言和沟通方式进行细致的分类，所以无法理解他人的社交语言和行为，也控制不好自己的。和学习其他社交技能一样，我理解公共和私下行为全靠死记硬背。但随着经验的累积，随着我大脑"硬盘"上存储的数据越来越多（既来自亲身体验，也来自观察以及阅读社会交往方面的书籍），我就能较好地感知人们在什么情况下、为了什么会在公共场合与私人场合出现不同的表现。

成人有必要明白，有些孤独症谱系人士对于社交语言和行为可能永远无法生成直觉性的理解，对于公共与私下行为也永远不能从"常识"角度进行理解。如果是一个情感联系能力强的儿童，思想和感受天生就和情绪情感密不可分，通过大量的练习，也许能够发展出这种"第二天性"；而对于像我这样的人来说，因为缺乏直接的情绪情感联系，永远都只能靠逻辑推理来解决谜题。当然，这并不是说我们没有情绪情感，只是我们的情绪情感总是和社会交往隔着一层，是一个独立的存在。对我们来说，学会区分公共行为与私下行为、理解人们在公共场合和私下里的情绪和行为并不总完全一致，是一个浩大而持续的社会性试验；在这个过程中，我们会在大脑硬盘上存储更多的信息，以便更好地适应社会。需要再次强调的是，这虽麻烦却并不算坏事，只是理解并成功处理社会关系的一种不同的途径而已。偏社会型的个体会本能地轻视这种适应方式，但我由衷地希望大家能更加关注并理解我们的这种思维方式，有一天你们会认识到，这真的只是方式的不同而已。

要点牢记：

· 要教儿童"透过现象看本质"，不能只从表面上理解语言和行为，要挖掘其他可能的含义。

· 孤独症谱系人士会运用逻辑能力搜集环境中的各种线索并得出结论。虽然他们能发现有形的、明显的线索，却常常意识不到很多无形却关键的线索，因而对整个情境缺乏透彻的理解。没有发生的事往往与正在发生的事同等重要。要鼓励他们多考虑情境中的弦外之音、言外之意。

· 一些私人行为通常都不适合出现在公共场合里，比如要注意：

不要当众谈论"屎尿屁"，

上厕所记得关门，

不要当众挖鼻孔，

不要当众抓挠身体私密部位，

不要当众打饱嗝，

不要当众谈论与身体私密处相关的疾患。当然，谈论脚踝骨折是没有问题的。

规则八 知道自己何时惹人讨厌

在与人交往的过程中，我们随时可能因为一句话、一个动作而让旁人心生厌烦。比如，乔治兴致勃勃地告诉你他多么热爱某部电影，而你却泼来一瓢冷水："这是我看过最差劲的电影"；你没完没了地对露西讲述最新一季的电视剧情，却忘了她对肥皂剧一点都不感兴趣。而在其他许多社交场合，说错话还会有更大的危害：工作面试时，你用整整五分钟时间对你的男性准上司侃侃而谈为什么女性更容易成为优秀的经理人；公司会议上，你对某位同事的意见很不满意，便毫不客气地提出来，还脏字连篇。

普通人认为这些都是"缺心眼"的表现，对于"把脚放进嘴里"——即一不小心说错话得罪人的行为也是一笑而过。当他们自己发生这种情况时，他们的第六感马上能发现不对劲。他们不仅观察自己的疏漏，也会衡量它对整个社会交往的影响。即使是那些有点"缺心眼"的人，也能从各种非言语信号中觉察到事情的异样。肢体动作、对方的语气变化或者突然的沉默都提醒我们：一定是做错了什么，最好做点什么来弥补——而且要尽快！

而换位思考能力特别弱、思维特别刻板的孤独症谱系障碍儿童或成人，对于非言语沟通基本一窍不通。当他们犯错时，周围人往往会报以同情，给予鼓励——毕竟大家都能看出他们在努力。但还有很多"看起来"正常的谱系个体（高功能孤独症谱系儿童、青少年和成人），他们在换位思考和思维灵活性方面也存在着缺陷，同样会说错话、把事情"搞砸"，但人们对他们的态度却完全不同：总是很快就对他们做出负面评价，而很难理解孤独症多么深刻地影响了他们处理社交信息以及做出恰当反应的能力。当他们对这些孤独症个体的某些言行感到厌烦时，糟糕的印象就会一直留在脑海中，并影响到日后的相处。

有一条社会关系的潜规则是这样的：**做得对时，你迟迟得不到表扬，一旦犯错，大家很快就来提醒你。**心理学对此有各种各样的解释，比如因为嫉妒心，因为低自尊，因为没有掌握其他应对方式等等。我们做了 100 件事，其中 95 件都是对的，但人们只会注意错的那 5 件，尤其当他们正好牵涉其中时，反应会更加激烈。无论是个人关系还是职场关系，这种情况都普遍存在，虽然不是每个人都会如此，但绝大多数人都会这样做。

我们选择将"知道自己何时惹人讨厌"作为第八条规则，主要出于两个原因：

1. 为了提醒大家注意这样一条规则："事不过三。"这也许不那么积极，但确实是人类社会几乎普遍适用的一条规则。

2. 为了提醒大家注意这样一个事实：年龄越大，越不容易因为行为恰当而得到周围人的表扬。

整个一生，我们都生活在这样一条规则之下，它属于人类的集体无意识：**做正确的事**。这条规则或多或少为我们与他人的相处定下了基调，决定了我们会对别人说什么，不说什么，决定了我们会为自己和家人做什么样的决定。学习什么是"正确的事"，是生命过程的一个部分，它是一个发展变化的动态过程，而不是归宿或终点。

小时候，只要我们努力，就会得到许多鼓励：正面的评价、新玩具、冰淇淋和饼干、去最喜欢的地方等等。这些鼓励来自父母、祖父母、其他家庭成员、老师或者隔壁邻居。但随着年龄和能力的增长，好的行为渐渐不再能获得奖励了。一进入初中，我们面对的社交潜规则也变了：**青少年、成年人应该"更懂事"；当我们不再是小孩时，成人会有这样的心理预期：我们应该已经掌握了各种群体的社会规则。**人们不再因为你事情做得好而关注你、称赞你，因为那是理所应当，他们开始转而关心你是否犯错。

惹人讨厌时，你是很容易察觉的，因为它就发生在你眼皮底下，事后还会产生长久的不良影响，有时甚至在努力补救之后也仍无法消除。让人讨厌有很多原因：我们的外表、措辞、语气、肢体动作、个人怪癖、个人观点，当然还有对他人行为的不恰当反应。无论在何种文化、何种场合，站得太靠近对方，只顾自己说得痛快不给他人机会，提意见时不分时间场合，做出各种过分的行为，通常都会引起他人的消极关注。类似的行为还有很多，多到足够写成一本书。正如古语所云（许多古语之所以流传至今，就是因为与我们当下的某条社会潜规则不谋而合）："**给人留下第一印象的机会只有一次。**"

帮助孤独症谱系障碍个体理解哪些行为会引人讨厌，需要从小开始教授，从明显的行为入手，逐步过渡到比较微妙的行为。幸运的是，不同社会群体间容易引人厌烦的行为很多是共通的，这对孤独症谱系障碍人士是一种便利——掌握它们，对绝大多数人来说是一个可以实现的目标。

天宝说：

从小，母亲就教导我们：闲聊是社交礼仪的一部分，可以帮助我们打开社会交往的大门。家里来了客人，她会叫我们下楼见客；她也教我们如何做自我介绍、说"你好"、回答客人可能的问话。这显然就是我们的一种礼仪训练。我很自然地就明白了一点：社会交往开始于某些相同的对话，无论是与自己的朋友还是父母的朋友，无论是去五金店帮母亲买东西，还是工作后与同事交往，都是一样。

孩童时，我对周围世界充满好奇，这种好奇驱使我参与到了各种需要交谈的情境中去。比如，如果附近搬来了新邻居，我一定会过去敲门介绍自己。我很清楚应该怎么做，也从来不觉难为情。由于我很聪明，擅长各种游戏，我和朋友之间总有聊不完的话题。你知道，当大家一起做东西一起玩时，会自然而然地聊起来，这个该怎么做、怎么涂色、怎么玩等等。所以说，对谱系孩子来说，共同兴趣是建立社会交往的坚实基础。

还有一件事是我必须要学会的，那就是不讨人厌。有一条社交潜规则说的就是这个：**不要成为讨厌鬼**。我总想去邻居家串门，但保姆告诉我："常客惹人嫌。"也就是说，如果我去得太频繁，邻居就不乐意看到我了。为此，她和母亲会限定我去邻居家的频次，这有助于我学习如何不招人烦。但学习需要一个渐进的过程，并不是保姆一说我就马上完全明白的。

母亲还教给我一条潜规则：**打听别人的私事是无礼的**。整个成长过程中我都牢记这一点，从来没有因为这个问题招惹过别人。8岁时，我们坐火车去纽约，对面座位上正好是几位修女，我们聊起了这次的旅行。这样的交谈完全没有问题，父母也鼓励我这样做。我不会傻到问她们太过私人的问题，比如她们的头巾下面是不是剃了光头之类。母亲教过我，有几种私人问题是绝对不能问的。

我在与人交谈中最大的障碍，不是不会轮流发言，不会分享观点，或者询问不当，而是违反以下两条潜规则，让人讨厌：**不要只顾自己说个没完，不给别人说话的机会**，以及，**不要唠叨他人不感兴趣的话题**。有时，我就是忍不住要喋喋不休。有一次，我叨叨起竞选海报的事，朋友们很快就无聊了，因为除了我，没人觉得有意思。还有一次，我对乡村集市的游戏屋产生了强烈兴趣，跟周围人一遍遍说个没完，直到所有人都厌烦透顶。我之所以说得停不下来，是因为这些事让我兴奋，我打心眼里忍不住要与人分享。但是，想要让交往顺利进行，就必须兼顾他人的兴趣。就像天平需要两边的平衡，成功的社会交往也有赖于交往双方的平衡。

在学习这一点的过程中，最让我受益的，是许多人非常**直接**地指出了我的问题。孩童时，母亲或保姆会非常明确地提醒我说得过头了："天宝，够了，那件事你已经说太多了！"朋友们也许会这样说："天宝，别再谈那些愚蠢的海报了！"同学们也会直话直说，只不过不那么友好，他们会直接开骂。整个三四年级，我说了许多，也问了许多——其实是问太多了，简直什么都问，连不那么喜欢的话题也问，最后我得了一个绰号——话匣子，所有人都这样叫我。反复询问其他孩子最喜欢什么游戏，是我的一个谈话技巧。但由于思维不够灵活，大脑硬盘上也没有足够的数据，所以我总是反复询问完全相同的问题。这让所有人都不胜其烦，除了我自己和我的祖父。我的祖父是一位工程师，安静又羞涩，他喜欢我的问题。我问他天空为什么是蓝色的，为什么潮涨潮落，他都会耐心解答。他喜欢谈论这些客观的事实。

小孩子天生爱问问题，但对许多孤独症谱系儿童来说，问问题更多还是出于生理上的强迫性需要。丰富他们的经历，能让他们在谈天时有更多的话题，尽量不让他们的同伴生厌。也可以与他们约定规则，限制他们说得太多。在这一点上，孤独症个体刻板遵循规则的思维特征可以好好利用起来。"同一件事对同一个人只能讲一到两遍"，这样的规则会很有用。但也要注意，如果是那些大脑信息存储有限的孩子，这样的规则也会带来很大的焦虑：如果不能聊自己最感兴趣的话题，那还能聊什么呢？所以，在制定这样的规则之前，要先确保孩子已经有足够丰富的内容可聊。

进入高中以后，如果我开始反复谈论某个话题，老师们会站在平等的立场给我指出来。当我沉湎于谈论乡村集市的游戏屋不能自拔的时候，我记得校长对我说："天宝，大伙儿真的听腻了。游戏屋的事，说几次还可以，但是你说了十次、十五次，没有人想听了。"用直白的语言直接指出来，我需要的正是这样的反馈。

上面提到了不要只顾自己的兴趣、只顾一个人说个没完这两条规则，言下之意，也是一条社交潜规则：**只要某个话题能吸引绝大多数谈话者的兴趣，那么就算反复谈论也未尝不可。**在正常的社会交往中，这样的情形时刻都在发生。花季少女会几小时几小时地谈论头发和化妆问题或是班上的男同学，男孩们则天天交流各种运动话题——不论小男生，还是大男孩。如果是两个人对谈，彼此需要确认对方是否愿意继续谈论某个话题；但如果三个或三个以上的人加入谈话，大家对于话题的兴趣程度肯定很难统一。记得有一次，我与几位药品销售员一起吃饭。整整三个小时，他们都在空洞地讨论运动的话题：谈话完全没有实质内容可言，既没有对运动项目的分析，也不涉及对运动员和教练战术的探讨。我就坐在那儿，用社会学家的眼光观察研究他们的行为。对我来讲，这种谈话毫无意义，我真的也烦透他们了。但显然，他们所有人都喜欢这个话题，我的意见无关紧要。**在许多社会交往中，尤其是社交会话中，"少数服从多数"的原则是成立的。**

知道哪些话可以说

随着年龄的增长，我对社交会话进行了分类，并归纳了每一类型相应的规则，应该说什么，不该说什么，什么是大家通常都会感兴趣的，什么一说就会让人生厌等等。但是，具体采用什么样的规则还要看会话的情境和对象，对方完全陌生，或偶尔碰面，或是很好的朋友，规则都会有所不同。比如，在飞机上，邻座的乘客我完全不认识，那么，我可能会谈一下天气，尤其是当航班晚点的时候，接着，我也许会告诉他们我要去参加一个畜牧业的会议，顺便再问一下他们的目的地或职业。通过多次试误之后，我掌握了一条多数人普遍遵守的规则：**与人交谈，要选择一般性的、大家都觉得轻松的话题谈起。**我知道，如果我一开始直接告诉对方我正在研究公牛毛发的旋涡形状，只需几秒钟，对方就会厌烦，我们之间的互动就会戛然而止。但如果一开始谈得很愉快，最终我可能也会将话题转移到我的研究上。不过，即便如此，我也会先从介绍职业背景开始，循序渐进。

我常用的"安全话题"包括：天气、周边环境、近期上映的电影、对方是否饲养宠物、他们有什么爱好等等。如果是参加孤独症会议，我会问一些孤独症谱系障碍相关的治疗方法、学校课程和书籍等问题。关于谈话主题，有一条整个社会都通用的规则：**与陌生人和关系一般的人谈话时，要避免涉及三个主题，即性、政治和宗教信仰。**因为这些话题通常会引发人们不稳定的情绪反应，有时会让局面变得非常棘手。我会跟自己的好朋友讨论这些话题，但一定不会和陌生人讲这些。20多岁时，我非常热衷于谈论生命的意义。那时我还没有意识到，绝大多数人不会长时间地讨论这么深刻的话题。这也是我现在只和非常亲近的朋友才会聊的话题之一。

孤独症谱系障碍人士往往希望别人知道他们也很聪明，或者，他们非常渴望加入社会交往中去，所以会迫不及待地让人知道他们懂得很多，以为这样会让自己更有魅力，更为大家所接受。事实并非如此。人们把那些喜欢说个没完的人称作"嘴巴拉稀"的人。这样的比喻的确够恶心，但也让人印象深刻（对视觉思考者来说尤为如此）：当你对别人不感兴趣的话题喋喋不休时，人们对你的反感竟到了这样的地步！

与其他社会技能一样，学会与他人对话互动也是一个过程，它需要时间，会随着年龄增长、社会意识提高而逐渐发展。所以，你要随时成为一个社交侦探：留心观察自己所处的情境，注意人们说了些什么，有什么话没有说出来，你做了什么让人们不高兴。然后，从中吸取教训。

弥补错误

一路走来，我当然也犯下不少错误。当意识到自己说错或做错了什么，我会马上道歉。既然是我惹恼了人家，我就有责任去弥补。这里又有一条新的社会关系潜规则：**犯错之后，比起掩饰或否认，立刻道歉能更快地改善事态**。最好就是承认错误，说抱歉，争取对方的谅解，尤其是涉及礼貌礼仪方面的错误时。通常，人们都会选择原谅，因为大家难免都会犯些这样的错误。

经过多年的练习，我才学会比较自如地应对社会交往和社交会话，不至于因为说错或做错什么让人反感。直到现在，我仍在坚持学习。我所认识的其他谱系人士也是一样。不久之前，我偶遇一位好友，她经营着自己的电子产品生意。她说，她每天都在学习如何与人相处，也注意了解人们喜欢什么，讨厌什么。一些谱系成人希望有什么灵丹妙药可以帮助他们快速解开其中的所有奥秘，可惜这样的灵药并不存在——持续学习才是唯一的途径。

正如天宝所说，孤独症个体往往都很想与他人分享自己在某个主题上的知识和技能。对一些人来讲，这是一种生理上的冲动或者说内部的动机；而对另一些人来讲，这是他们所知道的加入谈话的唯一方法。对许多情感型的孤独症谱系障碍儿童或青少年来说，这样做可以让他们从令人窒息的低自尊中暂时摆脱出来，在自己给自己、他人给自己的负评之海中，抓住一丝难得的肯定和赞美。

肖恩描述说：

有人说，知识就是力量，从我自己的经历来看的确如此。从儿童到青少年再到成人，我一直努力想要看懂那些混乱如麻、彼此冲突的信息，看懂人们的口是心非。我尝试了很多办法，希望可以摆脱那种彻底的挫败和愤怒情绪，获得一点安慰和掌控的感觉。当我终究还是不明白周围到底是怎么回事（大抵如此）时，我开始寻找解脱之道。

方法之一，就是丰富自己的知识。不过我对知识是有选择的。我的兴趣很窄，偏喜生僻的人与事，越冷门越好。我顺利地培养起了对爵士乐的兴趣，对那些不怎么出名的陈年老爵士乐手的生平更是如数家珍。

15 岁时，我第一次在收音机里听到了约翰·柯川（John Coltrane）的爵士乐。搬到加利福尼亚后，我开始通过阅读《世界年鉴》（*World Almanac*）来获取爵士乐的相关信息。《世界年鉴》资料翔实，对我这种沉迷于事实的人来说，简直就是文字的天堂。假如我不清楚某位爵士乐手的生卒年月、擅长演奏的乐器，只要打开这本书就全有了，无论他出名还是不出名。18 岁时，我开始醉心于购买年鉴上推荐的音乐人的唱片，我最爱去逛那些专门出售绝版黑胶唱片的小店，那些易碎的老唱片，每一面都只有一首歌。接触多了，我很轻松就记住了许多音乐人的名字，和别人聊天时总会提起他们，显示自己的博学多才。

一天晚上，我们全家一起约了朋友出去吃饭。我讨厌这种场合，因为他们的聊天大抵离不开音乐圈（我父母正是圈内人），我根本插不上话，只觉得自己无足轻重。换句话说，那个时候，对于谈话内容，我还贡献不出什么新鲜的东西。

但就在那个晚上，我突然插上了话。我问他们是否听说过巴迪·博尔登（Buddy Bolden）、弗雷迪·凯帕德（Freddie Keppard）和其他几位音乐人（都是上一个世纪的人），结果所有人都回答说没有。机会来了，我趁热打铁，将这些音乐人的生卒年月一一说了出来。这一次，无能为力的感觉消失了，力量感充盈了我：在座的几位都是在音乐圈谋生的人，却从来没有听说过这些音乐人，还需要我来告诉他们。我还告诉他们这些爵士音乐人分别擅长哪一种乐器，还不时提一下他们演奏的一两首歌名。这些客人似乎都听懵了，我想他们一定都对我刮目相看。像我这般年纪的孩子，能有几个人知道这些活在遥远年代、差不多被人遗忘了的艺术家呢？

其实，在之前的好几年里，我就已经开始采用这种行为方式了，只不过当时我的兴趣在天文学。除了我，有几位少年曾经从天文望远镜里看过土星环呢？总之，无论我跟别人谈论的是爵士乐明星，还是天上的星星，其实都只有一个目的：我要周围人注意我，我想自己变得重要，我不要一无是处。

那时候，我忙着填补生命的匮乏和空虚，没有注意到他人对我说的东西其实并不感兴趣，也没有意识到这条显而易见的潜规则：**人们不喜欢你自作主张，将他们置于被动的境地之中**。当我让别人反感的时候，我其实是不自觉的。我觉得，如果他们看上去正在听我说话，或者不时与我有眼神的接触，就说明他们对我的话题感兴趣！现在我才知道，在公共社交场合，人们的这种表现，只是一种礼貌而已。当我在餐厅对那些无名音乐人的名字如数家珍时，其实他们是被迫在听，因为除此以外的任何行为都有失礼貌，或者说不够恰当。

有一条规则是普通人从小就明白而我花了好多年才理解：**不是所有人都会对相同的主题感兴趣；让一个人痴迷的，可能让另一个人觉得无聊透顶。**与我同桌吃饭的人对于那些爵士音乐人一无所知，不是因为孤陋寡闻，而是——说得直接一点——根本没兴趣。记得当初我会对同伴和其他人反复背诵电台和电视台呼号，会在言谈中不时蹦出几个死记硬背的邮政编码或是其他信息，其实同伴们也是这样的：他们说不出来，不是因为不够聪明，而是没有兴趣。

在社会交往中，及时意识到自己正在做让人讨厌的事，对于社交的成败起着非常重要的作用。如果不学会一些基本的准则，无论准备和练习得多么充分，你都只能像一只搁浅的鲸鱼，永远无法回到大海。假如你希望别人喜欢你而不是讨厌你，让我告诉你几个促进互动的小妙招：

· 兴趣广泛。兴趣越广泛，你和其他人就越有共同语言。但我敢打赌，几乎没有任何青少年（或者任何 95 岁以下的人）会对弗雷迪·凯帕德的生平感兴趣并滔滔不绝地谈论他。

· 提出问题。如果要我说一件无论何时何地几乎都没有例外的事，它一定是：只要机会允许，人们都喜欢谈论自己。这又是一条社交潜规则：**向对方提问是你对他这个人或他的话感兴趣的表现。**需要提醒的是，**不要问太多。**提问通常能有效地促进沟通，让对方知道你想让互动更进一步，而问太多则会走向反面，正所谓过犹不及。

· 使用引导性语言。即运用鼓励的语句，引导互动继续下去。你可以说"这太有趣了，快跟我多说说"，也可以将对方所说的话转述一遍（不是一字不差的复述），比如有人跟你说，她母亲去世了，她很悲伤，或者，她考试得了 A，太高兴了，你可以这样回答："对于你母亲的事，我很难过。我知道你现在非常伤心，跟我说说她的事吧。"或者，"太好了！看得出来，得了这么好的成绩，你很开心哦。"

· 明白另外一条社交潜规则（我花了很长时间才学会）：**对他人感兴趣，也是一种魅力。**只关注自己和自己的兴趣：差劲；花时间和精力去关注他人和他人的兴趣：很棒。就像玩跷跷板，我下你上，你下我上，才有乐趣可言。对他人有兴趣，会让你变得更有趣。

"规则八"不仅涉及社交会话，也包括我们的外表与我们的行为。没有比不讲卫生更容易讨人厌的事了：头发油腻，衣服酸臭，各种体味。几乎没有人能忍受这样邋遢不整洁的人。相比之下，人们倒更愿意原谅交往中偶尔出现的失礼行为，也更宁愿选择与那个有沟通障碍的人继续交往下去。

天宝说：

外表和卫生问题会让人立刻产生反感。有这样一条潜规则：**没有人愿意和一个臭烘烘的人待在一起，无论这个人多么聪明，有多大的贡献。**口臭或几天不洗澡产生的体味绝对令人生厌，大家立刻躲你远远的。只有改掉不卫生的习惯，大家才会对你有所改观。不能因为有孤独症而放任自己又脏又臭。如果存在感觉过敏问题，现在市面上有许多好用的洗护产品，如免冲洗洗发水、湿纸巾、各种香味和质地的牙膏等等。即使你只有三套衣服，只需肥皂、水和一点勤快劲儿就能轻松保持干净。与外表相关的，还有另外一些行为也容易让人反感：当众挖鼻孔、抓挠私处、嘴里含着食物讲话、喜欢对身边人动手动脚以及在公共场合表现出"规则七"中提到的那些只适合私下发生的行为。

让人反感的行为多到不胜枚举，具体要看交往对象是谁、所处群体的大小、社交参与者的年龄、场合背景、人们的宗教信仰以及政治经济观等等。不过，当我们谈到注意自己的行为、不惹人讨厌的话题时，还有一条纲领性的潜规则：**在社会交往中，每个人都有责任管好自己的言行，让对方舒适自在，让交往顺利进行下去**。与此相关的另一条潜规则同样重要：**大多数人都不会直接告诉你，你的言行让他们不舒服，令他们讨厌**。但他们会表现出各种蛛丝马迹。要判断我是不是惹人讨厌了，意味着我必须在一定程度上读懂他人的面部表情和肢体语言。只是我天生缺乏这种能力，绝大多数孤独症谱系障碍人士也一样，我们只有后天努力，才能发展出这一能力。这种能力是获取信息和线索的重要渠道，也是一项可教可学的技能。关于这一问题，可以在市面上找到很多很好的书籍和资料，有许多具体又有趣的方法可供参考。

与天宝一样，肖恩也容易忽略社会交往中的非言语信号，以致对他人的言行产生或大或小的误读，尤其是与异性相处的时候。

肖恩说：

1978 年初，我们从俄亥俄州搬到加利福尼亚州。正如前面提到过的，当时正是我痴迷于天文学的时期。父母给我买了一个两英寸口径的望远镜，有了它，我能看到肉眼无法看到的行星和其他天体。安顿下来不久，我便认识了父母的很多同事以及常跟他们往来的人，这些人都很愿意接纳我。我很快就被其中一位女士吸引。她三十不到，有两个孩子，也有丈夫。

她的家原本和我们家隔了一条街。我们搬来后，夫妻俩买下了我们街对面的房子，所以只要我愿意，随时可以去她家。我迫不及待想要与她分享我关于天空和太阳系的渊博知识。于是，每天的午休时间，我都在孜孜不倦地研读母亲大学时代才开始看的天文学书籍，完全无心参加同学的任何社交活动。我想，这些信息对我来说如此有趣，那么她也一定会有兴趣，何况她还是我的朋友。

　　然而，一段时间以后，我发现她的反应并没有我期待的那么热烈。我告诉她头天晚上观测到了哪几颗行星、哪些卫星，她总是淡淡地回答"不错"，或者"是吗？有意思"。渐渐地，我到她家聊天时，她变得越来越容易分心。

　　有很多次，我都带着受伤的心情离开。但这丝毫不妨碍我下次继续满嘴天文学术语。几次三番，她似乎离我越来越远，也几乎从未问起任何与天文学有关的问题。

　　受伤的心情很快就变为愤怒。一个自称是我朋友的人，怎么能对我如此在意的东西不感兴趣呢？我开始疏远她。这是我一贯的做法，对于不能满足我期望的人，我都会故意无视。这样做当然会影响我们的友谊。其实，我对她表现出来的非言语暗示并非完全无感，我也暗自怀疑是不是让这位朋友觉得无趣了。可是另一方面，我仍然相信，我越多谈论自己感兴趣的东西（比如再跟她谈谈另一颗行星），她就越有可能"转变观念"，对这些产生兴趣。但事与愿违。我记得好几次，她都没有听完我的话就起身走开了。而我还觉得她之所以不感兴趣完全是我的问题，因此更加急切地想要吸引她的注意。

　　多年来，我从来没有问过与我交往的人："你对此感兴趣吗？"非黑即白的思维模式让我无法超越自我的需求，看到别人的兴趣。如果问过他们，也许我早就被那些不想听到的答案压垮了。

　　大部分人都不希望伤害别人的感情，所以当他们觉得别人无聊或讨厌时，不会直截了当地说出来。他们不会对你说"我对你毫无兴趣，离我远点！"。但内心真实的情感又的确会通过其他行为表现出来，成为辨别他们是否讨厌你的依据。下面是一些身体上的表征：

- 摆弄身边的物品。
- 看起来心不在焉，只偶尔瞟你几眼。

- 反应平淡，缺乏语气变化。

- 频繁起身，或在椅子上不停变换坐姿。

- 打哈欠或者面无表情。

- 看上去一副生气、恼怒或者疑惑的样子。

- 不置可否的态度，或者从不提开放式问题，所有问题都可以用"是"或"否"直接作答。

- 频繁看表、看钟、看手机。

- 沉默或者几乎不参与。你铆足了劲儿，对方却懒洋洋的，甚至袖手旁观，那你可能就要适可而止了。

以许多高功能孤独症谱系障碍人士的智力水平和社会性水平来说，在惹人讨厌的时候，他们一般都能有所觉察。但由于生理问题的存在，他们不能很好地控制自己的行为，无法停下来及时止损，于是很容易陷入犯错 - 弥补 - 再犯错的恶性循环。一段时间后，即使再有耐心的人也会厌倦，关系也就这样恶化并最终解体了。天宝将和我们分享她饱受恐慌症折磨的成长经历——恐慌症一度让她无法在社会交往中保持恰当的言行。

天宝说：

有时候，谱系人士对社会交往的规则"了如指掌"，却依然可能做出让人讨厌的事。有些谱系人士出于现实的、理性的考虑，很可能有着"融入"群体的强烈愿望，也或者，他本身就是情感型的人，很愿意与人产生联结，可是，一些他所不能控制的因素会促使他说出让人讨厌的话，做出让人讨厌的事。比如环境刺激过度，超出了他的承受范围，造成行为失控。正如我之前提到过的，除非孩子的感觉问题得到处理并被克服（通过自身努力或者他人提供大量有针对性的感觉训练），否则他很可能因为这方面的原因，在社会交往的中途惨遭淘汰。

无论之前接受过多少社会性训练，一旦感觉陷入混乱，他就不可能再集中精力做出正确的社交选择了。

此外，青春发育期也可能是罪魁祸首之一。这个时期的孩子会非常在意与他人之间的相互认同以及相互区别，正是确立自我个性的时候。他们开始脱离对父母的依赖，寻找并加入自己的同伴圈。强烈的归属渴望让社交群体和小圈子的重要性上升到了前所未有的水平。到了这个发展阶段，孤独症谱系障碍孩子遇到的社会性冲突和分歧会越发严重，因为普通孩子对他们不再那么宽容，也会更加排斥那些古怪或者不合群的人。再加上体内激素水平的变化，以及身体上的一系列变化，让融入不止变得困难，简直就是不可能了。结果，这个孩子会不断地惹人讨厌，因为他根本无法自控。对于这样的青少年，药理学可能比心理学更有帮助。

青春期给我带来了恐慌症——每天随时发作的恐慌。早上还好，但午饭后到晚饭前这段时间，痛苦如影随形。现在我知道那是因为我体内皮质醇水平的起伏，但在当时，我完全不明白自己是怎么回事，仿佛活在一场永远醒不来的噩梦里。想想你最害怕的东西，再想象你必须分分秒秒面对它的情景。我的情况就是那样。夏令时间的到来，让我的恐慌症更加严重。事实上，任何变化都会加剧我的惊恐。我知道这听起来相当荒谬，但事实就是这样。当我还是小小孩时，如果有人对我说，魔法可以帮我实现三个愿望，我的第一个愿望一定是自由飞翔。但到了青春期，我的第一个愿望会是摆脱恐慌——它们实在太可怕了！

但现实的混乱并不妨碍我去追究真相。我是一个有问题必须解决的人，这些恐慌必须要终结。那是 20 世纪 60 年代初期，图书馆里几乎找不到任何我想要的书，而互联网还没有出现。我唯一能用以自救的，都是以弗洛伊德精神分析理论为基础的资料——据称，生命中的一切都源于某种精神上的创伤。我用了数年的时间对自己进行精神分析，并告诉自己，只要能找到我的精神创伤，所有的恐慌都会消失。然而，一切都是徒劳，并没有什么精神创伤。真正的原因在于，本来不健全的生理系统在激素的作用下变得更加脆弱。

我如饥似渴地阅读并学习了很多心理学知识，其中很多对我确实很有帮助。直到30岁以后，我才发现，抗抑郁药——那些神奇的药片可以终止我的恐慌。而已经过去的整个二字头的年纪里，我都处于对社会交往感到紧张不安的状态中。药物治疗缓解了我的紧张，我变得更容易留心所处的情境背景，发现各种线索，学习不同场合所使用的不同规则。药物当然并没有让我一下子就"社会化"了，但它确实让我更容易发现交往中的异常情况。褪去了持续的焦虑和恐惧，我可以更加专注于社会交往本身；我的"融入"技能提高了，会用更有建设性而不是破坏性的方式与人互动，社会交往变得顺利多了。

有的孩子十三四岁以后，父母和老师会发现他们的行为发生了明显的变化——更容易激动，似乎总是心烦意乱，这时父母也许要考虑在他们的干预计划中加入药物治疗。我之所以说"加入"，是因为药物治疗虽然有效，但如果饮食调节、行为干预、社会性干预能起到相同的作用，就决不应该随便使用药物。我在《用图像思考》一书中对此有详细的阐述。我的整个二十几岁被焦虑搅得一团糟，但其他孤独症谱系人士并没有遇到这种情况，他们心绪平和，并不需要药物治疗。孤独症个体间的差异非常大，有些人需要药物干预，有些人则并不需要。对很多高功能孤独症个体来说，百忧解（氟西汀）、左洛复（舍曲林）等抗抑郁药疗效明显。通常，他们需要的剂量要比普通抑郁症患者少一些。有些人的初始剂量只需要正常剂量的四分之一到三分之一就够了，剂量太大容易引起失眠和烦躁。这些年，在我接触的人中，不论是在孤独症谱系群，还是在肉类加工业，我发现，视觉型思维者更容易遭遇严重的焦虑问题。对他们而言，药物治疗的的确确改善了他们的生活质量。

那些正在犹豫是否让十几岁的孩子接受药物治疗的父母，可以先尝试让孩子禁食麦蛋白和酪蛋白（GFCF）（面食和牛奶类）食品。也可以尝试制定一个合理的运动锻炼计划，运动能有效地缓解焦虑。有的青少年仅仅通过饮食调整就能改善行为，而有的则需要同时运用三种方法：饮食调节、运动锻炼和药物治疗。过去我因为恐慌而燥热出汗，整天弓着背搓手，别人对我非常反感，能躲开就躲开，这显然不利于我"融入"社会。解决这一问题的方法，就是小剂量的抗抑郁药物加上有规律的运动。规律运动让我只需小剂量服药就可以表现正常。我发现，那些成功适应社会的阿斯伯格综合征人士都很清楚生理因素对他们的社交表现的影响，他们都觉得科学与心理学相结合的综合干预法是对他们最有效的方法。所以，在制定任何一位孤独症青少年或成人的干预计划时，都要综合考虑这些因素。

最后，低自尊和刻板思维会让一些孤独症谱系障碍人士始终绕不开这样一个念头："都是我的错。"虽然说，能及时觉察别人不感兴趣或者自己的言行冒犯了别人，是一件很重要的事，但一些谱系成人现在回头看，会发现成长过程中对自己的这种刻板认知其实是脱离现实的，别人眼里的他们根本没有那么糟糕。

肖恩分享：

最近几年，我偶遇了不少高中同学。在高中时代，我觉得我的行为总是惹到他们，我认为大多数人都讨厌我。但当我们再次交流起来，我才意识到，我对现实的感知自始至终都是错的。在大多数人的记忆中，我安静、害羞、性格内向，他们并未觉得我古怪或是哪里有缺陷。

2001年，毕业二十周年的同学会上，我惊讶地发现，同学中居然没有人对那时的我留下任何负面的印象和记忆。可我当初明明觉得他们个个都瞧不起我，所以才满腔耻辱，郁郁寡欢。在社会关系中，有一条让人难以置信的潜规则：**我们对自我的评判往往比他人对我们的评判更为严苛**。和这些老同学的重逢，化解了我多年耿耿于怀的痛苦记忆。现在的我已经解脱，那些痛苦的艰难岁月再也不会搅扰到我。

2017 年肖恩感悟

正如早先提到过的，互联网和社交媒体的出现，给人与人之间的沟通带来了万千便利。凭借这些强大的工具，我们隔空交流思想、制定计划，快速而详实地了解某个人、某个地方或其他一切有趣的事物。想知道你最爱的电影是在哪拍的？世界上最危险的昆虫还有哪些？谷歌给你准备了现成的答案，一键搜索，瞬间直达。

但便利的背后也有阴影，即时信息时代也给居心不良的人提供了可乘之机。一些人利用网络的匿名性，肆无忌惮地攻击与自己意见相左或观念不同的人；太多的网站专门开发出来给愤怒的人们提供发布各种阴谋理论的平台。所有这些，在我看来，都模糊了事实与谎言的分界，让人分不清孰是孰非，不知道相信谁、相信什么。谎言——或者说"假新闻"——一旦生成并传播，就不再受人控制，它们流传越广，越显得"合理"和"真实"。这其中潜藏着很大的威胁。2016 年美国总统大选一个月后，一位名叫埃德加·麦迪逊·韦尔奇的人驱车几百公里，从北卡罗来纳州的家来到华盛顿特区，持枪闯入当地一家披萨店。他之所以这样做，就是因为听信了网上一则关于希拉里·克林顿的阴谋论，他居然亲自调查取证来了！如今，好多看似真的东西，实际上全是假的。

以上这些，与学会社交礼仪让自己更受欢迎有什么关系呢？在我看来，当今社会在礼貌上的极大丢失，带来了很多负面影响，人们公然表达着内心的恨意，暴力行为不断。这些都促使我从各方面重新审视自己，比如最近，我决定再锤炼一下自己的积极倾听技能。

之前我提到过，掌握积极的倾听技能必定有助于提升个人的魅力指数。有很多方面的原因。比如，积极倾听需要你全身心地投入，不仅耳朵，你的整个心、神都在聆听，你要真心对对方感兴趣。它不仅是听对方讲什么，然后友好地做出回应，也不止于用语言胜过对方或者说服对方，让对方相信你的观点更正确，它，是解决冲突的一大利器。

正如科罗拉多大学冲突研究会指出的那样："积极倾听有几大好处：首先，它促使人们聚精会神地聆听他人的讲话；其次，它可以避免误会的产生，因为人们会时刻确认自己真正明白了对方所说；再次，它容易让人敞开心扉，畅所欲言。"

该研究会还指出，如果冲突的一方知道对方在认真听他讲话，能理解他的感受，那么双方也更有可能进入更深层次的对话并找出解决冲突的办法。

我们天生比较争强好胜，遇到争论和矛盾，总想"赢"过对方，等不及对方讲完就想说点什么，注意力全在接着要说什么，一不小心就会忽略对方的想法，错失实现深入交流、达成共识的大好机会。

目睹了整个社会礼貌缺失、人与人之间尊重全无的现状，我也真的在反躬自省，偶尔想抢着说点什么的时候，会有意识地收敛，转而认真倾听。九年来，我一直在本地一家危机干预中心当志愿者，负责接听求助者打来的电话。这些人有的有自杀倾向，有的深陷各种危机之中。可以非常肯定地说，当我在电话这头运用积极倾听的技能时，给对方传递的是"没关系，你的感受很正常""我不会评判你""我接受现在的你"等诸如此类的讯息。积极倾听也许已经在无形中救了许多人的性命。

如果你想提升个人魅力，不妨学一下这个技巧。经常练习和运用这个技巧，会对你的未来发展大有帮助。

在掌握积极倾听技能之前，我们必须认识到很重要的一点：总体来说，人们都是喜欢谈论自己的。这虽与自私无关，却是一个不争的事实。我们大部分人都希望他人能看到我们的才能、我们的功劳和成就，有时也希望有人理解我们的挫折和苦难。所以，要重视训练谱系人士这方面的技能，让他们学会理解他人的肢体语言和各种非言语线索。因为，正如之前所言，至少90%的交流信息都蕴含在其中。

詹妮弗·施密特在"谱系伙伴"项目中，也会教学生在交往中如何见机行事：如果对方一直与你保持眼神接触，身体微微前倾，问你开放式的问题，毫无疑问，他对你的话题很感兴趣，你可以大胆往下说；相反，如果他总是看着手机，很少看你，在位子上扭来扭去，总想岔开话题，这样的话，也许就不适合再说下去了，或者，应该换个话题了。

她说："我会教学生先通过询问了解对方，知道对方对什么感兴趣，避免出现他自己说个没完，对方插不上话的局面，尤其是当谈话正好涉及他的兴趣话题的时候。"

要点牢记：

· 人们总是容易关注消极面而忽视积极面。孩子十次有九次表现很好，周围人偏偏就会揪着那不好的一次。请往积极方面看！

· 除了外表和卫生问题，冒犯他人的"私人空间"，是最容易招致对方反感的行为。用孩子能理解的方式教他们认识这一点，比如，可以教他们：在交谈时，跟对方保持一个手臂的距离。

· 孤独症谱系障碍儿童和成人通常意识不到自己的非言语性动作会传递出什么样的信息。例如，他们可能不知道自己讲话声音太大，或者语音过于单调，或者声音小得几乎听不见。用录像的方法帮助他们对自己的非言语行为建立具体的认知。

· 很多在社交上比较成功或者相对自如的阿斯伯格综合征成人，会将很大一部分成绩归功于他们的导师（私人教练或成人生活技能指导员）。你也可以考虑雇用这样的人来帮助高功能的谱系青少年或青年，而像你这样的成人则可以成为他们的语言训练师或学业导师。

· 还有一种惹人讨厌的情况——"无所不知的孩子"。众所周知，谱系儿童和成人拥有超强的记忆力。这种"过目不忘"的能力一方面当然是积极的，但如果运用不当，也会适得其反，比如旧错重提、纠正别人言谈中不够准确的细节、在公共场合透露隐私信息等等。要记得他们通常并没有恶意，只是为了显示自己的聪明；不要做出消极的反应，也不要妄作评判。只需提醒他们注意当时的情境背景，告诉他们为什么这么做是不恰当的。

· 教孤独症谱系儿童挽回局面或指出他的行为对交往伙伴的影响时，一定要说得清楚而明确。例如，对那些只知自己高谈阔论、不知道停下来给伙伴说话机会的孩子，要非常清楚甚至毫不客气地要求他转换话题。可以采用视觉提示的小道具，例如"轮流卡"，在儿童之间来回传递，保证每个孩子都有说话的机会。

· 换位思考能力较弱的谱系儿童和成人可能会认为，只要在场就足以证明自己对谈话或交往的兴趣了。一定要让他们明白，只是在场是不够的，还要多多进行积极的互动。

· 鼓励孩子利用自己独特的兴趣爱好敲开社会交往的大门，固然很好，但同时也要教他们不时停下来问一问："是不是该谈点别的了？"确认对方是否仍有兴趣听下去。

· 积极倾听是一个很好的社交策略。学会当一个积极的倾听者，能大大降低惹人讨厌的概率。

规则九　"融入"往往意味着看起来、听起来融入

"他就是融不进我们的圈子。他很没礼貌的。"

"她工作上倒还好，但你没发现她多孤僻吗？你绝对看不到她早上在咖啡机旁和人聊天。"

"嗨，你看到数学课上新来的家伙了吗？真不知道他那身衣服哪儿弄来的，真土！"

社会一致性是通往群体交往的大门。虽然我们无意于让孤独症谱系障碍人士改头换面，成为另一种人，但有一条社会关系潜规则必须教给他们，尤其是成年谱系人士：**外在包装与内在实质同等重要**。在开口交谈之前，他人就已经通过你的外表对你进行了打分。不妨回忆一下上一章谈到的惹人讨厌的事，其中很多都涉及外表——你的穿着打扮、行为举止、整体的外在面貌。

孤独症让个体的社会交往变得特别困难，尤其是当需要说点什么让互动顺利展开的时候，孤独症谱系障碍人士往往不知如何应对。刚一上场，就这样连续"二击不中"，那么接下来很可能就要"三振出局"了。这样的状况出现次数太多，也就不会有"球队"再要你了。

穿着打扮合群，在青春期是一件至关重要的大事。等到高中毕业，穿衣打扮则会更倾向于成为一种礼貌修养。这是好消息。坏消息是，正因为穿衣打扮在初高中阶段如此重要，在这几年里，同伴中会有一部分人充当起"时尚警察"的角色，时刻警惕着大家的穿衣打扮。因此，青春期谱系孩子的父母和老师对这个问题一定不能等闲视之。从社交角度来说，这一点甚至应当被列入学生的个别化教育计划。即使个体可能存在感觉问题，如今的着装选择也很多，况且潮流总是在变，大多数谱系青少年还是能够找到既合群又舒适的穿衣风格的。

天宝认为：

"规则九"的一个重要内容，是通过穿着适合社交场合又干净整洁的衣服，实现融入的目标。这并不是说每个人都必须穿得一模一样，但有几条相当重要的潜规则大家需要明白：

- 人们会根据你的着装建立对你的印象。
- 在社会性高度发展的初高中阶段，如果着装不在标准之内，你会成为戏弄和欺负的对象，这一点毋庸置疑也绝无例外。
- 社会认为你应该遵守各种场合下正式或非正式的"着装准则"。年幼时，应该由父母帮你张罗，但十几岁或成年以后，你应该自己学会基本的打扮技能。

上面第一条潜规则认为，你的外表几乎与你的人格或头脑同等重要，在某些情况下，甚至更为重要。这听起来好像很不合理，但它的确是社会交往中不得不接受的一个事实，这是生活的现实。不过，学习如何正确着装也不算难事，许多人和资源都可以帮助到你。你可以参考杂志上同龄人的穿着，也可以从书本中学习职场穿衣之道，还可以多听听同事的意见，而服装店店员也很乐意帮你搭配整套行头。同时，你要随时留心观察周围人的穿着，不论是同学、同事还是某些特殊场合里遇到的人们。不论你接不接受，人们看你的服装，就是在看你本人，你是什么样的人、有什么样的性格、你如何看待自己，服装都会给出答案。

比如，成年后的我喜欢选择西部主题的上衣和裤子：在触感上我能接受，风格上符合我的行业特征，而且我也真心喜欢。也许有人认为这样的穿着有些怪异，但我有自己的取舍之道，在一定的界限之内，我还算应付自如。我没有裙装；出席较为正式的场合，我会穿上昂贵、考究的衬衫和裤子；平时去工地，则穿休闲一些的衬衫和牛仔裤。为了不刺激我过度敏感的感觉神经，所有牛仔裤在初次穿着前都会反复清洗，穿正装衬衫时也会在里面贴身穿上柔软的旧 T 恤。再来举个别人的例子，那是我认识的一位有阿斯伯格综合征的天文学教授。他一头长发，却打理得干干净净，还一丝不苟地在脑后束成一个马尾；上课时，他会穿上很酷的天文主题的 T 恤，搭配好看的蓝色牛仔裤。这样也没什么不好。他是一个科学怪才，且以此为豪；他在自己的领域做得很好，他的着装在大学校园里也毫不违和。他也许有些怪，但并不邋遢——作为成年人，你的外表有助于你融入群体，还是妨碍你融入，差别就在这里。

见新客户时，我一定会让自己的外表处于最佳状态，因为有这样一条潜规则：**第一印象很难改变**。如果初次见面你就搞砸了——穿得乱七八糟过来，刚开始寒暄你就说错了话，或者你的行为显然过于古怪——今后想让这个人对你改观，可是要经历一番周折了。这听起来也不太合理，但也是事实。所以，我会格外用心挑选合宜的服装，预先想好要说的话，见面时密切留心自己的行为举止。这几点缺一不可。只是穿着相宜，还不足以保证交往的顺利进行。如果不懂得见面寒暄，不知道控制自己的行为，照样会给人留下负面的印象。但是，一定不要低估外表的力量，一定要让自己看起来融入其中。

孤独症谱系障碍人士在选择服装时，的确需要考虑感觉方面的因素，但现在衣物种类繁多，无论如何总能找到适穿的衣物，这个问题是可以克服的。真正的麻烦在于，许多阿斯伯格综合征人士不太在意穿着和形象，所以注意不到卫生问题，常穿得邋里邋遢，既不讲究搭配，也不管合不合身。每当看到有阿斯伯格同伴穿成那样，我都会直接指出来。曾经我也被别人这样指出过，虽然当时很不乐意，也很受伤，但从长远来看，这种指点对我是一种巨大的帮助。你可以不满社会对你的着装指指点点，继续我行我素，也任由大家继续讨厌你。这是你的选择。但是，如果你的目标是在各种场合都能建立起和谐的社会关系，你就要收起这些不满，接受"外表是社会适应的一部分"这一事实。一定程度的古怪是可以接受的，但邋遢却不行。值得注意的是，这种社会性要求并不只针对我们谱系人士，它们是身处同一情境中的所有人都应该遵守的"规则"。如果你的工作环境要求你穿西装打领带，那么你就应该穿西装打领带，有没有孤独症都一样。

关于外表，还有一条我很晚才学会的潜规则：**如果你尊重某一场合的着装规则，人们会对你另眼相待，甚至更加善待你。**比如我发现，当我盛装前往机场时，获得升舱的机会会更大。以前我在旅行时常选择宽松肥大的衣服，但现在不这样了。我精神焕发、神采奕奕，别人会更好地对待我，我还能因此得到各种切实的好处。自从 HBO 有线电视频道发行了我的自传电影《自闭历程》之后，我动不动就会被人认出来，无论飞到哪儿，几乎总有人过来跟我搭话。所以，我对外表更加重视了，不希望别人看到我一副邋遢的模样，那可不是什么好印象。当你在一个群体（比如孤独症群体）中扮演更加重要的角色，或者获得了行业的认可时，就必定要肩负一定的社会责任，保持良好的公共形象就是其中之一。无论言行还是外表，你都必须更加谨慎，因为人们对你有这样的期待。这里又涉及另一条社会关系的潜规则：**越**

被社会认可，越需要注意外表与言行的得体。你需要时时注意进行自我监察。

中学阶段是普通孩子社会情感快速发展的时期。在与同伴的同气相求中，他们逐渐建立起自我认同，开始摆脱对父母的依赖，走向独立。"看起来上道"似乎是这个阶段最重要的事情，对于外表，几乎有一种从众的心理。如果在穿着上与同伴当年（或当季）的流行相差太远，便很快会被当成异类，成为大家骚扰和欺负的对象。一旦过了青春期，这方面的压力又会骤然减轻，因为人们又开始尊重和认同多元化，会用更加积极的态度来看待个人风格（当然，也还是在社会习俗认可的范围之内）。

天宝的穿衣之道显然得益于她以目标为导向的理性思维，而肖恩为了外表好看所经历的挣扎则源于他内心情绪的深井，源于他根深蒂固的低自尊。

肖恩分享：

初高中时，我从未在外表上花过心思。但凡有过让自己时尚一点的想法，估计每次出门我都得停下脚步，因为"好看"的第一步，就是每天早上穿衣时以及离开家门前，对着镜子检视自己的外表。

但其实，并不是我忘记了这个最基本的礼仪，而是我在刻意回避。原因简单又复杂：我讨厌镜子里的那个人，我不想看到他。所以我索性闭起眼睛，随心所欲地穿衣打扮。如果哪天出门看起来还算齐整，也纯粹出于偶然，绝非我刻意为之。

那几年，我如此厌恶镜子，每次经过都会扭过头去。不得不面对的时候，比如穿衣服时，我会让视线避开镜子里的形象，往头顶上方看，往左右两边看，或者只看下半身，总之，就是不往脸上看。十六七岁时，有几次我有意识地强迫自己去看镜中的样子，最后竟窘得满脸通红。我无法忍受自己的样貌、身高（我认为自己比其他孩子高太多，太显眼了），也无法忍受每次瞄到自己时脑子里自动冒上来的念头：就像我多次提到过的，我相信自己天生就是一个坏人。看着镜中的自己，这个念头就会萦绕不散。

如此低自尊、如此厌恶照镜子，当然很难以最佳状态走出家门。那几年，我在学校受各种欺负、被各种折磨。我现在才意识到，是我自己在每天清早亲手定下了一整天的基调。每天早晨，母亲都变着法儿提醒我穿衣服要照镜子。"你得看着自己的动作"，"大家会注意你的样子"，"想交朋友，就要打扮得体面些"。但无论她怎样叮嘱，我都照样竖着衬衫领子，耷拉着自尊出门去。

有时候，在母亲的帮助下，我偶尔也能像模像样地出门，但再回来时又完全不是那么回事了。那时候几乎每天都有体育课，体育课又总要换上运动服，运动完还要冲澡。没有了母亲的指导和帮助，课间时间又短，所以每次换衣服我都特别着急，又因为不愿意照镜子，所以完全不得要领。再加上精细动作的问题，我根本搞不定衬衫上那么多扣子，特别是小扣子和袖扣。除了扣错扣子，我还常常湿着后背就直接穿上衣服。那些喜欢嘲笑我的人可又逮着机会了。

被嘲笑的时候，我烦恼不堪，但几乎从未想过报复，也没想过要改变自己的行为或学一点穿衣之道。相反，我把压抑着的满腔愤怒全都发泄到了衣服裤子上，我觉得都是因为它们，我才会被人嘲笑。

假如早上穿衣扣扣子比较困难，那么脱衣解扣肯定更成问题，所以每次回家，我索性直接将衬衫套头脱下，这样就不用一颗颗解扣子了。我觉得这个方法更快速更便捷。但一个不巧，衬衫卡在头上，我就会特别生气，我会直接扯掉扣子，将衣服裤子一股脑全扔到一边。冷静下来以后，我会把扯下来的"麻烦"东西藏到垃圾桶底部，再用其他垃圾遮掩一下，希望没有人会注意到。可惜每次都会被发现。

更让我讨厌的是，衣服上还总会有一些烦人的数字和字母。我绝对不会穿这一类的衣服。我有好几件印有各种标语的衬衫，但它们全在抽屉或衣柜深处结着蛛网。所以，我常穿的衬衫就只有那么四五件，要么是纯色的，要么稍微有一些拼色。就算有的已经磨出洞来，或者跟其他衣服完全不搭，我也依然这么几件轮换着穿。

八年级时，我连续五天穿了同一件蓝底红条纹的套头衫。母亲忍无可忍，终于发作："脱掉它！"当时我正准备下楼，听了她的话，二话不说，回到房间换了另一件常穿的衣服。

回顾往昔，我发现我不仅对自己的穿衣打扮毫无意识，对他人的着装也懵懵懂懂，不知所以，比如颜色款式的搭配，比如某些衣服适合这个场合却不适合那个场合，就像某些行为只适合特定的场合一样。

14岁那年，我去参加祖母的葬礼。葬礼上，男士清一色的西装领带加深色鞋子，女士则都穿着连衣裙和好看的鞋子。可我一点也不知道有这样的讲究，如果不是母亲事先帮我整套挑好，我很可能就穿着家常的衣服去了。

不论工作面试，还是初次约会，一个人的外表都关系到别人对他的第一印象。当我再长大一点，渐渐克服孤独症的影响，但还是存在一些穿衣问题，我开始为自己懒得花更多时间修饰外表找借口。我会说，真正的朋友会接受我本来的样子，不会因为外表嫌弃我。但其实，我后来也慢慢认识到，无条件地接受我与讨厌我的糟糕外表根本是两回事。当你衣衫不整、蓬头垢面地出现在社交场合时，无论在场的人跟你有多么熟悉，都很难对你产生好感。

我不知道自己是不是完全同意"人靠衣装"这种说法，但我真的相信着装关系到你在别人心中的形象问题。所以，如果你希望通过改善着装给人留下好的印象，我推荐以下的做法：

1. 假如不确定着装搭配是否合适，可以向其他人请教。好几次，当我不确定衬衣颜色是否与裤子相配时，我会咨询女朋友的意见。请教他人并不意味着你笨或懂得比别人少，而是他人的意见可以启发你的思维，让你想到之前没有想到过的问题。

2. 尽可能多花些时间，保持自己的最佳形象。

3. 密切注意个人卫生。每天洗澡，如果需要，每次洗澡时顺便洗头；经常用香水。

现在，每天早晨我都会精神饱满地梳洗打扮一番，用最佳的状态迎接未知的一天。这其中包含着一条潜规则：**好的外表会给社会交往带来一种积极的调子，为你融入人群奠定基础。**

关于在社会交往中如何让外表和行为显得与人合拍，天宝也要介绍几条她学到的潜规则。

天宝说：

为了与人和谐相处、融入社会或某个特定的社交群体，人们一般都会用到很多通用的、日常的社交技巧。以下是一些我通过亲身体验学到的"融入"潜规则：

· 礼貌、开朗的人比较容易与人和谐相处。这似乎不太公平，但大家的确都喜欢生性乐观的人。

· 礼貌礼仪是一种必备的素养。这一点我们已经重复过很多遍，但礼貌礼仪真的是社会交往的通行证，训练儿童的这些基本社会适应技能真的很重要，怎么强调都不够。正在阅读本书的家长和老师，我只能借用耐克的广告语了："就这么做！"

· 社会交往是一条双向道。你需要走出去接触他人。为了融入，有时你必须主动出击。

· 不管你是学生还是职员，记得每天至少跟同伴打一次招呼。可以是一个简单的动作：看着对方的眼睛（如果做不到，也可以看着对方的眉心），说："嗨，你好！"甚至只说："嗨！"

· 主动与每天见面的同伴聊会儿天（实验课搭档、常在大教室碰面的同学、同事等等）。当然，你不需要与所有人都成为朋友，但为了让自己显得合群，必要的互动还是需要的。

· 希望别人如何待你，就先如何待人。想要别人对你友好，就先对别人友好；想要别人配合你，就先配合别人。整天都郁郁寡欢，快乐的人就不会来你身边。

我曾多次用过这个比喻：生活是一出戏，我们都是戏中的演员。你也要记住，**社会是生活这出戏的导演之一**。有时它给你分配某个场景的角色，也指定你演戏的方法。很多时候，我们不能自由发挥，必须按照导演的要求来。是的，这也是生活。反复排练我们的角色，学会自如地演出，即使那一举手一投足的方式我们并不认同，也不完全理解。这条潜规则值得反复提及：**为了融入社会，有时你只能按社会允许的方式行动，不管你愿不愿意**。对许多孤独症伙伴来说，这是一件难事。他们想要独立导演自己的戏。但是，只要想跻身于任何社会之中并与人互动，这种愿望都是不现实的。这是一场群体的共同演出，你必须遵守群体的游戏规则。

在接下来的段落，肖恩将顺着天宝的思路，谈一谈融入社交群体的第二部分内容：闲谈和聊天。在他看来，它们是社会交往的黏合剂。

肖恩说：

假如你看过美国职业棒球联赛，想必你应该很兴奋，因为你知道，眼前过招的都是全国最优秀、最著名的棒球选手。大多数顶级选手即使面对高难度任务，也能四两拨千斤，赢得毫不费力。击球手击打出时速 150 公里或更快的球，而内场手则稳稳接住一个个平飞打。如果那种球冲我过来，我只怕会想到自己的人身保险好像还没交完，赶紧躲避吧，而他们，每天都在万千观众面前做这些事。

但假如你提前一小时到赛场，你会看到完全不同的场面：那些在赛场上表现自如的运动员正在进行击球训练、做拉伸练习或其他热身运动，有些人甚至还在复习也许是在少年棒球队时就学会了的技巧和练习。换句话说，这些职业棒球队员并不是在直接走到自己的位置，拿起球棒就开始比赛的。即使在赛季开始之前已经参加了一个多月的春季训练，在整个赛季162场常规赛前，他们依然勤于练习，精益求精。他们在职业棒球联赛中胜出的关键，可以总结为两个字：调整。比赛规则都一样，只有灵活处理每一场比赛才能为球队赢得胜利。

之所以举这个例子，是因为我发现在棒球和社会交往之间存在着某种相似之处。我也是经过多年误打误撞，经历痛苦、心碎与艰难，才最终学会很好地与人连接。有一条潜规则说：**不管有没有孤独症，一个人想要融入社会，就必须遵守社会赖以存在的特定规则。**在这样的前提下，每个人再发挥各自的特长和才能，塑造团队的个性。还有一条同样重要但孤独症人士很难掌握的潜规则：**"融入"需要我始终根据所处的情境背景调整自身状态，从本质上说，我需要主动去适应环境，而不是要求环境适应我。**

和那些在赛前进行击球练习的运动员一样，我在进入很多社交场合之前也"热身"。我不会一上来就直奔主题火力全开，我的脑中也没有规划好什么"路线图"。一方面，我对大部分社交技能的开悟比一般人晚得多，另一方面，我还需要掌握一些"社交黏合剂"（我们家某位朋友的说法），即那些让周围人感觉轻松、将对话"黏合"并往前推进的词语和句子。

闲谈和聊天就是这样的黏合剂。这种闲聊和那些无意义的玩笑和空洞的交谈有所不同，它不是为了打发时间，比如和超市里的陌生人谈论天气（尽管这样做也无可厚非）或者最新上映的大片。闲聊是一种很有价值的社交手段，闲聊中你会接触到大量鲜活的流行用语，也可以在第一时间给对方留下美好的印象，为以后建立友谊或其他关系打下基础。请让我用下面几个例子来说明这一点。

山姆·巴尔齐洛

进入七年级以后，不知怎的，我一反常态，居然有勇气去做一些挑战自己的事情。开学第一周，我和坐在后排的一位同学说了话，为此我颇感自豪。这位同学就是山姆·巴尔齐洛。因为我们是按名字的字母顺序排座位的，所以我们两个挨在了一起。我们就这样说上了话。这个看似简单的行为，对我来说却几乎是破天荒第一次。因为平时在学校，我只有与老师和其他成年人相处时才比较自在，和同龄人几乎没什么交集。偶尔有那么几次，我的确主动与其他孩子聊过天，但那些应该算强迫性行为，并不是为了发展友谊。

但是这一次，在年级教室，我突然有勇气转过身去主动和他说话了。当然，我仍然小心翼翼，尽量不越出我那狭窄的舒适区。如果他越过界线，迫使我走出舒适区，我马上就会压力重重，又拿出孤独症的老一套来应对。

事情就是这样发展的。山姆感觉出我想与他交朋友的意思，友好地回应了我。但我们之间的互动很快就让我招架不住了。我不知道两个人之间可以就某个一般性的话题说说笑笑，调节气氛，让彼此轻松自在；其他孩子张口就能说出的开场白，比如友好地表示"我想和你认识一下"，在我的交流语库里是没有的。闲聊对我来说是个完全陌生的概念。我只会跟他聊正经话，无形之中，我被推出了舒适区。

我开始回避山姆，对他不理不睬。这更让他觉得我到底不是做朋友的料，只是一个对人情世故一窍不通的怪胎而已。毫不奇怪，这个原本也许可以成为朋友的人最终变成了我的敌人：山姆开始与我针锋相对，甚至欺负我，这让我很是困扰。在后来的两个学年中，这种情况不仅没有好转，还愈演愈烈。如果我能早一点知道友谊的游戏规则，在开始行动前至少掌握一点基本的社交技能，我和山姆很可能会成为队友。但最终，缺乏社交技巧让我成了光杆司令。

希望他人主动与我寒暄

搬到加利福尼亚以后，我 17 岁那年，父母带我去洛杉矶胜利大剧院看演出。他们与导演相识，此次前往正是受到导演本人的邀请。当谢幕的掌声渐渐平息，我们没有马上离开，因为父母想对导演表达一下谢意，顺便认识一下她的丈夫，也让我和他俩见个面。我想，那位导演应该完全没有意识到，那晚的好戏才刚要开场。

"给两位介绍一下我的儿子，肖恩。"母亲对导演和她丈夫说。

接下来顺理成章的，应该是他们听我说"我也很高兴见到你们"之类的话。但我却后退了一大步，一声不吭。我没有对他们微笑，也没有做出任何善意的表达，好像我根本不想与他们有任何瓜葛一样。看他们不顺眼？故意刁难他们？还是我和这对请我们免费看剧的夫妇有什么仇怨？实际上，都不是。但我的行为却给他们留下了一个非常直接的印象——我是一个冷漠、充满敌意、反应迟钝的男孩。他们一定疑惑我到底是怎么了。

尽管态度不友好并不是我的本意，但这对好心的夫妇完全不会知道这背后的真正原因是什么，他们也没有义务去了解。20 世纪 70 年代后期，我的自尊比世界上最精细的瓷器还要脆弱。我不能容忍别人在我面前说错或做错哪怕一点点，也不能忍受他们对我有任何的消极反应。不论这些事是真的，还是"我以为"的，通通都能让我的自尊摔得粉碎。我渐渐发展出一套类似于面具的东西来遮掩内心深处的自卑。与陌生人见面时，我会等待他们先来靠近我，以此证明我很特别。我需要他们给我这种"我还行"的感觉。所以，在参与社会交往时，我内心是怀有期待的，希望他人如何向我问好、回应我、注意我（全都是不现实的），一旦他们"无法证实"我是一个很棒的人，我就会用冷漠来回应。谁也不知道，他们已经"粉碎"了我苦心孤诣追求的东西。

这种日常的问候最后都变成了恶性循环，因为我的反应会让对方隐隐觉得我不太正常。这种不同寻常的行为完全不在他们的意料之中，让他们不知所措，只能对我避而远之。而他们的回避又让我觉得他们不在乎我，让我内心更加不满，于是变得更加执拗。

闲聊的巨大价值

高中第二年，我平生第一次参加了同伴群体的社交活动。那天下午放学后，我和妹妹与其他三位高中同学一起出去吃晚饭。一开始我很惶恐，因为之前从来没有和同龄人一起出去过，同时我也很兴奋，因为我正在试水一个全新的领域。

吃饭时，三位同学都很友好，努力不让我落单。我不知道该怎样开场提起话题，所以大多数时候都是安静地坐着，等他们问我问题，再认真回应。和他们在一起，我显得很高兴，因为我非常想交朋友。尽管晚饭过程中出了好几次尴尬的插曲，但大家似乎都不太在意，继续和我说话。我怀疑他们知道我有孤独症。

总的来说，那个晚上过得很愉快。到家的时候，我非常兴奋。要知道，之前全身每一个细胞都阻止我去，而我竟然可以克服恐惧！不过现在回想起那个晚上，我发现自己少了两个重要的社交节目：闲聊和开场白，这是两把打开社会关系之门的钥匙。

那么，与人闲聊的重要性到底在哪？为什么不索性跳过这个环节直奔主题？我发现，在社会交往中，无论彼此刚认识两分钟，还是已交往超过两年，这种"社交黏合剂"都一样有价值，因为它们能：

· 给人留下最初的印象。遇见某个人，眼神交流，微笑并简单说几句，比如"你好""今天的衣服真漂亮""嘿，你今天好帅"

等等，让对方知道，你是开放的，是可以接近的。我的很多铁杆朋友都是从这种闲谈开始的；事实上，几乎所有的友谊都是这样开始的。

· 使后续交往更加容易。简单一句"呦，这条领带很配你"，就完成了对他人的夸赞。记住这条社会交往的潜规则：**人们大多都喜欢被人夸赞**。夸赞过后，两个人的话匣子就打开了，谈话可以往很多方向拓展。可能你有一条领带正好与这位陌生人的差不多，那么话题就可以从这条领带开始。你们也许就此谈起了领带，然后又往下谈到了其他。有一次，一位同事打着一条格子图案的领带，格子非常夸张惹眼。我走上前去，脱口而出："我好爱你今天的打扮。我必须第一个跟你承认，我正缺一条你这样的领带！"同事被我说乐了，然后我们带着愉悦的心情各自走开。只是几个词或者一句简单的话，就能将谈话引向任何地方，而且是值得向往的地方，而不是像一台破车遇到红灯就熄火。

· 让人与人之间的互动更自然、更流畅、更有节奏。在某种程度上，简单的闲谈往往能让人放松；就算遇到比较严肃的话题（约会、请人帮忙或其他各种可能），也能显得不那么强人所难。

· 表现你对他人的兴趣。记住，想要提升你的个人魅力、给人留下更好更难忘的印象，与其费劲表现你的有趣，还不如表现出你对他们的兴趣。

好多年里，一遇到让我不舒服的社交情境，我就选择沉默。也是在那些年里，我一直误解了"沉默"这个概念，以为沉默就是沉默，没有任何实质的意义。为了躲开各种不自在，我退回到自己的世界。但无论怎样悄然无息，总还是会释放出某种负面的信息，这些信息周围的人都能感受和觉察到。这里涉及一条社会交往的潜规则：**沉默本身也是一种交流**。沉默也讲究时间地点，有恰当与不恰当之分。沉默可以表达很多意义，"沉默是金"不一定适用于所有情况。

当我冷冷地一言不发时，对方也会望而却步；并不是他们冷漠无情，而是他们也无计可施。他们可能不知道我在想什么，但一定会觉得我不太正常。

这个例子中贯穿了一条社会关系的潜规则：**没有人愿意和总是散发负能量的人待在一起。**当我带着这样的消极情绪踏上投手板时，其实还没有投球，我就已经出局了。

关于闲聊，还有一些更加容易混淆的社交规则。

天宝指出：

肖恩现身说法，与我们分享了闲聊在社会交往中的重要价值，以及闲聊是如何影响社会关系的。从我的经验来看，还有另外几条与闲聊相关的潜规则也很重要，也值得讨论一番。其中一条：**在社交中，闲聊是表达礼貌的一种方式；大多数情况下，人们并不需要你仔细回答他们的问题，也不需要你完全如实地回答。**当然，人与人之间会存在差异，主要还要看你和对方的熟悉程度。举例来讲，如果一个陌生人对你说："嗨，你好吗？"他其实并不想要知道你得了流感，去医院打了一针，呕吐了三天，虽然这都是事实。恰当的回答是"我很好"，或者"前两天病了，但现在好多了，谢谢你"。这样就够了。一五一十地说明你的病况，反而会让人心生反感。

还有一条闲聊的潜规则：**与越不熟悉的人交流，说话、问题越要简短，而且仅限一般性的话题就好。**社交会话要基于你对交谈对象的了解程度，像花朵在阳光下徐徐绽放一样，缓缓展开。和陌生人交谈，提问和回答都要简短而宽泛。一问一答只是为了试探彼此的兴趣，推测双方可能的交集。回想一下我在"规则八"中提到的飞机上的陌生人：在一开始的自我介绍之后，我们聊了各自的目的地，接着我也许会谈一谈自己在旅行中遇到的冒险故事，看对方是否感兴趣，因为经常旅行的人都会有很多这样的故事。我会把故事说得很简单，然后看对方的反应。如果只是很简短的回应，比如"有趣""真的？""嗯嗯"，而没有提出其他的问题，或者没有更多的反馈，那就说明他不感兴趣。那么，如果我想继续跟他互动，就该换话题了。如果他不想继续我们之间的对话，还有一个更加明确的信号：我还在说着话，他就开始阅读杂志或者打开笔记本电脑了。这时，我能确定他完全没兴趣了。现在的我已经不太在意这种事了，也不会自动地认为是自己哪里做错了。谈话不能进行下去，自然有很多的理由，也很可能跟我一点关系都没有。

对于你不熟悉的人，交谈应该从礼貌性的寒暄和闲谈开始。如果你们突然聊到了一个共同感兴趣的话题，就自然会进入更有意义的分享和交流；否则，就让社会交往停留在闲谈层面就好。无论如何，闲谈是一种社交技巧，一旦掌握了它，无论在何种场合、何种文化背景下，你都能自如地和各种类型的人打交道。这也是普遍适用的一条社交潜规则。

幽默是融入社交圈子的另一法宝，也是最难掌握的社交技能之一。它受情境的影响很大，要求个体具有较高的解读环境和他人反应的能力（捕捉言语和非言语信息）；要想成功地幽默一把，还需要准确地把握时机。虽然讨论幽默这件事很难，肖恩还是准备在下面的章节说一说他在使用幽默过程中遇到的挫折，以及幽默如何最终成为他与人对话的利器，帮助他融入社会群体之中。

肖恩说：

20 世纪 70 年代中期，我迷上了当时大热的情景喜剧《吉利根之岛》（*Gilligan's Island*），每天下午四点都会准时收看，鲍勃·丹佛

（Bob Denver）和其他一众演员在剧中的搞笑表演会将我一天的不愉快一扫而空。那一年，我在餐桌前的小黑白电视机前花了大把的时间，努力记忆片中的对话，想让自己变得有趣。

除了空气、食物和水，我也需要幽默感。为此我愿意尝试一切必要的方法。那时的我不快乐，自尊感很低，总是幻想着自杀，在学校也不受欢迎，而幽默，也只有幽默，能让我从这些压力中解脱出来。所以当时我认为，只要掌握了让人发笑的本领，我就可以大大扭转人们对我的消极看法，我就不用总是被欺负、总是那么痛苦了。总之，幽默，将成为我融入同龄人群体的免费通行证。

我的计划非常简单：把剧中那些让观众大笑的对话记下来，再运用到我与家人、同学、老师以及其他人的对话中去。即使在孤独症的阴影中，我也知道这一条社交伙伴之间的潜规则：**有趣的人更有魅力**。对我而言，能拥有让同学大笑不止的能力，将帮助我实现人生的逆转，摆脱生活中的绝望和自杀情绪。

十几岁的我，从来没有想过，这种电视节目其实是脱离现实的，七个人处在那样的境地还能正常生活，碰到了世界上最倒霉的事还能保持幽默风趣，怎么可能？我也从来没有想过，里面的三个女人，手边缺乏最基本的生活必需品，怎么可能一直保持美丽和得体？比如，岛上没有电，她们美丽又得体的衣服是怎么洗出来的？我从来没有质疑过，为什么那么多人一直被困岛上，却永远不曾缺衣少食。我甚至一直以为这个岛就在南太平洋真实存在着，还试着在地球仪上寻找过它的踪迹。

同样，碰到有趣的电视广告，比如"酷爱"（Kool-Aid）混合饮料、"甜脆"麦片（Sugar Crisp）的广告，我会把自己觉得特别幽默的地方记下来，用到我与同学的交往中去。然后我更进一步（有时候这很痛苦），开始模仿广告人物的动作、语音语调和发音方式。我记得广告里的人装扮成"酷爱"饮料罐的样子，轻松地破墙而出，让我印象特别深刻。我在家里和学校也尝试用各种方法模拟这个破墙画面，只差真的在墙上打一个真人大小的洞了。总之，我拥有了两个提升幽默感的法宝，融入同学的圈子简直指日可待、万无一失了。

可惜这两个方法一个都不管用，扔出去的飞镖不仅没有命中要害，还弹回来伤到了我自己。我为了精益求精而反复进行的练习，让身边人越来越无法忍受，他们更加躲着我了。妹妹梅根很快就忍受不了任何一支这样的广告了，完全看不得也听不得；家人对《吉利根之岛》本来就很不待见，现在对它的印象更是跌落谷底。他们不仅不笑，反而越来越生气。我很想不通，这么有趣的事情，其他人怎么会没感觉甚至讨厌呢？

同样地，我也搞不清，那些被我的搞怪逗笑的人，是真的觉得有趣，还是在嘲笑我傻。对我来说，欢笑就是欢笑，就像微笑一样，总是好的。无论谁笑了，总都是因为我有趣，就这么简单。即使有时候我能感觉到，他人的笑传达出的不是"我觉得你很有趣，我喜欢你的幽默"，而是"你好怪"，但我还没有学会依据这种内心的迹象或信号来判断事情的状况。

让人丧气的是，随着时间的推移，我的幽默越来越失去存在的价值。我痛苦地发现两个越来越清晰的事实：一是我在家中制造的绝大多数声响，不是笑声，而是吵架声；二是原本屈指可数的几个对我有好感的伙伴也一个个弃我而去。我能感觉出来我在学校越来越不受欢迎，往往还没等我开口，其他孩子就抢着说出某段广告语或模仿我自创的"名句"，尽情取笑。还有，我的幽默是精心设计过的，我只会按照打好的腹稿一句句说出来，而完全不会接住别人的话题，自然地生发出新的幽默来。当需要幽默而不能的时候，我会又羞又恼，满脸通红，这让同伴们更加起劲了——原本可以幽默的机会，最后成了对我的又一次折磨。

那时候我不知道，我之所以幽默得如此痛苦，最大的问题不在于缺乏幽默的素材或是动作过于夸张，而是我对事物缺乏洞察的能力，以及思维太过刻板直接。我觉得，电视里的人物有趣，只要如法炮制就能变得同样有趣，并俘获人心；某个人物说了什么让大家哄堂而笑，我重复这些话就会产生相同的效果。刻板思维让我无法理解这条潜规则：**幽默只在特定的情境下发生作用**。是的，同样的语言和动作在某个场景下可能非常搞笑，但换到另一个场景可能就显得非常无礼、很伤人或者很不恰当。我们看到电视里的人破口大骂，可能觉得很过瘾很有趣，但如果场合不对，同样是骂人，不仅不有趣，还很可能落得挨揍的下场。而且，某个笑话、广告或者对白再有趣，也经不住你对同一个人反复讲，它们很快就索然无味了。很久以后，我才明白这个道理。

　　为了合群而去模仿他人，无论模仿电视里的人物还是真实生活中的人物，最终都没有实现我想要的目标。目标定得太高太不现实以至于无法实现，巨大的失落、愤怒和伤心随之而来，我最终让自己陷入了困境。"规则九"值得注意的一点，也是我学到的又一条社交潜规则是：**为了融入社交圈子而模仿别人穿衣、说话、行动是可以的，在一定程度上也是必需的。但只有足够喜欢自己，焕发自己独特的个性光芒，才能获得他人持久的认可，才谈得上真正的融入。**

　　很久以后我才意识到，自然自发才是幽默的命脉所在。当我逐渐长大，开始从孤独症中走出来，我的幽默感才真正发展起来。即便如此，在加入某个社交场合之前，我还是会事先计划好该说些什么样的话逗人开心。但如果事后发现我居然忘了说这些话，就会无所适从，非常失望。而我如愿表达幽默时，听众却反应冷淡或者根本不笑，那么我又会很尴尬，也很失望。我仍然没有意识到自然自发才是幽默的精髓；还要走很长一段弯路才能明白，幽默通常是无法"计划"的。

　　在培养幽默感的过程中，我还得到了一个非常重要的教训，也是社会交往中运用幽默的一条潜规则：**绝对不要用讽刺或其他任何形式的幽默去故意伤害或取笑别人**。这样做一点都不好笑，它会比其他任何方式都更快地终结一段社交关系。

　　还有一条潜规则是我从孤独症中走出来之后才悟到的：**勇于嘲笑自己的失态、疏忽、错误和缺点，绝对有助于维持（有时甚至补救）一段社交关系。**对我来说，没有比学会自嘲更加困难的事了。至今我还偶尔需要自我提醒才能做到这一点。自嘲还能成功化解交往中潜藏的消极因素，成就一个美好的夜晚、一次顺利的约会、一顿和谐的晚餐或是美好的一整天。

　　学习掌握生活中这些与社会情感相关的规则并非易事，我自己就经历了多年反复试误的过程。我完全从零基础开始学习，比如观察人们如何互致问候，如何自然地微笑，如何恰当地大笑等等。我发现，拥有让人发笑和传播快乐的能力，是让你迅速和他人打成一片的重要手段。但幽默本身并不是我们的终极目标，我们的终极目标是能与他人建立起多层次、积极、有活力、健康而持久的社会关系。

2017 年肖恩感悟

　　"规则七"中我提到过，从事记者这一行让我更好地领悟了公共行为与私下行为的差异。同样地，记者行业也给了我很多绝妙的机会，让我更透彻地理解了真正合群与看起来合群这两者之间的关联。在接受一项报道任务之后（可能是一项活动、一次会议或其他公共集会），我必须知道该做些什么、这个过程中要注意什么。这与知道我应该为将要参与的社交活动准备些什么有很多共同之处。两件事有一个相同的关键点：需要思路开放。比如，如果我接到任务，去报道某次县长会议，那么我会放下成见，打开思路，选取最有报道价值的新闻点，结合读者最有可能的兴趣点，写出最终的报道；而我自己认为最重要或最有趣的点反而不一定成为我的写作基准。

这也是我处理各种社交情境的方式。举例来说，我特别喜欢逗别人笑（并不是为了出风头），但同时我也会考虑到，不是每一个社交集会都适合嬉笑。有可能我自己很开心，但整个环境的基调却沉重而伤感，那么显然我需要做出适当的调整，比如去宽慰别人，而不是见缝插针耍幽默。社交集会，顾名思义，就是所有人的合集，我作为其中一分子，对整个场合的控制是很有限的。

这当然不是说，你应该假装成为另外一种人，或者背叛真正的自我，而是说，你需要去适应生活摆在你面前的各种状况。在不断调整自我的过程中，你能实现更大的个人成长。

在"谱系伙伴"的课程中，詹妮弗·施密特也会给学生教授这一条社交规则，她会将规则中普通人习以为常但谱系人士容易混淆的细微之处一一指出来。她带学生进行各种课外活动和实地考察，让学生接触不同的社交情境（比如去当地的购物中心），让他们切实领会这一规则与对方是谁、与对方的熟悉程度、对方的年龄以及周围环境紧密相关。考虑到谱系学生非黑即白的刻板思维，社会交往活动对于他们太过复杂和微妙，施密特还采用了角色扮演作为教学手段，加深学生对这一观念的理解，希望他们无论在哪里、无论与谁在一起，都知道如何更好地融入其中。

要点牢记：

· 普通人常常会随口问出一些问题，这些问题只是"社交性质的寒暄"，不需要给出太长、太复杂的答案。在教学生社交会话的相关内容时，记得提醒他们这一点。

· 感觉过敏会导致个人的外表和形象问题；找到一种既符合

儿童年龄特征，又能避免感觉过敏的融入方式。

· 教孩子在社交中使用符合他们年龄特征的语言，也就是说，让他们学习一些时下流行的俚语词汇和表达方式，无论教授者本人认不认可这种语言。

· 为了融入社会，孤独症谱系障碍个体需要适应社会的各种习俗，但有些规则在他们眼里也许太过可笑或者无足轻重。要提醒他们，有时候，按照规则行事，不过是扮演他们该扮演的"角色"，由此才有机会实现真正的融入，成为社交群体或社交活动的一分子。

· 要尊重孤独症谱系障碍人士的个性特征，帮助他们在社会允许的范围内将这种个性表达出来。将他们改造成普通人的"翻版"并不是我们的干预目标。

什么是"幽默"？不同文化、不同群体、不同老师都有各自不同的理解。幽默在很大程度上取决于场合与情境，这一点对思维刻板的孤独症谱系障碍儿童来说是比较难以理解的。

规则十　人要为自己的行为负责

在社会交往中，参与者各方能否取得成功，在一定程度上要看他们能否承担起各自的责任。普通人天生就明白这一点，不管两个人之间，还是更大的群体之间，交谈（听、说、静默）或互动（行动、回应、不回应）总能在此消彼长之间保持节奏的均衡。每个人都承担起自己的责任，按照群体认为恰当的步调推动交往的正常行进，当社会交往出现问题时，也设法去弥补。

虽然所有人都承认自己在交流互动中负有责任，但并不是所有人都能真正履行并承担起责任：有时是因为情绪的影响，有时是因为个人对于应该在多大程度上参与社会交往有不同的认识，每个人的积极性也有高有低。而且，社会交往从来都是一个动态的过程，同一场景几乎不会重复出现第二次。在某个场合，甲担任起领导角色，引导社会交往顺利进行，但到了另一个场合，这个人又换成了乙，或者由好几位参与者共同担当。

参与社交互动需要投入多大的积极性，是由参与者个人自行决定的。社会对此并没有一个普遍的硬性规定，因为每一次互动交流都是不可复制的。不过，长期交往之后，群体成员的确会根据某个人参与群体交往的投入程度和作用水平贴上各种标签，比如交际花、孤独者、钻营者、隐士、全能王、带头人、工作狂等等。基于每个人价值观念的不同，人们对这些标签的认识有褒有贬。

"你能改变的人，从来都只有你自己"。有人将此话奉为心理学的至高真理，有人觉得它只是一小勺普通的心灵鸡汤，无论怎样，这都不妨碍它成为一条社会关系的准则，被人挂在嘴边。个体为融入社交群体承担起责任，意味着当他感觉心有余而力不足的时候，需要为此付出努力。正如我们在前面章节说过，发展社会意识是一个终生学习的过程，也是一场永不落幕的戏剧演出，为我们锻炼和完善自我提供了一个舞台。关于这一认知在孤独症群体中的反响，天宝要分享一个有意思的观点。

天宝说：

孤独症谱系人士应该为适应社会改变多少？社会又应该为孤独症谱系人士的生存改变多少？今天的孤独症谱系人士圈子对这两个问题有着激烈的争论。"规则十"将专门围绕这一争论展开讨论，讨论中涉及的规则大多与个人责任和情绪控制有关。

耐人寻味的是，有些阿斯伯格综合征人士认为，谱系人士应该自在做自己，既不需要改变，也不需要干预，倒是"其他所有人"都应该顺应他们，为他们做出改变。我认为这种观点正是典型的非黑即白式思维，是一种极端的观点，没有考虑到谱系人群的整体情况，尤其忽略了那些低功能孤独症人士的需要。

我在前面提到过一点，这里再重申一遍：任何干预计划的目标都应该是给个体提供知识和实用的方法，帮助他们成功适应周围的世界。我们的目标不是让孤独症个体放弃自我，将他们改造成"正常人"或"普通人"（如果真的这么做，这个世界将到处都是无趣的人），而是发扬他们的长处，教他们避开自己的短处。但事实就是事实，本章的中心思想就是这样一条潜规则：**参与社会交往的每一个人，都要对自己的行为负责。**你可以选择当隐士，在某个山洞里生活，让孤独症特征自由发展。但如果你选择生活在某栋房子或公寓里，从食品店买食吃，从服装店买衣穿，就必定会与不同的社会群体进行不同程度的交流互动。这就意味着你必须承担起一定的社会责任。

我觉得有些特别热衷于参与社会交往的高功能孤独症谱系障碍人士很容易将社会关系的成败归咎到自己头上。虽然这基本上是一种自己强加给自己的负担，但却相当沉重。加上他们的思维容易绝对化，为社交行为负责这件事，最后会变成不能承受之重，重到足以让人萌生退意。这种感觉肖恩在前面已经反复提及。那些像他一样的情感型孤独症谱系人士，尤其是谱系儿童，常常会因此陷入情绪的浓雾，不辨方向。而我的情况却不同，我的视觉型思维和逻辑理性几乎不会受到情绪的影响。这种差异让我们俩的成长之路各具特色，但我们最终都成了快乐、独立、适应社会的成年人。

作为老师和引导者，要经常对谱系青少年和成人强调一点：社会关系中出现的麻烦不全是你们的错。你不用为我的言行负责，也不用为商店收银员的言行负责，也不用为老师或国会议员的想法和行为负责，但是你，要为你自己的言行负责。在这条大原则之下，还有几条对社会关系起着同样作用的重要规则：

· 不要将自己的错误归咎到别人头上。

- 很多时候，甚至是大多数时候，人类的情绪情感都是难以捉摸的。

- 你无法控制你的感受，但是你可以学习控制你的反应。

利奥·凯纳（Leo Kanner）博士在 1943 年首次提出了"孤独症"的概念，他认为，**那些最成功适应这个世界的人，都是有意识地调整自己的行为、让自己融入其中的人。**以我自己的经历来看，的确如此。我认为所有生活独立、成功而且幸福的谱系同仁也都会有相同的体会。这并不是说我们不用再努力，不用再面对日常的挑战，不用再继续学习修炼我们的"演技"，而是说，我们已经明白地知道，决定我们如何在这个世界生存的人，是我们自己。我们的生活是由自己创造的，无论它是天堂还是地狱。而对我们中的一些人来说，即使是过上最为普通的生活，也都要付出相当的努力才能实现。

你也许会认为这样很不公平。的确，我也这样认为。但社会交往有这样一条潜规则：**生活本来就不公平，不可能事事如你所愿。**你要么想方设法去适应，要么就等着一次次被辞退，朋友一个个离你而去，或者整天宅在家里玩电脑。有些孩子即便犯错也会不断努力，坚持不懈；有些孩子会稍做努力，但很快就放弃；还有些孩子根本不会去努力。基本的性格特征对孤独症谱系障碍孩子也会产生很大的影响。如果孩子拥有"懒惰基因"，那么即便是"最完美的干预计划"也无济于事。

责怪周围人不理解你的孤独症，希望别人因为你的不同而特别照顾你，实际上都是不愿意努力的借口。非谱系人士也经常会使用这样的托辞。如果人们总是能知道如何有效地行动与互动，那么像"菲尔博士"（Dr. Phil）这样的心理类电视脱口秀节目还会这么流行吗？**生活对每个人来说都是一门功课。**想改变你的处境，就要先改变你自己。如果你一次又一次丢掉工作，就要考虑改变你的行为方式，如果需要，还可以寻求他人的帮助，去看心理医生，或者去找职业顾问谈一谈。如果你认为全世界都与你作对，那么，这种认知会影响你的思想和言谈举止，并最终影响人们对你的反应——他们会真的走到你的对立面去。

有些谱系人士在服从权威（比如警察、老板）方面存在困难。也许你觉得有些事太不公平，但有时候你别无选择，只能服从。面对警察，你永远只需要礼貌地听从就是。而老板呢，你要知道生活的另一个真相：你总是难免在人生的某一时刻碰上一个"坏老板"。坏老板有两类：一类是绝大多数员工都讨厌的笨蛋，另一类是对普通员工很好，却不喜欢有阿斯伯格综合征的员工。无论哪一类你都很难与之相处，但绝对不要在一开始就放弃。我们也能遇到体恤下属的老板，他们赏识孤独症人士的才华，在他们手底下工作你会比较得心应手。但即使遇到了最好的老板，你也仍然需要做一些你不喜欢甚至讨厌的工作。这是任何员工都会遇到的情况。要分清楚哪些工作只是你不愿意做，哪些是你实在做不来，比如因为你存在感觉问题或大脑执行功能障碍，就像阿斯伯格综合征人士由于大脑连接方式与常人不同，所以会很难胜任需要多任务处理的工作。遇到这种情况，请直接与老板沟通，向他解释为什么这个工作对你而言难度太高。通过努力协调，找到一个双方都能接受的解决方案。

"公平"，在我以逻辑为基础的大脑里，就是一个"如果－那么"的电脑程序。我想，正因为有这样一种理性的心理加工方式，我才不会像情感型孤独症谱系人士那样容易受到情绪搅扰，所以也更容易适应这个社会。如果想保住工作，那么我就应该拿出成年人应有的样子，改变自己的某些行为；如果想留住某位苛刻或固执的客户，那么我就必须学会忍受他的神经质和坏脾气；如果想成为一名有团队精神的员工，那么我就需要学会处理同事的嫉妒心；如果想让我的孤独症主题演讲更加生动有趣，那么我就必须掌握更高超的演讲技巧；如果想拥有友谊，那么我就必须学习如何交友。

除了以上这些，还有一条最基本、最重要的"如果－那么"的逻辑表述：**如果想参演社会这部大戏，那么你首先要学习把握好自己的角色。**这个逻辑看似简单，实则隐含了许多层微妙的含义，要完全明白它和它的诸多变量非常困难。还有一条广泛适用于生活和职场的社会关系潜规则：**适应社会是一个终生学习的过程。生命是一个过程，社会交往是一个过程；要理解社会永远没有"终点"，也不要指望任何奇方妙招。**谱系人士似乎会忽略这一点，或者不愿承认这一点，也可能从没有人教过他们这一点。而且，就算**没有终点**，也没什么大不了。这一点他们也闻所未闻。

有孤独症并不代表我们在任何情况下都可以"为所欲为"。之前我们也多次提到这一点。这里还有一条潜规则：**生活就是妥协，每个人一生都不得不做些违背自己心愿的事。**不管有没有孤独症，每个人都需要做出妥协；也无论是个人关系还是职场关系，都有需要做出妥协的时候，也就是说，终有一天，我们都要做一些无法热爱甚至讨厌的事情。你是一个数学天才，去大学任职，但第一年你必须要批改学生作业，虽然你可能很不喜欢，但在小有名望、有资格招聘助教之前，你都不得不继续做这件事。你的专业技能足以胜任电脑程序员的工作，却因为缺乏社交技能而无法如愿，于是你只得从公司收发室的档案管理员做起。遇到这些情况，你可能选择生气、破罐子破摔，最后被解雇，但也可能，你一边做着大材小用的工作，一边学着更好地控制情绪，向大家证明你足以承担更多的责任。也许最终你就能被提拔，得到想要的职位。

每个人都要对自己的行为及其后果负责，无论好坏。父母要从小这样教育孩子，在家中采用合理有效的管教策略，培养孩子的责任心。要尽早教孩子区分可接受的行为与不可接受的行为。更重要的是，要让他们知道所有行为都有相应的后果。当然，这有一个前提，那就是父母首先能分辨因感觉超负荷或其他孤独症障碍（如焦虑、社会性理解偏差等）导致的行为，并从源头上进行干预改善，而不将它们与行为问题混为一谈。

2017 年天宝反思

注意上网安全

本书第一版出版以来，社交媒体经历了爆炸式的发展。社交媒体有一个坏处：人们会在上面恶语相向。记住，当你看到这一类评论时，最好的办法是不予理睬。一般如果有人给我发来无礼的文字，我会直接拉黑并删除留言。不予理睬就是最好回应。

还有一点也要记住：社交媒体无隐私。整个网络都没有隐私可言！

如果你觉得想要发到网上的内容不适合让你的祖母看到，那就不要写出来，也不要发出去。

以下行为或方式在任何场合都有泄露隐私的危险：

1. 通过手机发送即时信息

2. 电子邮件

3. "脸书"或其他任何社交媒体

4. 语音留言

5. 文件共享网站

6. 多人游戏

与此相关的所有信息都有迹可循。因此，绝对不要在网上发布威胁别人的言论，或者说出任何有犯罪嫌疑的话语。

你在网络上的所作所为都会保存在云端，还可以反向追溯回你的手机或电脑。虽然网站可能会跟你说，你的照片已经删除不复存在，但其实它们会永远留在云端。

我不是故意吓你，也无意阻止你利用网络这种沟通方式。但你一定要记住，网络是一个公开的平台。

另外还必须警惕，不要误入网络犯罪的陷阱。青少年往往对性开始产生好奇和兴趣，但切勿参与任何与性相关的网络活动。登录约会网站也务必万分小心。有些网站的确管理规范，相对安全，但也有网站套路很深，不要以身涉险。决定在网上做这些事之前，请先跟你信任的人沟通一下。

当你产生困惑时，最好的解惑方法，还是拿起电话，与人直接交谈，而不是诉诸网络。

肖恩说：

20 世纪 90 年代，各种无聊的脱口秀节目流行一时。对这些节目，我一向嗤之以鼻。看都不用看，就知道它们有多可憎，就像我们不用直接被车撞，就知道车祸有多危险多致命。这些节目鼓励各种无聊的人展示各种愚蠢的行为，从砸椅子到飙脏话到各种动粗，让我讨厌至极；以瑞奇·莱克、杰瑞·施普林格、莫里·波维奇为代表的一众主持人也很奇葩，他们不仅对那些无聊事津津乐道，还美化和宣扬这样的价值观：把生活中遇到的问题归罪于他人，是一件酷炫时尚的事。我相信，这几年社会上官司纷起，这些节目可谓"功不可没"。

这些节目最让我痛恨的一点，在于它们破坏或者说完全违背了我学到的一条重要的社会关系潜规则，让我与孤独症的斗争变得更加困难。这条潜规则很简单，至少在概念上很好懂：**每个人最终都要为自己的行为、幸福和圆满负责。当生活出现问题时，通常要靠我们自己去解决，而不是仰仗他人。**

这当然不是说不能给彼此添麻烦，也不是说不应该追究责任。假如我等红灯时被后面的车追尾，我当然有权利要求赔偿，如果受伤，我还会要求对方支付医药费。假如我发现买来的产品有问题，厂家就应该对此负责，我应该得到相应的补偿。

但这些情况只是生活中的例外，不具有普遍性。大多数人之所以不快乐，不只是因为发生了这样的不可控事件；很多的不快乐，据我所知，来自我们遇到问题时的处理方式。换句话说，上面那条潜规则还暗含了另一条社交潜规则：**态度决定了满意度和幸福度。**

这样的体会对我来说，当然不可能自动获得。我是经过了多年的磕磕绊绊，才终于明白，我，而且只有我，要对我的行为负责，对我的感受和表达感受的方式负责。

由于孤独症的存在，我不知道我的消极情绪会影响到周围的人，影响我与他们的关系，所以，我毁掉了很多本该愉快的交往活动。这种情况在我 20 多岁的时候尤其严重。那些年，我经常暗自反省，试图弄明白该怎样适应环境，搞清楚我的成长究竟错失了什么。当我的自我意识越来越清晰时，我对自己的不满也越来越强烈，因为我亲眼见证了自己的不足，知道有很多事情要迎头赶上，而且也意识到我的行为对他人产生了负面的影响。所有这些，都让我对自己十分失望。这种失望情绪又影响到我的整个生活状态，让我无力看清另外一条潜规则：**没有人愿意和一个总是生气、沮丧、抑郁的人待在一起。**

对自己不满导致的阴郁状态，也让我在与人相处时，不能全然地处在当下。但我的情绪的的确确只针对我自己，与他人无关。因此我想，我自己的感受，与其他人有何干系，你们不要管我，只要同情我、理解我就好。我以为只要我不生别人的气，我的坏情绪就不会对他们产生负面影响。

我的坏情绪一点就着，比如读错一个词，我就会非常气恼。而且这种情绪像乌云一样笼罩在头顶，怎么也挥之不去。在社会关系中，有这样一条潜规则：**未消解的负面情绪会持续发酵升级。**我常常一气好几个小时，如果这几个小时里正好要参加某个社交活动，我依然放不下那些烦心事，不断纠结，无法用心体验当下的时刻。越纠结，越觉得自己蠢，越生自己的气，而周围人还以为我不喜欢和他们在一起。

这种恶性模式之所以一再上演，是因为我误读了眼睛看到的东西。

如果我捕风捉影，觉得某人不喜欢跟我在一起，那么他所有的反应都会被我理解成他不关心我的感受。我想，要是他果真在意我，就会设法让我开心起来。然而，我现在知道，事情根本不是这个样子，下面的例子可以很好地说明情况。

放学后，我来到父母工作的录音棚。那天我有个测验考砸了，因此很不开心。我闷闷不乐地进了录音棚。

妈妈正在和另外两位同事说话，他们跟我们家都有来往。我和他们对视了一眼，一个招呼不打就径直往后面走去。几分钟后，妈妈揪住了我。

"肖恩，你没有和马西娅打招呼。"她压低了声音说。

她只是给我指出了刚才的不礼貌行为，却不知道在我的火上浇了油。这句简单的话，违背了我的一条重要规则：绝对不要给我纠错。当时我已经快要摆脱孤独症了，凡事都想自主自立，听到这一番话，便没好气地回她："我知道！"

没多久，我们去吃晚饭。此时我的情绪不仅没有消退，反而更差了，因为我不但仍在为考试成绩生气，也为了刚才的不礼貌行为生气，更为一进门就被纠错而生气。我在餐桌旁坐下，冷着脸，有谁跟我说话，一律转过头去不理不睬。整个用餐过程，我一言未发。我尤其生马西娅的气，认为是她导致了录音棚事件的发生。

其实，在我冷漠的外表之下，有一股暗流涌动——我迫切希望他们来关心我。我渴望得到他们的积极关注，我希望马西娅来问我怎么了，好让我确认她真的在意我。我喜欢别人关心我的感受，使我从中获得极大的满足，我又认为他们有责任关注我，帮我摆脱消极情绪，所以，我一直等着马西娅的问话。然而，等到饭菜上桌，也没等到任何动静。

但是，当人们真的来问我有什么问题、是什么让我困扰时，我却又几乎从不给出回应。俗话说：**事不过三**！这也是一条社交规则。绝大多数人会给你几次机会，但如果你不能负起责任，既不改变自己的行为，也不努力挽回局面，他们就会失去与你继续交往的兴趣，或者对你的能力做出消极的判断："他太懒""他不肯努力""他太蠢，什么都不懂"等等。我的情况就是这样：我一直沉默，以至于他们不想再问我任何问题。反过来，他们的不闻不问更让我确信他们根本不在乎我。这个死结似乎怎么都打不开了。我无法可想，因为我本来就不善于读懂各种社交信号、理解各种社交行为，更别提现在是需要我去理解人们对我的反应了。这种戏码在我十八九岁甚至整个 20 多岁期间一直反复上演，情节之丰富简直罄竹难书。

当这种情况反复出现，我又如何反应呢？我走到了另一个极端，试图掩盖并完全否认我的真实感受。我假装一切都很好，就像我妈妈说的，"脸上堆着假笑"，语调也故作高亢。不开心而假装开心，结果只是让想帮助我的人更加挫败，然后又反过来增添我的怒气。显然，这种方法并不靠谱。

很多年里，父母一直试图让我明白，承认自己的感受是一件很重要的事，那意味着对自己的感受和行为担起责任，勇敢前行。而我之所以不愿意承认，是因为我相信，一旦承认，就会暴露一切，那是我无法承受的。

不过现在，我明白了母亲的一片苦心，事实上，她想要教给我的，也是一条重要的社交潜规则：**如果你诚实面对自己的缺点，人们也更容易接纳你的缺点；虚伪矫饰不仅于事无补，往往还会让情况变得更糟**。事实也是如此。每次我如实地表达了自己的感受、承认自己为某事不开心的时候，事情往往会更加容易处理，结果也更加令人满意。我总能因此及时缓过劲儿来，继续前行。无论是与父母、朋友、恋人还是其他任何人相处，都是如此。承认自己不愉快会有诸多好处，比如：

- 让你对他人的观点和视角保持开放的态度，拓宽思路。生气或其他不合理的应对方式却让你闭目塞听，无法清晰地思考。

· 让你明白，不安、受伤、愤怒等情绪都很正常，关键在于你如何表达这些情绪。

· 更可能让你担起责任，采取建设性的策略，从源头上解决问题。

· 让不愉快尽快过去。

· 还能让你明白，看上去天大的事其实微不足道。

当然，这里谈论的不是特殊情况引起的正常情绪反应，比如被人偷了东西，患了抑郁症等等。除此以外的大多数情况下，你处理情绪问题的方式在很大程度上决定了周围人喜欢你还是远离你。这可是我千辛万苦得来的经验之谈。

2017 年肖恩感悟

"希望这个世界会……有更多的人来解决问题，而不是指责别人；更多的人来改善现状，而不是抱怨过去更美好；更多的人对别人伸出援手，而不是袖手旁观；更多的人带来希望，而不是毁灭希望。"

这段话出自史蒂夫·古迪尔（Steve Goodier），这位受命教长已出版多本个人灵性成长方面的书。这段话一针见血地披露了当今社会盛行的相互推诿扯皮的乱象（我亲眼所见），也提出了改善的方法。我们都知道，怪罪他人和周遭事物，比自我反思、自我修正容易得多。从没有获得升迁、郁郁不得志的企业主管，到即将上任的三军总司令，太多人习惯了将自己遇到的麻烦（不管是真实的，还是心理上认为的）、失策、渎职都归罪到别人头上，而很少反躬自省，通过自我修正、自我调整来改善自己的状况。这样可悲的现实完全背离了父母反复灌输给我、我自己也身体力行的观念——每个人都应该为自己的行为、选择和幸福负责。

互联网的存在更是加重了这种"幸福与个人责任危机"。网络给一群自感被边缘化、被剥夺了权益的人提供了一个平台，让他们可以肆意宣泄不满，却不需要反省自己可以先主动做些什么来改善现状。比如，一个丢了工作的人，很可能会在网上四处宣扬（总有人愿意听），他之所以丢了工作，都是因为非法移民来我们国家"窃取了我们的工作机会"。当一个人如此毫无理性、如此自恋地推卸责任时，他就根本不可能再去采取措施主动解决问题了。这种有毒的理论通过网络的大规模传播和自我发酵，会对人际关系以及商务关系造成恶劣的影响，甚至毒害到我们的政治体制。

2012 年，《今日心理学》（*Psychology Today*）杂志有一篇文章揭示了支撑推卸责任行为的四种错误心理：有什么问题，一定是别人的错；别人错了，所以不值得尊重；对待犯错的人，可以也应该轻蔑和鄙视；那个对问题至少负有一部分责任的人，没有得到应有的责罚。悲哀的是，这些想法在我们的政坛上都司空见惯，而且它们与我们应该教给孩子的道理——无论有没有孤独症谱系障碍，都应该养成自我问责的习惯——背道而驰。

用推卸责任来应对问题的做法之所以有害，还在于它让人在交往中心胸狭隘，滋生多余的怨恨和紧张，它绝不会带来任何有益的变化，也不可能增添个人的福祉。正如《今日心理学》那篇文章进一步指出的那样："（推卸责任）曾经导致过战争，造成了巨大的人员伤亡，也导致了时下令人遗憾的路怒行为，甚至在更广的人际交往层面（社会、家庭、职场）给人们带来诸多挫折与不幸。"

推卸责任这种损人不利己的做法，谱系人士也不能避免，只不过其中的驱动力很不相同。麻省理工学院的神经科学家最近的一项研究表明，很多高功能孤独症成人难以运用心理理论能力（知道他人有与自己不同的信念、思想和观点，在此基础上理解自己和他人心理状态的能力）"在特定场合做出恰当的道德判断"。该研究同时指出，谱系成人比非谱系成人更容易指责那些无心的伤害他人的行为。

"这说明他们的是非判断更多的是基于事件的结果，而不是行为发出者的动机。"论文作者之一兰妮·扬这样说。

我完全能理解这篇论文的观点，因为它描述的差不多就是我童年和青年期的一部分心理状态。不过，尽管我无法像我的同龄人那样准确地理解他人的行为与动机之间的关系，我的父母仍一如既往地试图让我明白，我怎样都要对自己的行为负责。

说到底，科技如何日新月异，第45任美国总统如何屡屡扬言要起诉痛骂他、批评他的人，家暴者如何把暴力行为的责任推卸到配偶身上，或者疏于学习、考试挂科的学生如何对老师口出狂言，这些跟我们都没有多大关系。我们的底线始终如一：我们对我们自己的决定、行动、反应、行为和人生幸福负责。这是我很久以前就学到的一条人生经验。我一直相信，它会让我们的生活和社会更强大、更美好。

　　成人要创造环境，从小教育儿童为自己的行动和行为负责。在这整本书中，我们始终要求家长和老师用清晰、具体的行为准则教导儿童，让孩子看到行为与结果之间的联系，要致力于教孩子如何恰当的行事，而不只是指出他们的错误，却不指明可替代的行为。从儿童幼年起就向他们灌输这种行为模式，有助于为他们以后的成长打下良好的基础。

天宝说：

　　我的母亲就是我成长过程中一位优秀的"行为专家"，虽然对于这一点，我想她也只是无心插柳，并非有意为之，但说得专业一点，她对我的训练，正是时下流行的"积极行为支持计划"的内容。她一边明确要求我在各种环境中恰当地行动，对自己的行为负责，一边又很清楚感觉问题对我的影响，知道很多时候我之所以发脾气，只是因为环境中的刺激过头了。她知道我难以忍受噪音，所以如果环境真的太过嘈杂，她就会无条件放下之前对我的种种要求，无需跟我确认就直接把我带离环境。比如，如果看马戏表演时我开始失控，她就知道我的感觉超负荷了，是时候该回家了。但如果我像其他孩子一样，只是为了试探她的底线或者为了其他各种目的而行为失控，她一定不会轻易放过我。

　　母亲一直严格地要求我，从长远来看，促进了我多方面的成长和进步。为了不让我进收容机构，她竭力保证我的行为符合社会的要求。其实从小到大，她对我的训练几乎差不多就是 ABA 的强化训练，虽然我们当时都没有意识到这一点。大量的重复，采用不同的事例反复验证，一遍遍尝试，赏罚分明并且一以贯之。所以，我学会了周日去教堂，去贝拉姨妈或奶奶家参加很正式的周末聚餐并且言行得体。母亲允许我在饭后做一些"小动作"释放压力，以维持正常的行为状态。贝拉姨妈家的公寓楼里有一条又宽又长的走廊，走廊尽头有一面大大的镜子。在用过正式的午餐之后，我可以在这条走廊里跑来跑去，观察自己在镜子里由小变大的样子。只要不出这条走廊，我可以尽情奔跑。通过这种社会认可的方式，我为自己的行为找到了宣泄的出口，实现了对自我的控制。

体育运动能很好地释放压力，但今天的父母和老师却大大地忽略了这一点。他们过多地以玩电脑或玩具作为强化物。其实从长远来看，让孩子们站起来跑一跑，更有利于他们进行自我调节。去奶奶家的公寓时，母亲允许我跑楼梯上下楼，玩"和电梯赛跑"的游戏。那个电梯很慢，我从消防楼梯往上跑，正好可以比它快五级台阶的时间。上楼的时候跑上去，下楼的时候再跑下来，这是我很爱玩的游戏，所以每次在奶奶家待着的那段时间，我都能很好地控制自己的行为；跑上跑下的过程也让体能得到了很好的释放。

当孩子从儿童成长为青少年并最终长大成人，父母渐渐失去管教孩子行为的能力，青年们开始想方设法自己掌控自己的行为，无论好坏。正如肖恩屡次提及，他的低自尊以及认为自己毫无价值的想法让他将每一个社交错误都扣到自己头上，以至于对自己又怒又恨。很多谱系青少年和成人思维不够理性，又抱着不切实际的期望，情绪混乱，心中的怒火越烧越旺，难以控制。对肖恩而言，愤怒往往是一个绕不开的巨大路障，让他无法前行，无计可施；对天宝来说，愤怒虽然也是一个障碍，但经过理性分析和解决问题之后，最后总能顺利通过。

天宝说：

现今社会，孤独症谱系障碍成人出现"行为不当"的概率比以前更高。其中一个原因，我认为，是这个越来越难以掌控的世界让他们感到愤怒。他们可能会将愤怒指向自我，结果常常心情沮丧，消极避世；或者，他们将愤怒指向他人，拒不遵守社会的规则，责怪父母、老师甚至整个社会不能接受他们的与众不同。

凡是参与过社会交往的人，都知道这条潜规则：**无论在社交关系的哪个方面，愤怒都是一种极具破坏性的情绪**。愤怒也许是阿斯伯格综合征人士最难控制的一种情绪。在成长过程中，我也有易怒的问题，好在我对很多事物都抱有浓厚的兴趣，为了能参加这些感兴趣的活动，我必须想办法控制愤怒。在很小的时候以及整个学生时代，我能控制愤怒主要靠他人对我的行为管理（尽管教学方式比较机械）。但这种方法有时候也会失灵，我一气之下用书砸女同学导致被开除那一次就是一个反例。

成年后，我的思维变得更加灵活，开始顾及他人的想法。我认识到：除非我学会控制自己的愤怒，否则随时可能丢掉工作。职场中根本没有你生气的份，对上司、同事或者谈业务的客户发飙，就等于不想干了。当你违法乱纪，执法人员找上来的时候也是如此：要是你对半路拦截你的警察大喊大叫，是会进监狱的。

为了能在工作中控制情绪，我的应对办法，是用哭泣代替愤怒。那些日子，我动不动就发火，所以还真的一个人躲在保定栏的隐蔽处哭过好多回。但这种方法不太适合男性，所以男性要控制愤怒情绪会更难一些。在如今的社会，愤怒真的是一种太普遍的情绪了，并非只有阿斯伯格综合征人士深受其扰。我最近听说，一家大型电脑科技公司正在从军队招募程序员，因为军人的职业道德更加严明，也更能理解上下级关系，而且，他们学习过愤怒管理。许多人智商很高，但获得并保住一份好工作并不单靠智商，愤怒管理就是一种被极为推崇的职场能力。此外，学会控制愤怒对于维持社会情感关系也同样重要，没有人愿意整天提心吊胆地伺候一个情绪火爆的人。

阿斯伯格综合征成人管理愤怒的方法可谓创意十足。对于如何化解愤怒、避免情绪失控，他们各有妙招。有些人会通过想象，将愤怒转化成幽默；有些人会专门学习应对技巧。在孤独症谱系成人中，愤怒管理是一个如此重要的话题，为此，我们专门采访了几位谱系同仁，关于愤怒和愤怒管理，他们都有很多心得体会。

天宝谈愤怒管理：

那些开着高耗油 SUV 车的人真的让我很生气。我有时会在他们车前的雨刮器上挂上"吃油猪，呼噜，呼噜"的牌子，或者，往他们的引擎盖上贴个猪鼻子，再给他们的车牌套上一个特别制作的套子，套子上端写着"呼噜，呼噜，我是吃油猪！"，下端画着一条猪尾巴，背面还写着环保组织的名字和电话号码，以及石油与能源保护相关的统计数字。我的愤怒就这样转化成了幽默，哪怕只是想象这样的场景都很有效。不过，我从来不损坏车辆，因为那样违背我的做人原则和道德准则。

我还有其他一些管理愤怒的方法，比如：

· 抗抑郁药物治疗。药物可以有效减轻焦虑和易怒倾向，使愤怒更容易控制。我个人使用的是传统的抗抑郁药地昔帕明，很多人觉得百忧解也很有助于控制愤怒。但记得要小剂量服用。

· 转换情绪：将愤怒转化为幽默，或将愤怒转化为哭泣（在私密场所）。中学时，我就是用了这种方法才不至于和戏弄我的同学拳脚相向。当我被电脑、手机或其他电子设备搅得焦躁不安时，我也会哭一哭，而不是把它们砸到墙上。因为我不善于调整情绪的强度，所以，将它们转化成另一种情绪是我唯一能做的选择。有一次，因为搞砸了一个项目，我整整哭了两天。

· 我从来不把愤怒压抑在心底，情绪闷久了反而更容易爆发。愤怒太难控制，我只能避开它的锋芒。这也是为什么情绪替换如此重要。我还经历过无休无止的恐惧情绪，直到服用了抗抑郁药才有所好转，药物对于控制恐惧很有帮助。

· 相当强度的规律运动有助于促进睡眠质量，使我心境平和。

· 有人故意惹我生气时尽量避开，避免与之发生情绪上的冲突；如果真的被激怒了，我会走开。

· 收到内容恶劣的信或邮件，我已经学会了不生气。我会先冷静下来，然后动用逻辑和交际策略做出应对。回复邮件时，我会想象全世界都会看到我的回复内容。

· 如果被客户气到了，有时我会私下"开骂"，自说自话或者拉上某位好友，用各种脏话自由组合成最有创意的毒辣语言形容那位客户，直到自己忍不住哈哈大笑。

· 在工作中，我认准一点——忠实于项目。我的工作是完成项目设计到安装运作的整个过程。我曾经做过两个大项目，客户是个控制狂，出于对我的不满，在项目完工前把我踢出了项目组。但我没有放下项目，而是用电话遥控指挥，和客户的手下保持着私下的接洽。我承认，如此巧妙的周旋让我颇为兴奋。在工程界，既有埋头于技术的"技术控"，也有"无聊的西装革履者"，也就是管理人员。我们技术人员的座右铭是：项目是世上最酷，项目成功乃人生至乐。

· 我进行愤怒管理最重要的一个原因，是只有心平气和，我才有机会和有趣的人一起做有趣的事情。通过参与项目或其他工作，我推动了真实的进步，也收获了个人的自尊。没有比项目顺利运作或者一项工作推动了社会进步更让我开心的事了。

罗伯特·桑德斯谈愤怒管理

我不认为阿斯伯格综合征让我比别人更容易发火。在我认识的人中，就有临床上完全正常但比我更容易发火的。一般人都知道如何控制愤怒，尤其是在比较关键的时刻。比如，当警察把你拦在路边，对你大喊大叫甚至辱骂你时，要是你搞得清状况，再生气也会忍着，决不会冲他肆意发泄怒气，否则有可能就此锒铛入狱！在这种情况下，控制愤怒非常困难，但却是必须的。而在其他相对安全的情况下，我会较为随意地表达我的愤怒或对某事的不满，有时甚至不惜当众大吵，例如，有人在公共场合吸烟让我们被迫吸二手烟的时候，我就会直接表达不满。

还有的时候，我会用各种花式创意表达我的愤怒。有一次，我在一块白铁皮上写了一封信，寄给一个住在墨西哥某小城的女人，好让她读到火冒三丈却无法撕碎它！她曾经诬告我偷窃，让我不得不和政府当局苦苦周旋，她甚至不给我澄清的机会。我还想过从其他州用公用电话给她打连环匿名电话，并且每次都给她放电光乐队（ELO）的《蛇蝎女人》（*Evil Woman*）！此外，为了报复她对我的诽谤，我也伪造了一些传单，抹黑她与她丈夫是皮条客！我当时心想，如果有一天她真的给我造成严重的伤害，我就将这些准备好的传单散播到小城的每一个角落，然后快速逃跑！俄罗斯和美国有核武器，哼，而我有传单！

我在这里想说的是，有时孤独症谱系障碍人士也会报复，而且是聪明地报复。是的，受到别人不公正的对待时我会"陷入"某种负面的思维模式不能自拔，有时候，我会对他们一直心怀怨恨。这种怨恨就是所谓的积怨，有些人的积怨终生无法摆脱。我也曾经积怨深重，但现在变得好多了，因为我学会了各种方法，能将愤怒和怨恨付之一笑。例如，我曾经用过一种很好的愤怒管理方法：杜撰一套大学四年的专业课程，其中包括主题课程的课程大纲、专业课的课业安排，还有完整的课程编号、学分学时、实验课时以及研讨会等等。我曾经编过这样的课程：

- 言语 I：长篇大论之道
- 言语 II：无所不知
- 言语 III：自说自话

- 傲慢 I：忽视他人
- 傲慢 II：侮辱他人的感情
- 傲慢 III：轻视他人
- 傲慢 IV：做出无礼的回答

- 研讨会：如何贬低他人
- 拒人千里之外的科学 I：冷漠
- 拒人千里之外的科学 II：傲慢
- 拒人千里之外的科学 III：自我中心
- 科学实验：嘲笑的技巧

经过如此这般一番编造，我的愤怒得到了极大的释放。这些杜撰的无厘头课程名常常让我自己都捧腹大笑。

除此以外，其他好用的愤怒管理的方法还有很多。我觉得谱系个体不一定时刻都必须遵守社会的行为准则，但反过来说，毫无节制地愤怒，对人对己都没什么好处。

罗伯特·桑德斯（Robert S.Sanders Jr.），孤独症谱系障碍人士，年近不惑，单身，拥有电力工程学学位，职业科幻小说家、自然摄影师，目前生活在田纳西州中部。他幼年时期最常见的孤独症特征是重复游戏、感觉敏感、对某些玩具有刻板兴趣、七八岁前缺乏交流与发展性社交技能。现在的罗伯特喜欢旅行，去墨西哥过冬，能说流利的西班牙语；也喜欢冒险、远足、露营和骑自行车。除了多部科幻小说，他还著有两本孤独症方面的书：《战胜阿斯伯格综合征：我的亲身经历与领悟》（*Overcoming Asperger's: Personal Experience & Insight*）及《活出我自己：我的阿斯伯格综合征之旅》（*On My Own Terms: My Journey with Asperger's*），他还亲自操刀将后者译成了西班牙语。

詹妮弗·麦基尔维·迈尔斯谈愤怒管理

我主要通过认知行为法和观察研究人类的行为来处理愤怒情绪。这些方法让我对愤怒保持了一种怀疑的态度，也就是说，我知道愤怒是一种带着假面的情绪，它往往不能准确地反映现实，是一种虚假而**没有功能性可言**的情绪，所以：不要经常表达愤怒（如果可能，远离让你生气的环境，或者给自己一个宽限，等到独自一人的时候可以大吼大叫或使劲跺脚），也不要将自己的愤怒怪罪到别人头上。别人做了再不好的事，也不代表自己可以生气；而该自己道歉和弥补的时候，也完全不要去管别人的行为好坏。

如果一段关系或交往活动中的确存在某些问题，我会专心去解决这些问题。解决问题和认错补过这两件事应该完全分开，免得让道歉成为另一场愤怒的开始。

另外，我知道女性在愤怒时哭泣是大家基本能接受的一种方式，只是我讨厌在公共场合哭泣，所以不到万不得已，我是不会这么做的。为此，我专门发展了一套自己的愤怒应对技巧，其中既有预防措施，也有临场技巧，比如：

预防措施：

· 任何人如果像我一样长期易怒、抑郁、焦虑和恐慌，就必须考虑服用一定剂量的抗抑郁药物。我服用的是米帕明（丙咪嗪），这种药物还意外治好了我的失眠症（一经服用，马上变困）。

· 当身体承受较大压力的时候，我会更容易动怒。所以，多吃有营养的食物，少吃垃圾食品，及时补充水分，有助于保持心境平和，降低发火频率。

· 同样，当我感觉身体欠佳时，我会尽量避免或者推迟冲突的发生。比如，当我睡眠不足时收到一封讨厌的人发来的邮件，我会暂时放到一边，如果可能，等第二天再做回复。

· 我也发现，足够强度的规律运动能大大减少生气的概率。

临场技巧：

· 虽然我的自我意识发展得很缓慢，但总的来说还不错。因此，在我内心开始升起怒气的时候，我常常能够及时发觉。这时如果可能，我会尽量抽身离开，去室外散个步，透透气。

· 言多必失，假如必须待在现场，我会尽量少说话，免得一不小心说出让自己后悔的话来。

· 我无法保证自己完全不生气，所以我会跟自己做些小小的交易。我告诉自己，接下来的两分钟都不能生气；接着，再来两分钟不生气，然后再两分钟……这样小步分段控制，是我能做到的事。

· 进行缓慢的深呼吸。假如时机场合允许，我会尽可能在不引人注意的前提下多做深呼吸。

· 我会在口袋里放一个哈利·波特或者迪士尼的卡通玩具，握着这些玩具有助于我平复情绪；我也会戴一块很正式但设计精巧的哈利·波特手表，需要的时候随时瞥上一眼。

· 在和那些让我生气的人打过交道之后，或者整个世界都让我怒不可遏的时候，我会写下所有能想到的应对之策，详细写明某某错在了哪里；然后再将这些纸条收起来，等第二天睡足睡醒了再作打算。我想反正我都记着这些"万全之策"，以后需要的时候随时可以用上。不过后来我通常都发现，所有想法都不太现实，都是一时激动的产物。

· 几次三番在冷静后回看生气时写下的想法，我明白了一点：气头上想出来的主意都是馊主意。这对我处理愤怒很有帮助，因为我不再幼稚地认为自己的愤怒是正义和良善的化身。

愤怒不是朋友。对谱系人士来说（或者至少对身为谱系人士的我来说），记住这一点很重要。我曾经在网上与好几位谱系人士聊过天，他们认为自己"有权"对世界表达愤怒。但问题是，愤怒对你自己是一种伤害，无论怎样都得不偿失。不管你认不认同，在社会关系中有这样一条潜规则：**愤怒伤害的是愤怒者本人，而不是愤怒的对象。**

同样，没有人会因为别人对他们大吼大叫而改变自己的主意。没有比争吵和吼叫更差劲的做法了，它们永远不可能奏效。你的脾气反而会抵消犯错者心里的悔意，让他们觉得你蠢。

一旦被愤怒控制，你会成为自己的敌人。你将自甘堕落，成为你最不齿的那种人。你愤愤不平地抨击他们，觉得他们对你太不公平，觉得他们卑劣下流，却没有意识到这样的自己也高明不到哪里去。

理解"基本归因误差"也非常重要。人类都有这样一种倾向：高估个人基本性格对行为的影响，而低估外在情境因素对行为的作用。例如，假如我开车时不小心抢了别人的道，对方竖起中指骂我，我会想："哇，真是个大笨蛋。"而如果是别人抢了我的道，我也会想："真是个大笨蛋。"事实上，一个人乱开车，可能是赶路太匆忙，也可能是没有注意到盲区内的车况，从本质上说跟他的个人品性并没有关系。一个人是否能在任何情况下都把车开好，并不能说明他是一个什么样的人，但我们几乎总是这样牵强附会。我们"知道"抢道的人是个蠢货，但也许，他只不过是急着赶去下一个休息区而已。

假如人们犯了错，或者没有用你认为"最好"的方式做某事，并不一定是他们蠢，而可能是他们看事情的方式与你不同，可能是他们对事件的了解比你少或多一些。换句话说，他们的错误更多的可能是因为情境的影响（取决于他们掌握的信息），而不是他们内在是个什么样的人（人家不一定是笨蛋，虽然也不排除这种可能性）。

换句话说，某个人让你生气，并不意味着他是个坏人，或很愚蠢，也不意味着他活该承受你的气势汹汹。遇到这种情况，我们应该慎之又慎。研究人类行为让我认识到这样一个事实：大家毕竟都是凡人。

被愤怒和自以为是牵着鼻子走，简直是太糟糕了。许多孤独症谱系人士似乎不能理解这个道理。在跟他们解释这一点的时候，要耐心细致，语气尽可能温和，避免指责。不过有时候，最好的解释都无济于事。鱼和熊掌不可兼得。对我来说，最终还是必须想明白自己更想要的是什么：是坚持自以为是，还是让自己更快乐。

这么多年来，我还得出了一个结论：不能因为人们不理解谱系人士而横加指责，就像不能因为一条狗总是来嗅你的裤裆而骂它一样。很多时候，大家只是了解得不够多而已。

詹妮弗·麦基尔维·迈尔斯 36 岁时（2002 年）被诊断为阿斯伯格综合征。孩童时期，她不知道如何与其他孩子一起玩耍，却着迷于工具书、弗雷德·阿斯泰尔①、"阿尔冈昆圆桌会"②。詹妮弗现在是一名作家和演讲家，她拥有计算机科学理学学士学位，写作软件手册的速度无人能及。她的兴趣爱好包括去迪士尼乐园参加徽章交换活动（以及游览幽灵鬼屋），看 20 世纪 70 年代之前的恐怖片，喜欢哈利·波特，也喜欢整理书籍。詹妮弗和丈夫加里·迈尔斯 (Gary Myers) 结婚已经十一年，他们在一个科幻小说读书会上相识，他对于恐怖电影以及 20 世纪初期科幻小说百科全书式的知识让她惊叹不已。詹妮弗在家工作，这样更便于她控制周围的感觉环境，灵活掌握工作时间，也有利于治疗她的慢性失眠症。

凯西·格兰特谈愤怒管理

作为一个 40 岁的高功能孤独症人士，我会根据不同的场合，分别

---

① 译注：*Fred Astaire*，20 世纪美国著名的舞蹈家、歌唱家、演员。

② 译注：*Algonquin Round Table*，1919—1929 年间纽约阿尔冈昆饭店文艺界人士的非正式集会。

采用两种不同的方式控制脾气。当我在家生自己的气时，我会相当暴烈。因为家里的环境安全而私密，我可以肆无忌惮尽情宣泄。最让我生气的是找不到需要的东西。我记得俄国历史上所有的重大日期，却记不住自己的眼镜、钥匙、公交卡在哪里。去年年底，整整一周我都没有找到我的公交卡和信用卡，气得我天天往桌上砸电话，最后电话被我砸坏了。2001 年，眼看赴约就要迟到的我，对自己大为光火（做任何事我都讨厌迟到！），直接把窗口下面的墙踢出了一个洞，那个洞到现在都还在。一通折腾过后，我会感觉很糟、很疲惫，但怒气也随即消散了。

但是在社交场合，我生气时就不会那么暴力。我是被父亲暴脾气吓大的，所以我不想让别人也这么怕我。当着别人的面，我会更多地控制自己。在社交场合忍不住生气时，我有时会大喊大叫，但不会有暴力行为，而且我的喊叫也往往不针对任何具体的某个人。万一真的不小心吼了人，我会在平静之后不停地道歉。也有些时候，我知道万万不能大喊大叫，那么我会在心里朝自己咆哮，或者将怒气强压在心底。

几年前，我曾对我的辩护律师发过脾气，因为她管我不吃药的事，我觉得她对我指手画脚。但是因为不想断绝与她的关系，所以除了叫嚷，我没有做出更过分的举动。只是，我将愤怒转化成了被动型攻击，用各种可笑的方式表现出来。我不再对她透露自己的状况，却仍让她帮我处理事务，即使她根本没有掌握足够充分的信息。这种做法伤害的人只有一个，那就是我自己。

总之，我在处理愤怒时，通常会考虑场合的因素，如果环境足够安全，我会肆意发泄出来，如果不够安全，我会有所克制。

凯西·格兰特（Kathy Grant）是一位积极、独立的孤独症女性，居住在科罗拉多州的丹佛。尽管她 21 岁时就知道自己有孤独症，但直到 36 岁才正式被诊断。成长过程中，凯西对很多主题都有着刻板的兴趣，从数字（二年级就能背出 12×12 的乘法表）到外国的历史文化等等。直到今天，她依然对俄罗斯的历史文化保持着浓厚的兴趣。凯西也存在感觉问题：有一点听力障碍（通过唇读稍加弥补），也缺乏深度知觉（所以她不开车）。

过去四年里，凯西一直通过某天主教慈善机构为一个有孤独症青年的家庭提供兼职志愿者服务，同时，她也积极参与了当地社区和教堂的志愿者活动。她结过婚，目前离异。她有很多爱好，喜欢收集旗帜、圣像（宗教图片），养着两只猫，是《太空堡垒卡拉狄加》（Battlestar Galactica）的忠实粉丝，也会利用一切机会去国外旅行。

杰瑞·纽波特谈愤怒管理

孤独症谱系人士对愤怒这种情绪并不陌生。从愤怒的少年到更愤怒的青年，他们有太多愤怒的理由。请你设身处地地想一下：想象你被戏弄，被不断误解，在各种"治疗"中受尽折磨，常常为这一切深感困惑，也经常处在崩溃边缘——不是偶尔，而是成百上千次。无怪乎我认识的很多孤独症成人对自己的愤怒都麻木了。

没有比虚度生命更糟糕的事了。我认识一些很有天赋的孤独症成人，他们的生活只有互联网，只有去领取政府补助的时候才偶尔出门。他们的生活本应丰富多彩，是他们对自己与世界的愤怒阻断了这种可能，让他们的生命之门悄然关闭，这让我感到悲哀。

孤独症谱系障碍不是破坏性情绪和行为的通行证，也不是逃避自我生命"功课"的借口。不可否认，孤独症的确让生活之路变得艰难，但我们仍然必须去探索内心的感受，顺应它给我们带来的各种生命困境。孤独症并不一定就是愤怒的根源，即使没有它，你也可能是一个容易愤怒的人！孤独症只是你之所以为你的一部分。我们可以愤怒，但必须知道愤怒总会带来后果。如果让我来当孤独症谱系人士的"菲尔博士"，我一定会对这个话题大加讨论，因为没有比这更重要的事了。

我相信，责任感是我们谱系人士最应该学习的东西。当我们做出一些不能为社会所接受的事情时，也许会因为孤独症而得到特殊的对待，但无论如何总是有后果的。如果有人觉得有了孤独症就可以为所欲为（我很多网友就是这样想的），那么，对他们而言，行为后果、礼貌这些概念自然也是不存在的。

当然，我也相信，支持性服务是帮助孤独症人士处理愤怒情绪的一个关键。愤怒有各种各样的原因和表现，有些是积极的，但更多是消极的。我们需要对儿童进行愤怒管理的教育和训练。然而现实是，我们现在教授愤怒管理课程的主要是缓刑局，学习者是一帮捅了娄子的人，但这些技能不一定要等我们进了大牢再来学习。

我们可以自己相互帮助。我已经开始这么做了，很多谱系同伴也各自组成了互助团体。这样的团体比互联网团体更为实在，因为我们的成员并不相互分散。面对满屋子的孤独症人士，你很难再用"我有孤独症"来为自己的不当行为找借口了！记得在我组织的第一个互助团体中，某位成员出言不逊，屡次威胁别人，大家就投票表决是否开除他。在指导委员会的会议上，一位成员耸着肩说："要知道，即使在我们这里，也是有标准的。"

关于如何处理愤怒情绪——理解愤怒的原因和管理愤怒的办法，我们可以找到一些非常好的资源。我的朋友、同为作家的托尼·阿特伍德是认知行为疗法（Cognitive Behavior Therapy, CBT）的倡导者。认知行为治疗师认为，我们的思维决定了我们对周围世界的感受和行为。如果感受和行为出现异常，就应当追根溯源，找出相应的思维上的原因，并用能够塑造良好行为的思想取而代之。认知行为疗法有助于我们控制情绪，而不是被情绪所控制。我的互助团体中有些人对这种方法推崇备至。在托尼的网站（www.tonyattwood.com.au）上，你还可以找到其他更多控制愤怒的方法。想要了解更多关于认知行为疗法的内容，你也可以访问美国国家认知行为治疗协会（National Association of Cognitive Behavioral Therapies）的网站：www.nacbt.org。

时至今日，我依然会为愤怒所困。尽管我为此付出了很多努力，但仍需时刻"警惕"脾气的发生并及时做出应对。我究竟为什么会生气？这个问题我思考过很多：我的愤怒有多少是出于那些顽固的老问题，也许应该放下它或者接受它？有多少是因为我对人对己要求太高？

我还学到了一点，不要轻易对愤怒缴械投降。我有一个"三秒法则"：很多时候，在我感到不快的那一刻，我会暂时避开情绪的锋芒，对引起不快的事情暂时不做反应；三秒钟过去，我会发现自己仍然好好地活着。这三秒钟给我留出了空间，让我看到事情并没有最初看起来那么糟糕。

对我的谱系同伴来说，愤怒管理始终是一个非常个人化的课题。学习愤怒管理可用的资源很多，但关键是我们要首先承认这个问题的存在。我们必须要承认它、理解它、控制它，才能摆脱它。最重要的是，我们必须对自己的愤怒行为承担起责任，知道它对周围人的影响。愤怒是可控的，而且，如果想发挥生命的最大潜能，也必须要控制它。

杰瑞·纽波特（Jerry Newport），56岁，在成长过程中总感觉自己有问题，却不知道究竟是怎么回事。他说："我就是我，从古怪的我，到有些怪癖的我……最后变成几乎正常的我。"他毕业于密歇根大学，在毕业后的二十年中频繁更换工作，先后当过出租车司机、邮递员、职员、餐馆勤杂工、送货员。47岁时，杰瑞遇到电影《雨人》，发现自己的古怪之处与电影中的角色如出一辙，这才发现了阿斯伯格综合征。被诊断后，他牵头组建了一个由孤独症谱系成人组成的互助小组。今天，杰瑞仍然被孤独症所困扰：对光、声音、气味和触觉敏感，也难以与人进行眼神交流。但他对孤独症问题颇有心得，是一位多产的作家和出色的演讲者。另外，他还在家乡图森市开出租车"谋生"。电影《莫扎特和鲸鱼》（*Mozart and the Whale*）就是以他为原型拍摄的。他的爱好之一是打理自己的宠物园，包括十只鸟和一只美洲大蜥蜴。

以上关于愤怒管理的内容有一个共同点：这些谱系成人都意识到了自己的愤怒情绪，并承担起对它的责任，想办法缓解愤怒并理解它的原因。情绪处理是解决生活冲突的必备技能，无论这种冲突是因何而起。天宝将就此事分享更多的想法。

天宝说：

直到 50 多岁，我才学会应对社交中的情绪问题，有时我能独立应对，有时还得仰仗朋友的帮助。对我来说，解决问题就是解决问题，无论这问题是设备的机械问题，还是人的情绪情感问题。受思维方式和信息处理方式的局限，我处理所有问题的方式都是一样的。只不过，情绪问题处理起来显然更具难度。

比方说，有位朋友正在对我诉说他与另一个人的矛盾。首先，我会询问所有的细节：谁在什么时候说了什么，有哪些背景信息——这些都是数据，第一步就是收集相关数据。然后，我会试图找出规律：就此事而言，我会考察一方或双方反复出现了哪些行为或态度。接下来，我会看看手头是否有一些相关的社会性情绪问题的研究可以参考，这些研究可能已经存储在我的数据库里，也可能是在某本书或某篇文章里。即便是情绪问题，我们也总能从人的行为、意图和观点中发现一些客观的依据，从而更好地理解人们的情绪反应。像《星际迷航》里的斯波克一样，我会首先分析人的情绪和反应，然后对事态做出假设，再动脑筋寻找可能的解决方案。有意思的是，当你退后一步，与情绪保持一定距离，用更加理性的态度面对情境的时候，事情往往会更加清晰，也更容易处理。即便是对那些偏社交型的谱系个体，这种方式也会很有帮助。

举个例子。我有一个朋友，她的哥哥死了，她非常难过，觉得自己无法面对和承受这种伤痛。我告诉她，研究证明，伤痛通常至少要持续六个月才会有所好转。普通人遇到她这种情况，会一直难过六个月，但之后就能慢慢走出来。她不会永远那么难过下去，不过，还是需要忍受哀伤，因为研究表明，用药物"疗伤"实际上是一个很糟糕的选择。我们就这样聊着，朋友也知道了，大脑会对事实做出响应，她的痛苦迟早会减轻。问题就这样解决了。认知行为疗法已经被很多孤独症成人证实了疗效，著名谱系人士杰瑞·纽波特经常提到这种方法，阿斯伯格综合征专家托尼·阿特伍德也写过好几本书专门论述这种方法。这种方法将思维与情绪情感相联系，先探明事实真相，再运用这些信息，以全新的方式看待我们的知觉和行为。这也正是我的思维方式——社会学家式的思维方式。

对自己的行为负责，意味着审时度势，最终确定说什么、什么时候说、如何随着社会交往的展开恰当地行动。每一天我都有或简单或复杂的问题需要面对。儿童的确需要成人教授各种具体的社交技巧，但他们更需要去解决问题，学会将学到的技巧更加巧妙地运用到各种情境背景中去。

如果缺乏问题解决能力，他们硬盘中上亿字节的信息就会处于涣散独立的状态而缺乏一种有逻辑的读取机制，这就如同互联网没有了搜索引擎，没有了谷歌。谷歌提供的正是一种问题解决的方法，凭借关键词搜索，所有数据都有了意义。问题解决能力是谱系孩子需要学习的一项重要技能，也是他们终生都会用到的一种能力。

天宝还指出，对于许多孤独症谱系青少年和成人，尤其是高功能的个体，为了控制那些极具破坏性的情绪，比如愤怒和抑郁，可能需要用到各种常规疗法和替代疗法。

天宝继续说：

对某些孤独症谱系人士来说，如果不加入药物疗法或其他替代疗法，规则十"为自己的行为负责"是不可能实现的。就像我在之前的章节提到的那样，孤独症谱系人士的生活有可能饱受感觉过敏、严重焦虑和恐惧的折磨，以至于无法采用恰当的方式参与社会生活。对于这些人来说，特殊饮食［如禁食麦蛋白和酪蛋白（GFCF）］疗效明显，能让他们较好地保持冷静，从而注意到环境中的各种社会性线索。听觉训练能改变听觉灵敏度，伊尔伦镜片能改善视觉问题，各种触觉治疗既能降低感官敏感度，又能提振谱系个体的精神状态。此外，对工作场所的环境进行调整也会很有帮助，比如换掉荧光灯，或者换一种电话铃音。这里不得不提一条社交潜规则：**多数情况下，如果需要帮助，就需要你自己去求助。**大多数人都真心愿意帮助别人，但你要先提出来，他们才知道你的需要。如果完全等别人主动过来帮忙，那你就等着吧。这就回到了"规则十"的要求：你要为自己的行为负责。

孤独症群体中，有一部分人存在严重的焦虑问题，他们的心思全在如何躲过恐慌的袭击上，还有一部分人则随时等着愤怒来敲门，情绪动不动就到了崩溃的边缘。换作你，如果每天都在想如何避免恐慌、压抑愤怒，或者，每天都抑郁得不想起床，大概也几乎没有多余的能量去做一个社会人了——你不仅无法关注而且也根本无心再去关注其他的事情了。通常来说，这里的"罪魁祸首"不在于心理，而在于生物学因素。我就是这种情况。当我开始服用抗抑郁药来控制焦虑之后，我的社交技能提高了，也更容易看清我所处的社会交往的各种状况，甚至那些不良的动作习惯（扭绞双手，走路弓腰驼背）也得到了改善。这让我看起来与周围人更加融合，人们对待我的态度也更为积极。上面三位谈愤怒管理的谱系人士有两位也都提到了服用药物。

服用药物是一种个人选择，而且，我不主张将其作为治疗的首选，也不推荐儿童用药。不过，的确有一些青少年和成人在用药后，过度紧张的神经得到放松，社交生活的质量也大大提升。有些人只需要调节饮食就够了，但有些人还需要更多。一般来说，饮食调节和药物治疗双管齐下才能真正起到改善的效果。

找到正确的药物与合适的剂量是非常必要的，而且注意一定要在医生的指导下进行。找到药物与剂量的最佳组合通常需要一个过程。不管青少年还是成人，都要特别注意不能过量用药。那些对孤独症谱系障碍缺乏了解的医生往往最容易用药过度：要么一开始就剂量过大，要么在发现疗效不太明显的时候加大剂量。比如，过量的百忧解往往会让谱系人士重新变得烦躁易怒，这时医生往往不会想到减少剂量，而是会增开镇静剂或其他药物来缓解症状。

著名的谱系作家和演讲家唐娜·威廉姆斯发现，食疗加上小剂量的药物能有效帮助她适应大型会议中心的环境，让她在一大群人面前自如地演讲。否则的话，她连靠近会场都觉得无法忍受。她选择为自己的人生负责，并找到了行之有效的解决办法。这是一件多么美妙的事情！

为了能对自己的行为负责，我们需要找到一个综合的解决办法，无论是父母或老师为儿童计划，还是成年人自己想要独立生活和工作，都是如此。任何方案都需要考虑个体的思维、身体和心理状况，或者基本的人格特征，同时也要考虑儿童生活、学习和游戏的环境。一些高功能孤独症个体完全不需要药物治疗，他们情绪稳定，通过行为矫正、认知疗法或其他与孤独症相关的社会情绪干预，就能满足社会性学习的需要了。除此以外的其他个体，他们的主要问题在于焦虑和感觉障碍，这些问题是由生理原因引起的。但我们往往会忽略或者说忽视他们这方面的困难，只对他们进行行为矫正和认知训练。如果不将焦虑和感觉问题纳入整个干预计划，那么社会性理解、自我控制和学业成功之类的目标都很难实现，甚至根本不可能实现。

要点牢记：

· 决不要低估孤独症谱系障碍人士日常承受的压力。感觉过敏会让学校或办公室变成高压环境。不同个体会有不同的问题表现，个体间的差异极大。

· 采用积极的行为原则和良好的行为矫正技巧：

· 常在心中默念：所有行为都是一种交流。想想孩子到底在说什么。

· 区分"我不能做"（缺乏知识和技能）和"我不想做"（知道怎么做但不愿意去做）这两种情况。

· 记住：任何行为都是有某种功能的。

· 首先要考虑是不是环境导致了不恰当行为的发生。周围环境是不是对感觉不太友好？

· 定期反省。自问："我正在教的这个行为真的有必要吗？""我试图消除的这种念头真的不好吗？"有时父母和老师希望终止某个行为，只是因为自己看不惯，其实孩子和其他人都觉得没问题。

· 强调积极行为！也要让孩子知道他做对了！

· 用口头和视觉化的方式对儿童、青少年、成人进行强化：要控制自己的行为，为自己的行为负责。有些孤独症人士对此闻所未闻！

· 儿童对语言的解读非常非常刻板。在训练他们的行为时，一定要注意用词准确，以免产生误解。当你要求一个孩子"收拾"他的房间时，他也许完全不明白是什么意思。一定要解释清楚什么是"收拾"，而且你要知道，如果只是点到为止，某些东西没有说明白，孩子是不会自动理解的！他只会做你要求他做的事情——他无法理解，你真正要他做的，其实比你说出来的多得多。

· 你对孩子的社会性期望是否与他本身的性格相差太远？并

不是所有谱系个体都喜欢成为聚会中的活跃分子或社交活动的中心人物。很多人都喜欢独处，独处时的他们快乐而自足。尊重孩子，尊重他在社会交往上的选择。要注意区分孩子是由于缺乏交往技能而孤立于人群，还是已经具有了基本的交往技能但更喜欢独处。不要成为强人所难的父母。

· 人的感受每天甚至每一分钟都会发生变化，谱系人士同样如此。如果你希望他们一直情绪稳定，那么你需要反思自己。普通人都允许自己情绪波动，谱系人士也有这样的权利。

· 在教授具体行为的同时，也要教孩子学习处理情绪问题。年幼的孩子需要学习具体的行为，但随着年龄的增长，学习处理情绪性问题会让他受益终生。"规则十"的意义在于过程而不在于结果。

· 切记，谱系人士的情绪表达具有"开－关"模式。他们会突然爆发，爆发完，情绪表达也就完成了。他们往往意识不到自己的行为表现可能会长久地留在周围人的印象里，也不知道要去弥补被自己的暴脾气所损害的关系，因为对他们来说情绪已经爆发完，至于造成了什么样的影响，不在他们的觉察范围之内。"有什么大不了的！"这是他们一贯的反应，在旁人看来，这未免太过冷漠无情。尤其是当朋友或同事还没有从他们刚刚的暴脾气中回转过来、情感还比较脆弱时候，这种话等于雪上加霜。

· 他们在社会交往中"不能犯错"的强烈愿望会对他们产生过高的压力。有些儿童为了让自己融入集体，会在学校里太过用力地控制自己，所以回到家里，情绪往往更容易爆发，或者，非常需要一个人待着放松心情。但父母往往希望他们在家也能积极参与家人间的互动，或者为他们安排课后的社会活动，这无疑更加重了孩子的负担。要警惕这种想法："他在学校表现那么好，为什么在家里（或体育馆、社交训练班等）就不能呢？"要给这种类型的孩子多留出些余地——有计划地留出休息放松的时间，留出不刺激感觉的空间，活动日程不要太满太紧。

· 教谱系人士注意他们的自我对话，即他们在社交场合中在心里对自己说的话。

· 帮助他们用积极的自我对话来代替消极的自我对话。

· 儿童和成人表现内心愤怒、焦虑或压力的方式主要有两种：要么积极爆发，要么消极退缩。需要帮助的不仅仅是那些脾气火爆、极度情绪化的谱系个体，那些安安静静、消极退缩的个体同样需要我们的帮助，这一点常被我们忽略。

天宝的结语

许多父母和专业人士看到我如此适应社会，会误以为我一直这么顺利。其实并不是。即使到了青年时期，我在许多方面仍旧磕磕绊绊。而现在，我看起来是融入了社会，有些方面的确处理得还算可以，但还有好些方面依然很不自然。表面上看，我的人生按部就班，顺风顺水：接受早期干预，顺利摆脱孤独症并开始适应社会，上大学，毕业，找到工作。但事实哪有如此简单。我在这本书里，甚至其他书里提到的所有潜规则，都是我运用自己逻辑化、视觉化的思维，在漫长的成长岁月中一点点积累起来的。

27 岁时，我同时受聘于亚利桑那州一家杂志社和一家建筑公司。当时的我掌握了足够的礼仪礼貌和基本的社会适应技能，但也仅能勉强适应工作环境。雇用我的老板本身也有几分古怪，但他知道我很聪明，也认可我的才华。他之所以雇用我，完全是因为看中了我的绘画才能。可以说，如果不是擅长绘画，仅凭我其他方面的能力根本不可能得到这份工作。在杂志社的工作从免费写稿开始，后来才有一些微薄的稿酬。大概两年之后，杂志社被卖掉，新老板觉得我太怪异，想要开除我。我将过去两年为杂志写的稿件编辑成作品集交给他，才侥幸保住了工作。那时的我还留有很多明显的孤独症症状：走路弓身驼背；讲话声音太大，语调单一，大家都说听着像要喘不过气来；时刻处在焦虑之中，不停地摩搓双手；不修边幅，既不重视穿衣打扮，也不讲究个人卫生。这种样子实在不是大家心目中社会人应有的形象。直到 33 岁开始服用抗抑郁药物，上面很多症状才得到了缓解。

学习融入周围世界、成为社会的一分子，是一个持续的过程，我一直都在学习提升自己。大多数谱系孩子也都要经历这样一个过程。没错，这是一个过程。不要幻想会有那么一个神奇的转折点，让所有事情从此突然变得轻松自然。还有一些成人，总觉得会有那么一个方法、一把钥匙，能"一键"开启孩子理解周围世界的全部大门。这种想法是不现实的。在能融入社会、进行积极的社会交往之前，我们要通过许多扇门，每一扇门有每一扇门的钥匙。灵活的思维可以打开很多扇门，换位思考能力也是如此；它们都属于万能钥匙，但依然不可能打开所有的门。还有个人的自尊和积极性，这两种个性特征是门挡，可以让门一直开着，保证社会性学习和社会性意识能在各个房间自由流动，融会贯通；没有了它们，打开的门很快又会合上。还有教与学，和普通人一样，教与学的过程会贯穿孤独症个体生命的始终。最后我还必须指出一点，药物治疗让我摆脱了曾经纠缠不休、让我筋疲力尽的恐慌症，是我获得成功的法宝之一。不是所有人都需要药物治疗，但我属于需要的那种。对我来说，如果没有药物的帮助，我会一直陷在被一头狮子袭击的恐慌之中，社会化根本无从谈起。想想你的孩子，也许他也正在经历这样的焦虑和恐慌。

对我而言，"人生的成功"在于我的工作、朋友和对社会的贡献，而不在于与他人建立情感联系，听任感情的驱使。希望这本书已经为你的思维打开了许多扇门，让你看到了孤独症谱系障碍人士典型的、与众不同的思维模式。

肖恩的结语

12 岁时，我坚信自己会成长为一名罪犯，最终在监狱度过余生。当时我沉迷于杀人魔王查理·曼森（Charles Manson）和他的邪教"家族"的故事，因为觉得自己很快就会有相同的命运，而且我也需要一个感觉更差劲的比较对象来实现心理上的平衡。

感谢上帝，这个预想没有成为现实。

我的父母完全想象不到我能成为现在的我——独立生活，工作稳定，能自己管账，有自己的车子，接管祖传的老宅，有自己的朋友圈和伴侣。20 世纪 90 年代早期，我和母亲合著的第一本书《男孩肖恩》出版。从此，许多原本不可能的机会纷至沓来：我到处演讲，接触到许多了不起的人，用我的经历帮助他们应对孩子的孤独症和各种困难。另外，在频繁的旅行中，我看到了更加广阔的世界。

看着书里我的生活故事，我也逐渐开始摆脱内心对家人的亏欠感，开始客观地看待孤独症带给我的各种挑战。我终于放下了指责、内疚、愤怒和其他各种情绪包袱。

现在，我非常乐意去做那些需要我向外探索的事情，它们给了我莫大的快乐。我参加了"大哥大姐会"，作为"大哥"去帮助比我年幼的孩子。我还是一名监狱导师。我在本地一家动物收容所当志愿者。同时，我还在本地一家报社从事全职的文字编辑和记者工作。我经常出去采访，这需要我发挥自己的主动性。为了做好这份工作，我需要从不同角度去审视和衡量各种事件，像其他人一样开展工作——这些都是孤独症时期的我完全缺乏的能力。

幸运的是，我的生活不再受到恐惧的压迫，取而代之的是兴趣、目标和对世界的好奇。这些积极的力量推动着我不断向前。我喜欢旅行，喜欢遇见不同的人，喜欢有挑战性的工作，我的每一天都是新鲜的。

现在的我，以各种方式，与过去的自己又重新连接了起来。谢天谢地，在这些连接之中，已经没有痛苦。

图书在版编目（CIP）数据

社交潜规则：以孤独症视角解析社交奥秘/（美）天宝·格兰丁(Temple Grandin)，（美）肖恩·巴伦(Sean Barron)著；张雪琴译. -- 2版.--北京：华夏出版社，2020.2

书名原文：Unwritten Rules of Social Relationships：Decoding Social Mysteries Through Autism's Unique Perspectives (2nd)

ISBN 978-7-5080-9800-5

Ⅰ.①社... Ⅱ.①天...②肖... ③张... Ⅲ.①孤独症－心理交往－研究 Ⅳ.①R749.4

中国版本图书馆 CIP 数据核字(2019)第 129059 号

Permission for this edition was arranged through Future Horizons.

北京市版权局著作权合同登记号：图字 01-2011-6431 号

社交潜规则（第 2 版）：以孤独症视角解析社交奥秘

作　者	[美]天宝·格兰丁　[美]肖恩·巴伦	
译　者	张雪琴	
责任编辑	刘　娟　李姝潭	

出版发行	华夏出版社
经　销	新华书店
印　装	三河市少明印装有限公司
版　次	2020 年 2 月北京第 2 版 2020 年 2 月北京第 1 次印刷
开　本	670×970　1/16 开
印　张	22.5
字　数	292 千字
定　价	68.00 元

华夏出版社　地址：北京市东直门外香河园北里 4 号　邮编：100028
网址：www.hxph.com.cn　　电话 （010）64663331（转）
若发现本版图书有印装质量问题，请与我社营销中心联系调换。